Comment enrayer « l'épidémie » des cancers du sein et des récidives ?

ISBN 978-2-268-07543-3

Professeur Henri Joyeux

Docteur Bérengère Arnal

Comment enrayer « l'épidémie » des cancers du sein et des récidives ?

éditions du ROCHER

« Il me semble qu'on ne devrait lire que les livres qui vous mordent et vous piquent. Si le livre que nous lisons ne nous réveille pas d'un coup de poing sur le crâne, à quoi bon le lire ?... Un livre doit être la hache sur la mer gelée en nous. Voilà ce que je crois. »

Franz Kafka

« Pour une médecine de prévention. Les pouvoirs publics pourraient fort bien amener les citoyens responsables à un contrôle technique régulier du corps. »

Luc Montagnier

À l'écoute des philosophes :

« La vérité éclate comme le fauve qui pénètre en rugissant dans la caverne où dorment les hommes des âges anciens »... « La vengeance du Vrai, jetant son masque de pondération et fondant sur vous comme un tigre. »

Gilles Deleuze

« Le nombre est présomption d'opinion droite, et non pas preuve »

Aristote

REMERCIEMENTS

Nous remercions chaleureusement :

– **le Professeur Catherine Benneteau-Pelissero,** Professeur en Nutrition Santé et Sciences Animales. Expert AFSSA, Expert ANR. Département Agronomie et Biotechnologie Unité Micronutriments Reproduction Santé ENITA de Bordeaux, pour ses corrections au sujet des phytohormones.

– **le Professeur Robert Marty,** Directeur-Fondateur du CIEH (certificat international d'écologie humaine), Laboratoire d'Ecologie Fondamentale et Humaine, UFR de Biologie, pour sa contribution à la question sur les Xénohormones.

– **le Docteur Annie Sasco,** épidémiologiste pour la prévention des cancers (Inserm, Bordeaux 2), pour ses corrections de la première édition.

– **le Docteur Nicolas Zamaria,** Directeur de Laboratoire de Biologie Médicale à Paris qui effectue des tests sur un panel de 120 aliments, pour sa contribution à la question sur les intolérances alimentaires.

– **le Docteur Chantal Thomas,** Gynécologue nutrithérapeute à Montpellier, pour son excellent mémoire sur le thème : « Impact d'une supplémentation en acides gras poly-insaturés oméga 3 sur le risque de survenue de cancer du sein ».

SOMMAIRE

PRÉFACE
DU PROFESSEUR LUCIEN ISRAËL

Je commencerai cette préface en saluant à la fois l'étendue des connaissances et le courage des auteurs.

En ce qui concerne l'étendue des connaissances, c'est le cancérologue que je suis qui parle. En effet, j'ai beaucoup appris en lisant ce livre, et notamment sur le rôle et le nombre des diverses phytothérapies. Il n'est pas normal que le rôle de tant de plantes soit encore largement méconnu, voire nié par la médecine aujourd'hui enseignée sur une large portion de la planète. Pourtant, il est d'autant plus important que les traitements usuels ne parviennent pas, loin de là, à guérir tous les cancers, et que l'on ne peut donc que regretter l'absence du recours additionnel à d'autres méthodes qui, au surplus, ne sont pas toxiques.

Le cancer a des centaines de moyens de résister à n'importe quelle thérapie. J'en ai donné l'exemple en 1996 dans un article publié dans une célèbre revue américaine, en montrant que les gènes qui permettent cette résistance sont très voisins de ceux du système SoS des archéo-bactéries, qui a permis à celles-ci de résister à tous les changements et à toutes les agressions de l'environnement depuis trois milliards et demi d'années, et de se donner les moyens d'avoir une descendance, quel que soit le dommage subi en raison des agressions de leur milieu, infligées par toutes sortes de changements des milieux dans lesquels elles se développent.

Donc, de ce point de vue, je ne peux que regretter l'absence d'intérêt de la médecine habituelle envers la phytothérapie, laquelle ajoute beaucoup de moyens supplémentaires aux traitements admis dans le monde médical. Je ne puis que saluer le courage et l'utilité du présent ouvrage dans lequel j'ai moi-même trouvé des raisons d'espérer davantage quant aux possibilités de rendre service aux humains frappés de cette cruelle maladie. Je prévois qu'il se trouvera encore beaucoup de mes confrères qui nieront l'intérêt des phytothérapies. Mais comment excuser un tel parti pris vis-à-vis d'un mal dont les traitements usuels ne suffisent pas dans beaucoup de cas ?

J'espère que la parution de ce livre, riche d'informations et courageux, s'avérera utile, en permettant à tous les spécialistes de faire le maximum pour leurs patients. Je suggère aux femmes atteintes d'un cancer du sein de l'offrir à leur médecin, mais aussi de le communiquer à tous les généralistes, afin que la prévention de ce cancer fasse elle-même des progrès grâce aux précieuses suggestions qu'il contient.

Lucien ISRAËL,

Professeur émérite de cancérologie
à l'Université Paris XIII et Membre de l'Institut

PRÉFACE
DU PROFESSEUR MAURICE CLOAREC

Le cancer du sein devient un problème obsessionnel.

Pourquoi une telle fréquence ? Des femmes si jeunes ?

Dans toutes les familles, on retrouve un cas.

Quels sont les éléments nouveaux qui ont pu favoriser cette progression depuis 20 ans, dans notre pays, dans les sociétés occidentales et nord-américaines, toutes bien suivies médicalement.

L'Association Nationale de Prévention Médicale, créée en 1968, a mené son enquête et participé aux réunions organisées par les endocrinologues, les gynécologues, les spécialistes de la pathologie du sein.

Son comité scientifique, et ses adhérents testés, ont été unanimes pour considérer le remarquable livre du Dr Bérengère Arnal et du Professeur Henri Joyeux comme le meilleur instrument pour répondre aux questions et promouvoir une véritable prévention.

Pour une fois ! On peut voir exprimer franchement et clairement la vérité et surtout donner les recettes pour exercer une véritable prévention primaire.

Le titre pouvait sembler excessif et médiatique ?

« Comment enrayer l'Épidémie des cancers du sein et des récidives ? »

Et la lecture de l'ouvrage a effectivement fourni toutes les réponses, avec des auteurs ayant une expérience et une honnêteté intellectuelle reconnues par tous.

Nous l'avons élu le livre de la Prévention de l'année 2009.

Et j'avoue l'avoir toujours à portée de main pour répondre à mes interlocuteurs sur ce sujet qui nous concerne tous, et je peux avoir des arguments précis et simples.

Merci de nous avoir donné ce précieux instrument de formation pour la prévention de cette atteinte tumorale.

Merci d'avoir eu le courage de s'attaquer aux « puissances hormonales ».

Maurice CLOAREC
Professeur de Médecine de l'Université Paris VI
Président de l'Association Nationale de Prévention médicale

AVANT-PROPOS

Le cancer du sein est un fléau social, touchant 51 012 nouveaux cas attendus en 2008[1]. La baisse du nombre de femmes atteintes après la ménopause (moins 15 %) est due, en France comme dans d'autres pays, à la baisse massive de prescription des traitements hormonaux de la ménopause. Ce que l'un d'entre nous demandait dès l'an 2000.

Ce cancer touche de plus en plus de femmes jeunes non averties. Ce fléau peut être réduit et même stoppé si les femmes sont mieux informées. Si elles savent quels comportements privilégier pour l'éviter.

La médecine est à un tournant, celui de la Prévention. Le dépistage devra être poursuivi très largement encore une dizaine d'années, puis il sera ciblé vers les femmes à risques. Les médecins de santé publique commencent à sortir de leurs statistiques. Avec les conseillers de santé, ils vont devenir enfin de vrais acteurs de santé publique. Les comportements dans la vie quotidienne deviennent « *première médecine* ».

Ce livre est à deux voix : celle d'une femme, gynécologue au contact des réalités féminines au jour le jour et celle d'un homme, chirurgien-cancérologue au contact des réalités des cancers d'aujourd'hui, exerçant depuis 40 ans.

Nous sommes les témoins d'inquiétudes grandissantes dans le grand public. Pas de journée sans voir des femmes qui ont peur d'avoir ou qui ont un cancer du sein.

---

1. Sur un total de 353 000 Français chez qui on a découvert un cancer en 2008, on attend 65 863 nouveaux cas de cancer de la prostate. Les décès par cancer atteignent 145 000 personnes chaque année.

Ce livre est plus qu'une alerte. Il veut dire clairement ce que la Science sait actuellement..., que beaucoup de médecins et spécialistes savent mais n'osent pas dire. Les uns pour ne pas affoler, les autres parce qu'ils pensent et disent : « *c'est trop tard, on ne peut pas changer les habitudes* », d'autres enfin parce que leur clientèle augmente.

Ce livre reconnaît aussi que la Science ne sait pas tout. L'*Évidence Based Medicine* a ses limites. Les études cliniques où les malades sont tirés au sort (randomisés) sont utiles quand elles sont fiables, honnêtes car contrôlées de plus en plus souvent par des experts libérés des contraintes des laboratoires pharmaceutiques. Elles permettent d'affiner les traitements, de les rendre aussi efficaces en étant moins lourds.

Les accumulations bibliographiques ou statistiques sous forme de méta-analyses sont également utiles. Elles ne remplaceront jamais la médecine clinique, celle que nous pratiquons au quotidien en tête à tête avec nos patientes, celle qui a le dernier mot.

Cette médecine-là est sous-tendue par un vécu émotionnel, tissé entre le praticien et la patiente, dont l'impact thérapeutique n'est pas négligeable[1]. Osons le dire, les traitements proposés aux malades atteintes de cancer du sein, sont lourds et constituent des handicaps non négligeables dans la vie quotidienne. Ils ne sont pas suffisamment efficaces pour affirmer une guérison à la 5e, 10e ou 15e année après le diagnostic. Nous perdons en France, chaque année, 11 000 femmes atteintes de cancer du sein ! C'est énorme.

Il nous paraît bien présomptueux, comme l'ont fait certains confrères, de pouvoir intituler un ouvrage : « *Tout sur...* » ou « *La vérité sur...* » car si, selon Teilhard de Chardin, « *la vérité est comme l'eau, elle finit toujours par passer* », l'eau prend son temps...

Chacun d'entre nous, l'un en Centre anticancéreux, l'autre en clientèle privée, nous sommes confrontés comme jamais dans le passé à un plus grand nombre de cas de femmes jeunes, atteintes de cancer du sein.

Nous espérons, par ce livre, renforcer un grand nombre de femmes dans leurs intuitions profondes :

– les hormones de synthèse ne leur sont pas bénéfiques au long cours quand elles sont en bonne santé ;

1. *Le mystère du placebo*, P. Lemoine, Éditions Odile Jacob, 1996. *Le pouvoir de guérir*, D. Flectea, Les Éditions de l'homme, 2005.

– seules les hormones fabriquées par leur propre corps sont les hormones naturelles ;

– les phytohormones consommées par l'alimentation ou en phytothérapie sont efficaces pour la plupart des problèmes qui les concernent, de la puberté jusqu'au delà de la ménopause.

Pour prévenir une maladie, il faut connaître précisément ses causes. Avec le cancer du sein, nous ne sommes pas en face d'une cause unique, tel un virus ou une bactérie. Le gynécologue comme le cancérologue, le sénologue radiologue ou clinicien, le généticien, doivent savoir précisément quelles sont les multiples causes qui se surajoutent.

Les modes de vie sont plus en cause que la génétique, même si la cellule normale se transforme en cellule cancéreuse par l'intermédiaire d'un message chimique ou physique qui passe par le « *pouvoir génétique* » de la cellule.

Moins de 10 % des femmes sont porteuses d'un des gènes du cancer du sein (BRCA1 ou 2). Chez elles, tous les autres facteurs de risques doivent être éliminés, afin qu'elles aient le maximum de chances de ne pas être atteintes.

Nous répondons à une forte demande. Ce sont les femmes qui veulent savoir. On leur dit qu'il faut apprendre à vivre avec « son cancer », mais aucune n'est prête à recevoir cette nouvelle pour elle-même ou l'une de ses proches sans un certain effroi.

Le cancer du sein est devenu si fréquent, que l'on parle d'« *épidémie* ». Pourtant ce type de cancer, comme tous les cancers, n'est pas transmissible, comme le virus de la grippe ou celui du sida. Même si l'hérédité est présente, elle n'est en cause que dans 5 à 8 % des cas. Cela veut dire que dans au moins 90 % des cas, la génétique n'est pas en cause. Pourtant, on voit des familles où mère et fille(s) peuvent être atteintes, sans que le moindre gène ne soit présent. Pourquoi ? Tout simplement parce qu'elles ont le même mode de vie. Les filles sont atteintes plus tôt que leurs mères, car leur mode de vie commence dès 15 ans. Il concerne leur consommation hormonale qui est devenue excessive, prescrite sans discernement et qui est directement en cause dans les cas de cancer du sein avant 40 ans.

Faire croire que le cancer est d'origine génétique, au sens héréditaire du terme, est un leurre, parfois savamment entretenu par les médias qui répètent comme des perroquets ce que certains laboratoires colportent, même dans le milieu médical au prix de congrès somptueusement organisés.

Il faut oser le dire, car toutes les preuves sont présentes dans la littérature scientifique : les modes alimentaires et leurs mauvaises habitudes, la pollution atmosphérique et le tabagisme, les consommations hormonales plus ou moins inconscientes et trop longues, la première grossesse retardée, les traitements des stérilités de plus en plus nombreuses, les excès radiologiques chez des femmes trop jeunes.. sont les causes essentielles de *l'épidémie des cancers du sein.*

Les femmes s'en doutent, mais trop souvent on leur fait croire – c'est bien commode – que leur cancer est lié à un choc psychologique majeur, dans les 5 ans qui ont précédé...

Il ne s'agit pas d'une épidémie que se transmettraient les patientes atteintes, mais d'une épidémie dont nous sommes, nous médecins, grandement responsables. D'où l'urgence que tous les médecins généralistes ou spécialistes en prennent conscience et fassent ce qu'il faut pour enrayer l'épidémie.

Alors on fouille dans le passé, les problèmes avec la mère, le compagnon ou les enfants...

Cela permet de dédouaner la médecine et ces traitements dits *de confort* qui, malheureusement, expliquent largement le développement de ce fléau social. En juin 2009, la *Revue d'épidémiologie et de Santé publique* a fait paraître la synthèse de 32 études sérieuses démontrant l'absence de lien entre un choc psychologique et l'apparition d'une tumeur.

Notre objectif est évidemment d'informer pour prévenir ou dépister le plus tôt possible, mais aussi d'éviter les récidives et métastases après les traitements souvent lourds, physiquement et psychologiquement éprouvants.

Nous écrivons d'abord pour les femmes, les premières concernées, mais aussi pour les médecins généralistes qui ont pris conscience les premiers de l'importance du fléau social qui les affole.

Nous savons que nous serons moins bien reçus par certains collègues spécialistes liés directement ou indirectement aux laboratoires pharmaceutiques, et même par certains journalistes médicaux qui sont de plus en plus gênés dans leur relation avec le grand public.

Nous sommes, pour la seule année 2009, en France, à près de 52 000 nouveaux cas de cancers du sein, avec de plus en plus de femmes jeunes atteintes. Heureusement le cancer du sein de la femme après la ménopause, va diminuer en nombre de cas, grâce tout simplement à l'arrêt du THS ou THM (Traitement Hormonal de la Ménopause), que nous avons prôné depuis longtemps.

Les preuves qui accusent les hormones exogènes à la ménopause

Comme vous le verrez clairement dans cette deuxième édition, l'arrêt du THS aux USA a permis en 4 ans de voir régresser de près de 15 % le nombre de nouveaux cas après la ménopause.

Aux USA, un rapport de l'Institut National du Cancer présenté le 14 décembre 2006 au Symposium sur le cancer du sein à San Antonio – Texas, enregistrait déjà **une baisse de 7 % du nombre de cas de cancer du sein en 2003.**

Alors que les chercheurs américains attendaient 200 000 nouveaux cas de cancers en 2003, ils en ont enregistré 14 000 de moins. Tous les registres du cancer sur le territoire américain rapportaient une baisse. Le taux est passé de 134 cas pour 100 000 femmes en 2002 à 124 cas pour 100 000 en 2003. Une étude séparée conduite par l'American Cancer Society a confirmé ces données. L'incidence du cancer du sein a augmenté de 20 % entre 1990 et 1998 aux USA, puis a commencé de diminuer légèrement au delà de l'an 2000 quand les THM de la ménopause ont été réduits à leur plus simple expression.

En juillet 2002, l'étude WHI (Women's Health Initiative Study) a été arrêtée prématurément lorsqu'il s'est avéré que le groupe qui prenait un THM avait plus de cancers du sein et de problèmes cardiovasculaires. Cette étude a donné le signal d'un retournement d'opinion, aussi bien chez les médecins qui, jusqu'ici, encourageaient les femmes à prendre des hormones, que chez les femmes elles-mêmes. En un an, le nombre de femmes américaines prenant un THM a été heureusement divisé par 2.

En France, l'arrêt du THM plus tardif n'a vu régresser le nombre de cas après la ménopause que de 6 %. Cela démontre bien qu'à la ménopause, autour de 50 ans et au delà, la médecine peut « *construire un cancer du sein en moins de 5 ans* », car c'est le moment de la vie de la femme où ses glandes mammaires ne doivent plus recevoir d'hormones.

Les hormones naturelles fabriquées par les ovaires d'une jeune fille à la puberté sont des facteurs de croissance pour qu'elle construise ses glandes mammaires. À la ménopause, ces mêmes hormones qui portent les mêmes noms et sont apportées artificiellement en plus de la fabrication ovarienne désormais au repos, sont des facteurs de croissance de cancer.

Ces informations scientifiques ne sont pas encore acceptées par la plupart des cancérologues qui préfèrent accuser l'angoisse de notre société et celle de leurs patientes. Quant aux laboratoires responsables des inondations hormonales des femmes de plus en plus jeunes, ils acceptent – sans le dire – ce que nous disons, mais cherchent à promouvoir les nouvelles hormones qui seraient sans danger... C'est la reconnaissance implicite des effets délétères de ce qu'ils vendaient avant ces nouvelles molécules, soi-disant sans danger.

Les grands laboratoires se disputent une publicité qui s'efforce de les disculper au maximum. Certains en sont aux bandes dessinées « *pour répondre aux nombreuses questions que vos patientes se posent sur le cancer du sein* ». Le tome I a pour titre : *Diagnostic et intervention chirurgicale* et le II : *Les traitements adjuvants*. N'attendez pas un tome sur la prévention qui serait pourtant le plus utile ! Que leur rapporterait-il ?

L'étude publiée en 2008 dans *Bulletin du cancer*[1] est passée relativement inaperçue. Elle concerne la baisse de l'incidence du cancer du sein en 2005 et 2006 en France.

Entre 2000 et 2004, la croissance annuelle moyenne du taux d'incidence du cancer du sein était de + 2,1 %.

Elle était de -4,3 % entre 2004 et 2005, et plus particulièrement de -6 % pour les femmes de plus de 50 ans ; et de -3,3 % entre 2005 et 2006, dont -5,3 % pour les femmes de plus de 50 ans. Il est rappelé qu'entre 2000 et 2006, on a pu observer une baisse de 62 % des THM, alors qu'on notait une augmentation du dépistage mammographique de + 335 %. Les auteurs concluent que la baisse de l'incidence en période de déploiement du dépistage (du fait de la campagne nationale de dépistage systématique chez les femmes entre 50 et 74 ans) est paradoxale et que la diminution massive et simultanée des THM est la seule modification majeure de l'environnement pouvant expliquer cette évolution.

Voilà donc une preuve de plus qui justifie tout ce que nous publions depuis 25 ans quant à la nocivité du THM ou THS.

Avec des consommations d'hormones dès l'âge de 14-15 ans, pour contraception, acné, règles irrégulières..., on voit aujourd'hui malheureusement de plus en plus souvent des cancers du sein à 25 ans dont la gravité n'est pas dite. Mais qui ose le dire dans l'Éducation Nationale – laquelle distribue souvent des échantillons des laboratoires comme le planning familial – ou dans la grande presse ? Les informations sur ce sujet sont en général données au

1. *Bulletin du Cancer*, vol. 95, N° 1, 11-15. Baisse de l'incidence des cancers du sein en 2005 et 2006, Un phénomène paradoxal, Allemand H. 2008.

compte-goutte et dans des caractères illisibles, toujours écrits en caractères minuscules.

Les surdosages de la pilule (10 à 50 fois pour les œstrogènes et 10 à 100 fois pour la progestérone) prennent le dessus par rapport aux fabrications hormonales physiologiques des ovaires qui se mettent au repos le plus souvent complètement. Les seins sont alors soumis prioritairement aux hormones exogènes, artificielles qui sont dangereuses pour le sein puisque toujours en surdosage par rapport aux sécrétions hormonales naturelles.

La croissance des seins terminée, les apports excessifs qu'ils ont reçus ne peuvent que stimuler, à plus ou moins long terme, telle ou telle cellule d'un canal galactophore ou d'un lobule pour qu'elle devienne anormale, et soit à l'origine d'un ou plusieurs foyers de mastose suspecte (hyperplasie atypique), de fibro-adénome et, plus ou moins vite, de cancer développé, soit aux dépens des canaux galactophores (cancers canalaires), soit aux dépens des lobules du sein (cancers lobulaires).

En juillet 2006, nos collègues d'Alger et de Rabat tiraient la sonnette d'alarme et parlaient des « ravages du cancer du sein ». Les mauvaises habitudes alimentaires occidentales et les prescriptions hormonales – avec des pilules de première génération abandonnées chez nous car trop dosées – ont atteint l'Orient.

Si nous sommes entendus par les jeunes femmes, nous verrons diminuer fortement, dans les 10 années qui viennent, le nombre de femmes atteintes par le cancer du sein. Toutes les familles s'en porteront mieux et la société tout entière.

Les preuves qui accusent l'alimentation industrielle

Ce que l'un de nous prône depuis 1985 vient d'être démontré comme efficace aux USA, en 2008. En effet, des chercheurs de l'université de l'Ohio ont montré que des femmes traitées pour un cancer du sein, qui ont appliqué les conseils nutritionnels et d'exercice physique que nous donnons depuis plus de 20 ans, voient leur risque de mourir de leur cancer réduit de 45 % dans les 11 années qui suivent (de 68 % quand on ne compte pas le petit nombre de patientes qui ont abandonné le programme très tôt).

Quant à accuser l'eau du robinet au nom du principe de précaution, comme le fait un confrère médiatisé, la réponse est négative. Toutes les eaux du robinet ne sont pas les mêmes et, en France, en particulier, nous savons bien que les taux de nitrates peuvent varier d'une ville à l'autre, surtout en période de sécheresse... À moins d'avoir des liens avec quelques grands groupes industriels de boissons ! ?

Le parallèle avec l'autre cancer féminin, celui du col de l'utérus, est possible

On connaît bien la cause : un virus, le « papilloma virus » ou virus HPV transmis par voie sexuelle, et l'association pilule-tabac.

La pilule œstro-progestative favorise une lésion banale du col, l'ectopie, une forme d'immunodépression localisée qui rend plus sensible au virus HPV. C'est donc une Infection Sexuellement Transmissible (IST). On disait avant MST.

Il faut rappeler que, malheureusement, les préservatifs masculins et féminins (qui a osé inventer un tel objet pour les femmes ?) ne protégent pas de ce virus transmissible par la peau et les muqueuses. Toute femme, toute jeune fille, ayant des rapports sexuels même protégés, surtout avec différents partenaires, doit faire pratiquer un frottis cervical par son gynécologue ou son médecin généraliste une fois par an. Les chercheurs ont mis au point un vaccin qui est déjà proposé à toutes les jeunes filles, même celles qui n'en ont pas besoin. De gros efforts d'information sur l'impérative nécessité de ce dépistage régulier ont permis une diminution de 80 % des décès par cancer du col de l'utérus. Le vaccin que nous espérons sans danger devrait permettre d'éradiquer la maladie pour les femmes à risque, par la prévention.

Malheureusement, nous émettons des doutes sur cette vaccination arrivée à grand renfort de publicité sur toutes les chaînes de télévision et les magazines féminins de l'adolescence. En effet, elle ne couvre pas tout le spectre des nombreux virus responsables du cancer du col de l'utérus et, d'autre part, des morts ont été rapportées dans les suites immédiates de la vaccination dans plusieurs pays, mais on s'est bien gardé de prévenir les autorités et a fortiori les mères de famille pour leurs filles.

L'objectif est évidemment de vacciner toutes les petites filles avant de vacciner dès que possible les garçons au même âge. Le coût faramineux que cela représente est sans commune mesure avec l'information que l'école devrait transmettre aux jeunes sur la Santé, l'Amour et la Sexualité, avec certainement de meilleurs résultats pour la prévention.

La prévention du cancer du sein est à notre portée, simplement en changeant les comportements. Toutes les femmes doivent savoir.

Celles qui sont atteintes, en lisant ce livre, découvriront comment tout faire pour limiter les risques de récidive et de métastases.

Henri JOYEUX
Bérengère ARNAL

FEMMES SI VOUS SAVIEZ !

SEIZE SITUATIONS D'ACTUALITÉ : DES HISTOIRES VÉCUES

1. Responsabiliser les femmes pour déresponsabiliser les médecins !

Lettre d'un gynécologue : « En ce qui concerne son traitement hormonal substitutif (THS) débuté en 1999 de son plein gré, nous avions d'un commun accord arrêté celui-ci en fin d'année 2005. » En 2006, on découvre un cancer du sein hormono-dépendant, sans aucun antécédent familial et on fait croire à la patiente que le THS a permis de révéler plus précocement le cancer, alors qu'il en est directement responsable ! On cherche alors un choc psychologique dans les 5 années précédentes... et on le trouve !

Lettre d'une patiente : « Je suis en fin de traitement d'un cancer du sein traité par tumorectomie, sans chimiothérapie : pas d'atteinte ganglionnaire et radiothérapie.

Mon oncologue me prescrit Aramidex, puisque je suis en ménopause.

Je prenais le THS depuis 4 ans, ceci me fait penser qu'il est certainement la cause de la progression du cancer et ne suis pas "chaude" pour prendre cette hormonothérapie pendant 5 ans, compte tenu des effets secondaires et d'un début d'ostépénie aux hanches.

Merci de me faire part de votre appréciation. »

Une cancérologue épidémiologiste, c'est-à-dire spécialiste des statistiques et qui ne voit jamais de patientes, nous disait « *On ne peut pas l'affirmer à titre individuel.* » Nous comprenons bien sa réticence, mais le cancérologue, comme la gynécologue, s'ils savent très bien raisonner aussi en termes statistiques, savent bien que la malade qu'ils ont devant eux, veut comprendre ce qui lui arrive et ce qui peut lui permettre de guérir, en particulier d'éviter la récidive.

2. Après le THM, une annonce médiatisée début août 2005 : la pilule est cancérigène !

Un reconnaissance tardive des dégats du THM

Les preuves sont faites de la cancérogénicité du THM, ainsi que de l'inefficacité des anti-œstrogènes pour prévenir le cancer du sein : « *On a pu calculer que 12 % des femmes atteintes de cancer du sein l'ont été à cause du THS* »[1]. La conclusion de notre collègue dans le livre rapport paru en décembre 2008 a bien changé, car elle disait, il n'y a pas 10 ans, qu'on ne connaissait pas les causes du cancer du sein. En 2008, elle rejoint ce que nous affirmions il y a 20 ans, avec les preuves physiopathologiques. Elle écrit : « *On doit donc considérer la réduction de la consommation d'œstrogènes comme une des causes de cette baisse.* » Elle oublie cependant que les progestatifs présents dans le THS sont tout autant responsables que les œstrogènes.

Soulignons que les anti-œstrogènes n'ont eu aucun effet sur cette baisse. Les essais avec les anti-œstrogènes chez les femmes ménopausées ont été stoppés du fait de l'apparition de cancers du corps de l'utérus dus à cet anti-œstrogène, agissant donc en authentique œstrogène au niveau utérin.

Quand tout le pays est en vacances, les grands médias annoncent sur les chaînes de télévision : « *La pilule est cancérigène classe I, comme l'hormonothérapie ménopausique* »[2].

1. Hélène Sancho-Garnier, in *Prévention du cancer du sein : mythe ou réalité ?*, La Baule, novembre 2008

2. International Agency for Research on Cancer. Communiqué de presse n° 167 : le programme des monographies du CIRC classe les contraceptifs œstro-progestatifs et l'hormonothérapie ménopausique **comme cancérogènes.**

Il faut savoir, ce qui est parfaitement logique, que l'association œstrogènes et progestérone à long terme, ou la progestérone à haute dose, entraînent expérimentalement une augmentation des tumeurs malignes chez la chienne (Misdorp W.

Je reçois un courrier pendant mes vacances signé d'un de mes maîtres avec lequel j'étais en désaccord scientifique depuis plus de 30 ans : « *Au Pr Henri Joyeux, tu avais raison bien avant, dont acte.* » Pas un mot de ce collègue dans les médias, alors qu'il avait pourtant un service de presse impressionnant à la Ligue nationale contre le cancer, qui dispose de 92,5 millions d'euros de ressources, compte 320 salariés et dépense 30 millions de communication proposés à 4 agences publicitaires !

Difficile de faire confiance à de telles personnalités qui, sachant la vérité, la cachent aux femmes alors que celles-ci attendent des informations claires pour faire les bons choix pour leur santé.

Nos collègues de l'Institut Curie traitent des milliers de femmes atteintes chaque année comme tous les autres centres anticancéreux en Europe. Ils ne semblent pas le savoir et bottent en touche dans un livre grand public, pourtant édité chez un éditeur international, en répondant à la question : « *La pilule augmente-t-elle le risque de cancer du sein : c'est une question délicate, car elle soulève des difficultés méthodologiques. En théorie, il faudrait comparer le risque de cancer du sein entre deux groupes de femmes "identiques" qui recevraient de façon randomisée (après tirage au sort) une pilule contraceptive ou un comprimé neutre, dit "placebo", sans que ni elles ni leurs médecins ne connaissent la nature de leur traitement !* » Cette réponse a l'apparence d'une valeur scientifique, pourtant elle n'en a aucune.

En cancérologie, il est désormais acquis et connu des femmes que le THM comporte des hormones capables d'être la cause du cancer du sein après la ménopause.

Par contre, les jeunes femmes et les mères n'ont pas fait passer le message à leur fille avec les hormones de la contraception hormonale qui se comportent de la même façon, mais sur un temps plus long.

Ainsi peut-on écrire sans crainte : Hormones du THM ou hormones de la pilule, c'est *bonnet blanc et blanc bonnet.*

3. Vers la fin des « règles »

En septembre 2005, le Magazine people *ELLE*, annonce la fin des règles par la pilule en continu... et ne fait pas la moindre allusion aux

Tumors of the Mammary Gland). In Meuten DJ editor. Tumors in Domestic Animals. 4 th ed. Ames, Iowa State Press, 2002, 575-606.

risques de cancers du sein déjà en très forte augmentation... « *Des règles quand je veux, si je veux !* »

4. Enfin une journaliste qui ose et qu'on autorise à publier

En juin 2006, *Santé Magazine* dans son numéro 366 présente les pilules œstro-progestatives comme cancérigènes sous forme interrogative avec pour titre « *Pilule : vraies questions et bonne surveillance* ». Lorsque nous donnions notre point de vue, notre opinion sur les pilules, aux journalistes, c'était toujours une fin de non-recevoir, « Nous ne pouvons pas publier, cela ne va pas dans le sens du magazine... » Une petite ouverture s'est faite au niveau de certains medias depuis le classement officiel des pilules comme substance cancérigène en été 2005.

5. Une consultation banale

Une jeune fille de 15 ans consulte avec sa mère et sa grand-mère pour une « boule au sein ». Elles affirment toutes les 2 que la « petite » ne prend pas d'hormones, ni la pilule... En cherchant, on retrouve un implant hormonal au niveau du bras depuis plus d'un an...

Une jeune fille de 17 ans consulte avec sa mère, elle présente un fibro-adénome de 8 cm de diamètre dans son sein droit. Elle affirme ne pas prendre la pilule. On découvre plusieurs prises de pilules du lendemain et un anneau vaginal hormonal, le Novuring ou Nuvaring. Ni la mère ni la fille ne savaient que c'était un contraceptif hormonal.

6. Le harcèlement des laboratoires pharmaceutiques pour un traitement hormonal à la ménopause

On parle en 2006 de « *femmes désorientées, sans alternative pour combattre leurs symptômes et leur souffrance, qui ont absolument besoin de THM* (l'ex THS, *Traitement Hormonal Substitutif de ménopause* est récemment devenu THM, *Traitement Hormonal à la Ménopause* et est en train de devenir *THN, Traitement Hormonal Naturel !,* facteur de confusion bien évident). » Et un collègue fort médiatisé d'ajouter « *Peut-on faire autrement quand on sait qu'il y a 10 millions de femmes ménopausées en France et que nos conci-*

toyennes vont passer le tiers de leur vie après la ménopause ? ». Et d'ajouter : « *Ce sont les femmes qui réclament le THM et non le médecin qui l'impose.* » Les colloques de « Pharmaceutiques » sous la présidence du Dr Bernard Kouchner n'ont pas eu d'autre objectif.

Notre commentaire : les femmes le réclament, car les médecins, sans l'imposer, ont fait le blocus vis-à-vis des traitements vraiment naturels (phytothérapie, homéopathie, oligothérapie, nutrithérapie, acupuncture, auriculothérapie), et n'ont donc rien d'autre à leur proposer. Ceci est d'autant plus grave que ces traitements, avec des indications précises, sont efficaces et surtout sans danger.

En fait, nombre de médecins, spécialistes ou non, incompétents en phytothérapie, culpabilisent les femmes qui refusent les traitements substitutifs !

Heureusement, elles se laissent de moins en moins faire, s'orientant avec raison vers l'homéopathie et la nutrithérapie.

7. Un mail parmi tant d'autres (anonyme)

« Je m'appelle Audrey, je suis une jeune fille de 19 ans qui vient d'avoir son bac cette année.

J'aimerais, s'il vous plait, que vous me parliez de la pilule car deux camps s'opposent en ce XXIe siècle, ceux qui sont pour, qui disent que c'est fantastique, et les autres qui disent que c'est dangereux.

Alors, j'aimerais vraiment savoir la vérité en toute franchise, s'il vous plait, car je me pose beaucoup de questions sur la pilule ; d'ailleurs je refuse de la prendre.

Je vous demande ceci car, ce week-end, je me suis retrouvée confrontée à la mère de mon petit ami qui est justement pour la pilule et qui a essayé de me convaincre par a + b.

Elle a d'ailleurs, après notre conversation, convaincu son fils de ses bienfaits, je me retrouve en situation bancale, je suis un peu perdue ».

8. Pour une sexualité sans risque de grossesse en vacances !

C'est la publicité pour l'anneau contraceptif hormonal, le « Novaring ». Le laboratoire Organon, en démontrant par une enquête bien menée, l'ignorance des jeunes femmes sur le bon usage de la pilule, promeut son « anneau ». En effet, 73 % des Françaises disent avoir oublié un comprimé de pilule pendant les vacances et, surtout, 79 % aimeraient pouvoir supprimer leurs règles pendant les vacances. Avec Novaring, « *il ne faut penser que 2 fois par mois (une pour le mettre dans le vagin et une autre pour le retirer à la quatrième semaine), et il peut être utilisé comme le préservatif* ». Drôle de confusion et surtout aucune information quant aux risques ! On prépare aussi les femmes de demain à la suppression des « règles ».

9. La chimie féminine : « amères pilules »

Pour et contre les hormones, deux confrères publient sur ce thème en 2006 : « *Contraception, traitement de la stérilité, traitement de la ménopause, la vie des femmes va être rythmée par les hormones, ce livre est un livre pour les femmes, toutes les femmes. Faut-il avoir peur des traitements hormonaux ?... La place des phyto-œstrogènes ou du soja est très incertaine, aucun de ces traitements ne peut valablement remplacer le traitement hormonal* ». Les dés sont-ils jetés ? Les femmes pourront-elles vivre dorénavant sans hormones de synthèse ? Nous verrons quelle confusion est entretenue autour du terme « hormone naturelle », destiné à rassurer alors qu'il ne s'agit encore là que de molécules de synthèse. Pourquoi cet acharnement à ne pas laisser les toutes jeunes filles, les femmes, vivre leur cycle naturellement ?

Le livre du Dr Ellen Grant, *Amère Pilule*, préfacé par notre collègue le Professeur Lucien Israël en 1988, a été réédité chez le même éditeur en 2008[1]. Ce livre n'a pas pris une ride en 20 ans. Nous y avons ajouté une nouvelle préface. Les médias féminins feront-ils la promotion de ce livre passionnant ? C'est peu probable tant sont puissantes les idées qui imprègnent et trompent le grand public. Il faudra malheureusement que de plus en plus de jeunes femmes soient atteintes de cancer du sein pour qu'elles se révoltent contre des lobbies qui leur font croire que les hormones qu'ils leur proposent sont pour leur bien, alors qu'ils leur font courir des risques graves pour leur santé.

1. Voir note 1, p. 144.

10. Aucun risque avec le stérilet hormonal ?

Une patiente, depuis la pose de son stérilet, n'a plus de règles, ce qui n'était pas son souhait. Elle présente une mastose importante et une acné tout à fait invalidante. Sa gynécologue lui propose un traitement progestatif en complément pour traiter ces symptômes. Elle vient pour que je mette en place un traitement phytothérapique et homéopathique. Je lui explique qu'il faut d'abord enlever ce stérilet à la progestérone de synthèse, observer la reprise de son cycle, puis que dans un second temps, il sera possible de voir ce qui était de la responsabilité du stérilet, ou d'un déséquilibre qui lui est propre.

Faire croire aux femmes que le stérilet à la progestérone n'a qu'une action locale est faux. La progestérone artificielle qui imprègne le stérilet est absorbée par la muqueuse de l'utérus et passe dans le sang. Elle bloque en partie les ovaires et imprègne le sein comme tous les autres organes.

Des patientes relatent une prise de poids, l'apparition ou l'aggravion de migraines, d'une acné, d'une hyperpilosité, de douleurs dans les seins.

11. Ces toutes jeunes filles dont on bloque le cycle... y a-t-il des dangers pour leur avenir ?

Quel homéopathe, quel phytothérapeute n'a pas reçu de très jeunes filles à peine pubères, que des gynécologues ont mises sous pilule œstroprogestative ou progestatifs, pour des douleurs de règles ou une acné, voire même pour des troubles des règles ? Cette dernière indication est un comble, quand on sait qu'il faut 2 à 3 ans pour que le cycle ovarien se mette en place, et ce dans le cadre d'un bon équilibre général, physique et psychologique. En dehors des acnés défigurantes, dont l'impact émotionnel peut être tout à fait redoutable, il apparaît prioritaire de tenter des traitements naturels avant de se résoudre à déclencher l'artillerie lourde des hormones de synthèse. En premier, le changement des habitudes alimentaires en supprimant tous les produits laitiers, à remplacer par des fruits et des légumes frais et de saison.

Malheureusement, la formation des jeunes gynécologues est insuffisante quant aux dangers des prescriptions hormonales artificielles à un si jeune âge, comme à l'efficacité des changements d'habitudes alimentaires.

De plus, la plupart sont dans l'incapacité de prescrire des thérapeutiques alternatives.

12. Des pilules préhistoriques pour nos étudiantes et pour les pays en voie de développement

Sous couvert d'un remboursement par la Sécurité sociale, il est prescrit aux étudiantes ou aux femmes démunies des ex-« mini-pilules » remboursées, dont la plus récente a été formulée il y a 21 ans ! Rappelons que certaines mutuelles ont récemment fait l'effort de rembourser des pilules de dernière génération (3e) ; il suffit d'envoyer l'ordonnance et la facture du pharmacien. Nous verrons quel choix faire et comment accompagner la prise de ces pilules de traitements naturels pour en améliorer le métabolisme et compenser les carences liées à leur prise au quotidien.

13. Pilule œstro-progestative, traitement hormonal de ménopause, progestatifs, même combat !

« *Pas de lien avec le cancer du sein* », disent les gynécologues allopathes ou si peu... Mais alors, reprenons les termes d'un certain nombre de patientes sous le choc de la découverte d'un cancer du sein : « *mais s'il n'y a pas de lien, pourquoi m'avoir aussitôt demandé de stopper ma pilule ou mon traitement hormonal de ménopause, avec interdiction définitive de le reprendre ?* »

14. Comment faisaient nos grands-mères quand elles avaient des bouffées de chaleur récalcitrantes ? La phytothérapie efficace

« *Elles supportaient tout, comme elles supportaient les douleurs de l'accouchement !* », a répondu un gynécologue, ténor parisien. Véridique, c'était sur France 2, un matin. J'étais au téléphone en direct pendant l'émission, pour parler de phytothérapie et manifestement mes propos sur le traitement hormonal de la ménopause et le cancer du sein gênaient, puisque j'ai quasiment été coupée en milieu de phrase. Sur le bureau de la présentatrice très médiatisée, étaient posées des boîtes d'œstrogènes et de progestatifs de synthèse, à la gloire du THS à la française, bien moins dangereux que les autres ! Pour en revenir aux bouffées de chaleur de nos ancêtres, qui d'entre nous ignore les vertus bénéfiques de *Salvia officinalis*, la sauge, plante salvatrice !

15. Ce qu'on aimerait ne plus jamais voir...

Une patiente de 50 ans et demi, dont la sœur a eu un cancer du sein à 48 ans, fume plus de 10 cigarettes par jour. On lui a refusé une mammographie annuelle, on ne prescrit pas de façon régulière de bilan biologique et on vient de lui renouveler après 20 ans de prise, sans même avoir fait un bilan hormonal de ménopause, une pilule œstro-progestative remboursée par la Sécurité sociale, formulée en 1975, donc beaucoup trop dosée ! Double risque majeur de cancer du sein et d'accident cardio-vasculaire.

16. Une pensée émue pour l'exceptionnel courage d'Agnès

Agnès, non-fumeur, avait 40 ans. Du fait du cumul d'une vie professionnelle stressante – elle était psychomotricienne – et de la prise d'un progestatif de synthèse à doses contraceptives, donc fortes, elle fait un accident cardio-vasculaire gravissime, une thrombose du tronc basilaire (vaisseau principal du tronc cérébral au-dessous du cerveau). Elle est depuis 13 années en fauteuil roulant, tétraplégique.

Son seul lien avec le monde extérieur, sa seule chance est l'usage récupéré d'une partie de sa main droite qui lui permet de communiquer avec nous par Internet. Quelle richesse des échanges avec cette femme qui a gardé toute sa tête...

Agnès a récemment renoncé à continuer à poursuivre en justice le laboratoire commercialisant le progestatif de synthèse qu'elle prenait lors de son accident.

Elle s'est trouvée humiliée, rabaissée, tant par l'attitude des juges que celle de tous les avocats, le sien comme celui de la partie adverse...

Nous la soutenons dans son combat qui est de tous les instants.

« *Devant l'obésité, le tabac, l'excès d'alcool, le diabète et les maladies sexuellement transmissibles, chacun doit assumer ses choix de vie. Il ne s'agit pas d'épidémies à proprement parler, mais de millions de décisions individuelles.* »

Tony Blair

Discours prononcé le 26 juillet 2006 à Nottingham contre « l'État paternaliste ».

PREMIÈRE PARTIE

LE CANCER DU SEIN DANS LE MONDE

COMMENT SE FABRIQUE-T-IL ?

Des vérités d'expérience

Le cancer du sein est devenu un véritable fléau social dans tous les pays développés et les pays en voie de développement commencent à sonner le tocsin. Il s'étend chaque jour davantage. Le corps médical est inquiet. Les cancérologues sont débordés, pas assez nombreux. Les centres anti-cancéreux doublent leurs capacités d'accueil et de traitements. Le personnel soignant est lui aussi saturé.

De plus en plus de femmes jeunes sont atteintes et subissent des traitements lourds inutiles

Souvent elles ont juste la trentaine et il n'est plus rare de voir des jeunes femmes de 20 ans en chimiothérapie. Les hématologues sont devenus sénologues tellement il y a de cas à consulter, à traiter.

Ils ont cru que la maladie du cancer du sein ressemblait aux leucémies qu'ils soignaient. Ils ont assimilé cancer dits *solides* à cancers dits *liquides*. Ainsi dans les années 90, quelques uns d'entre eux – surtout en France – ont fait croire qu'on guérirait les femmes jeunes atteintes de cancer du sein (ou de l'ovaire) en réalisant des greffes de moelle osseuse et en conservant le sein malade par des chimiothérapies intensives.

Cela consistait à supprimer toutes les défenses immunitaires et à les remplacer par une greffe de cellules souches du sang provenant d'un donneur (hétérogreffe) ou de la malade elle- même (autogreffe). À l'évidence pour qui connaissait de près l'évolution du cancer du sein ou de l'ovaire dans le corps humain, cela ne devait servir à rien.

Des sommes considérables allouées à des modes de traitement

Des chambres spéciales ont été construites parce qu'on a fait croire aux directeurs des institutions de lutte contre le cancer, incompétents pour la plupart en la matière, que c'était la solution pour guérir les patientes les plus gravement atteintes.

Certains centres anticancéreux ont eu les accréditations pour ces traitements qui se sont révélés totalement inutiles, ce qui était parfaitement prévisible. Il en est de même pour les biothérapies qui ont fait les premières pages de grand magazine alors qu'elles ont du être abandonnées sans tambour ni trompettes dès les années 2000. Évidemment pendant ce temps on alertait l'opinion afin que sa générosité permette de poursuivre la lutte. Dans aucun cas, on a parlé de prévention. Quant aux pouvoirs publics, ils sont tombés dans les pièges de pseudosavants qui les ont convaincus de la nécessité du dépistage précoce alors qu'il fallait « mettre le paquet » sur la prévention. En effet, que préfèrent les femmes ? Qu'on leur prévienne le cancer du sein ou qu'on le leur dépiste, fusse tôt ?

Le cancer du sein a sa « logique de construction » et sa « logique de destruction »

Tout cela n'est pas difficile à comprendre. Toutes les femmes doivent être informées. Elles peuvent parfaitement comprendre comment se fabrique un cancer du sein.

Ces notions sont absolument nécessaires pour la prévention du cancer du sein comme des risques de récidives quand on a été atteinte. Ils s'étalent sur de nombreuses années, jusqu'à 27 ans après le diagnostic de la première lésion. Les facteurs de risques de récidive sont évidemment les mêmes que ceux que l'on observe à l'origine du cancer.

Des patientes prises pour des cobayes !

Une des preuves en est l'étude en double-aveugle (on dit *randomisée)* menée par des spécialistes, soutenus par les laboratoires pharmaceutiques fabricant des traitements hormonaux substitutifs de la ménopause. L'étude consistait à tester le THS chez des femmes ménopausées, antérieurement atteintes et traitées pour cancer du sein. L'hormonodépendance du sein et tout particulièrement de toutes les lésions cancéreuses du sein, permettait de s'attendre à une catastrophe. C'est bien ce qui est arrivé.

L'étude a dû être abandonnée face au nombre plus grand de récidives du cancer du sein chez ces femmes recevant le THS après les traitements du cancer, comparées à celles qui n'en recevaient pas.

1

LE CANCER DU SEIN, UN FLÉAU PLANÉTAIRE

Dans le Monde

Une « épidémie » planétaire : 850 000 à 1 million de femmes par an en 2000 ; 1,15 million en 2002 ; 1,4 million en 2010.

Nombre de femmes atteintes : augmentation en 20 ans de 97 %.

L'incidence augmente au minimum de 2 % par an.

En France en 2005 on a diagnostiqué 46 000 nouveaux cas.

Nombre de cas de cancers du sein découverts chaque année depuis 30 ans.

1975 = 7000 ; 1995 = 35 000 ; 2000 = 42 000 ; 2005 = 46 000 ; 2008 = 51 012 ; 2010 = 53 000 attendus...

On prévoit une augmentation de 1000 cas de plus par an, et ce pour des femmes de plus en plus jeunes.

En Europe une femme sur 8 est atteinte d'un cancer du sein.

Il cause 7,6 % des morts par cancer.

Aux USA

11 % des femmes seront confrontées au cours de leur vie au cancer du sein.

C'est le cancer le plus meurtrier

Nombre de décès pour 100 000 femmes par cancer du sein :

USA 16,49 – France 17,79 – Norvège 17,98 – Pays Bas 22,13.

Il a causé 400 000 morts en 2002 dans le monde soit un taux annuel moyen de mortalité de 13 pour 100 000 femmes, dont 12 000 décèdent chaque année de cancer du sein en France. C'est la première cause de mortalité chez les femmes de 35 à 55 ans avec 19 % de leurs décès.

Une femme par heure meurt en France du cancer du sein

C'est une journaliste d'un grand quotidien français qui a utilisé le terme d'« Épidémie » pour la première fois en 2005 face à la montée du fléau chez des femmes de tous âges mais surtout de plus en plus jeunes, bien avant la ménopause.

Qui dit « Épidémie » dit au minimum « grand nombre de cas », au maximum « maladie transmissible » et si possible « connaissance des causes de la maladie ». La première et la dernière conditions sont remplies. On connaît précisément le nombre de nouveaux cas chaque année grâce aux Registres des cancers et on cerne de mieux en mieux toutes les causes du cancer du sein, car il n'y en a pas qu'une seule.

La première alerte a été donnée dès 2004 quand un grand coup de frein a été donné au THS, Traitement Hormonal Substitutif, lequel augmente de 30 à 40 % les risques de cancer du sein de la femme autour ou après la ménopause.

La deuxième alerte est de début août 2005, quand les grands média, TF1, Antenne 2 et les autres ont fait passer en *prime time*, au 13 h et au 20 h l'information majeure : « *la pilule est considérée par les spécialistes du Centre International de Recherche sur le cancer comme un produit cancérigène de classe I.* » En clair cela voulait dire que la pilule est un produit cancérigène tant chez l'animal que chez les humains, donc pour les femmes utilisatrices.

Ce fléau social tue chaque année en France près de 12 000 femmes, de plus en plus jeunes. Imaginez en 10 ans !

En 2010 si nous ne faisons rien, surtout si nous n'avertissons pas les femmes nous atteindrons 53 000 nouveaux cas de cancer du sein et 15 000 morts chaque année.

Notre collègue David Servan-Schreiber, en page 98 de son dernier ouvrage, « *Anti-cancer* » reprend le terme d'« épidémie » pour les cancers du sein que nous avons utilisé dès 2001. « *Il y a une épidémie de Cancers dans le monde occidental. Techniquement on parle d'épidémie lorsqu'il y a une augmentation rapide de cas d'une maladie. L'augmentation des cancers du sein, du poumon, du côlon, de la prostate, des mélanomes, des lymphomes, des tumeurs cérébrales se fait selon un mode épidémique.* »

Il est urgent d'informer toutes les femmes, quel que soit leur âge, afin qu'aucune femme ne puisse dire : « je ne savais pas » ou « on ne m'avait pas dit ».

2

DANS QUELLES PARTIES DU SEIN SE DÉVELOPPE LE CANCER ?

Les seins se forment dès la puberté, entre 8 et 15 ans

C'est une glande très sensible aux influences hormonales. Il se constitue progressivement de manière asymétrique, un sein se construisant parfois plus vite que l'autre. Il n'est pas impossible que le sein qui se construit le plus vite soit le plus sensible aux œstrogènes en particulier et que ce soit celui-là qui soit atteint par le cancer « en priorité ».

La puberté terminée les volumes mammaires sont sensiblement identiques.

Le sein féminin = glande + tissu graisseux + tissu conjonctif de soutien

– **La glande** : les lobules fabriquent le lait et les canaux « galactophores » conduisent le lait vers le mamelon.

- **Les lobules ont une forte sensibilité à la progestérone et aux progestatifs.** La souplesse du sein est d'origine progestéronique.
- **Les canaux galactophores ont une forte sensibilité aux œstrogènes.** La tension mammaire au cours du cycle féminin est d'origine œstrogènique.

Les canaux dits « galactophoriques » sont destinés à la fabrication et à l'écoulement du lait après l'accouchement. Les grands canaux sont le résultat de la confluence de canalicules et se rejoignent au niveau du mamelon. Chaque canalicule ou canal est creux à l'intérieur et bordé de cellules dites « épithéliales » qui ont pour rôle, sous influence hormonale, de fabriquer une partie de la sécrétion lactée.

Entre les canaux, sont les lobules qui sont surtout chargés de fabriquer le lait maternel.

Les canaux sont surtout sous la dépendance des œstrogènes, les lobules sous la dépendance de la progestérone. La sécrétion lactée dépend d'autres hormones.

– **Le tissu graisseux** : stockage des excès de sucres et de graisses = « glande hormonale » négative qui fabrique des hormones cancérigènes. Le *surpoids mammaire* est un facteur de risque reconnu de cancer du sein. Le tissu graisseux, du sein en particulier stocke les pesticides et autres xénohormones, tous produits lipophiles (qui aiment le gras), présents dans notre environnement respiratoire, alimentaire... Ils s'y *bio-accumulent*. Leur action carcinogène est renforcée par la présence de métaux lourds, mercure, plomb, cadmium.

Chez la femme le stockage du gras est prioritairement autour de la glande mammaire. On parle même *d'obésité gynoïde*.

Tous les spécialistes de la nutrition savent, – comme les étudiants de première année de médecine qui l'oublient par la suite – que les excès de sucre et d'alcool se stockent en gras dans notre corps. Les éleveurs d'oie pour faire du foie gras en font la preuve expérimentale. Aujourd'hui nous voyons de plus en plus souvent dans nos consultations des femmes (comme des hommes) qui peuvent lire dans les compte-rendus de leur échographie ou de leur scanner « *stéatose hépatique ou hépatite stéatosique* » ce qui veut dire en clair « *foie gras* ». Ces personnes sont presque toujours en surpoids (+ de 10 % du poids corporel normal) et sont de gros consommateurs de lactose par tous les produits laitiers (les 5 plus consommés : laits, beurre, fromages, yaourts, crèmes glacées) de sucres des jus de fruits, coca, soda.. et de pains, biscottes, biscuits, coupe-faim, viennoiseries, patisseries...

– Le tissu de soutien, donne la forme du sein.

Sensibilité du sein aux hormones tout au long de la vie

Pendant le cycle mensuel, la glande mammaire peut être tendue, ferme et parfois légèrement douloureuse avant l'ovulation (phase œstrogènique), puis plus souple et non douloureuse après l'ovulation (phase progestéronique).

Ces tensions mammaires prémenstruelle sont liées à des taux de progestérone élevés, fabriqués par les ovaires en vue de la préparation d'une grossesse. Ils sont également observés sous forme de tensions mammaires plus ou moins fortes avec les THS après la ménopause. D'ailleurs les radiologues ont observé et publié chez ces femmes une plus forte densité du tissu glandulaire mammaire.

Ainsi la tension prémenstruelle liée à des taux d'œstrogènes élevés (hyperœstrogénie relative par insuffisance en progestérone, situation physiologique à la puberté et à la préménopause), peut être observée avec les traitements hormonaux de la ménopause, trop ou mal dosés.

La multiplication des cellules des canaux ou des lobules

Les cellules des canaux peuvent se multiplier anormalement, on parle d'« hyperplasie », typique ou atypique. De même pour les cellules des lobules. L'hyperplasie peut se transformer en cancer, d'abord très localisé, il est dit **« in situ »**, puis dès qu'il traverse la barrière du canal ou du lobule, il devient **« infiltrant ».** On parle de cancer « canalaire » ou « lobulaire » in situ, donc au stade 0, ou infiltrant (quand il y a début d'infiltration du canal ou du lobule) au stade I.

Le cancer se développe le plus souvent à partir d'un canal galactophore. Il s'agit alors d'un cancer dit « canalaire ». Quand il se développe au niveau du lobule, il est dit « lobulaire ».

On isole 5 stades de développement successifs

Les 2 premiers stades sont pré-cancéreux, capables de se transformer en cancer.

1. Hyperplasie réactionnelle : superposition de cellules normales dans le canal.
2. Hyperplasie atypique dans le canal.
3. Cancer « canalaire ou lobulaire in situ » dans le canal ou le lobule = **cancer au stade zéro.**
4. Cancer « canalaire ou lobulaire infiltrant » qui a traversé la barrière du canal ou du lobule.
5. Cancer avec métastases : locales (dans le sein ou au niveau de la peau du sein, régionales (dans les ganglions de l'aisselle), générales (au niveau des os, du foie, des poumons, du cerveau...)

Développement du cancer du sein : au début dans la glande mammaire, puis risques, d'abord, d'atteintes des ganglions régionaux dans l'aisselle[1] et plus tard risques de métastatases (os, foie, poumon, cerveau...)

On divise artificiellement le sein en 4 quadrants, 2 supérieurs, dont un interne et l'autre externe ; et 2 inférieurs, dont un interne et un externe.

Le cancer est d'abord localisé au sein, puis se développe vers « sa région », la zone de drainage lymphatique du sein constituée des ganglions de l'aisselle ou des ganglions situés derrière le sternum du coté du sein atteint (ils sont dits « *mammaires internes* »).

Les ganglions de l'aisselle, dits « *axillaires* » sont nombreux, autour d'une vingtaine, les plus nombreux étant situés autour des vaisseaux de l'aisselle, artère et veines. Ils drainent la lymphe de la moitié externe du sein. Ceux qui sont au dessous des vaisseaux axillaires, dont le ganglion « sentinelle » sont contrôlés (prélevés) dans l'opération classique dite *curage axillaire* pour cancer du sein. Ceux au dessus des vaisseaux axillaires sont rarement atteints et sont donc en général conservés.

Les ganglions dits « *mammaires internes* » drainent la lymphe de la moitié interne du sein. Ils ne sont plus enlevés chirurgicalement, ou seulement exceptionnellement – mais irradiés (champ mammaire interne) quand le cancer se développe dans les quadrants internes du sein.

Le cancer est souvent à la fois canalaire et lobulaire

Plus la femme est atteinte à un âge avancé, plus l'évolution du cancer est lente. La cancérisation du sein est favorisée par le vieillissement et se soigne alors sans traitements lourds.

Le temps de surveillance s'étale sur au moins 25 ans, car des risques de récidives du même cancer ont été observés très tard, jusqu'à la 27e année après le diagnostic de la première lésion.

---

1. Il est possible de voir des lésions cancéreuses dans le sein, si petites qu'elles sont indétectables, et pourtant les ganglions sont atteints. Le pronostic est identique aux cas où la lésion dans le sein est détectable. C'est parfois quelques années plus tard que « sort » la lésion dans le sein qui devient détectable.

3

DU CYCLE DE LA CELLULE NORMALE AU DÉVELOPPEMENT DU CANCER DU SEIN ET AU MARQUEUR DE CE CANCER DANS LE SANG

Fonctionnement de la cellule en général : son noyau contient de nombreux gènes

– les orthogènes = règlent le fonctionnement normal : les cellules du foie fabriquent la bile et des protéines ; celles du sein le lait après l'accouchement...

– les oncogènes (5 à 8 % des cancers du sein) BRCA1 et BRCA2[1] sont les plus connus. La « prédisposition familiale » est présente quand on découvre 3 à 4 cas dans une même famille.

– les anti-oncogènes = gènes suppresseurs de tumeur = rôle protecteur.

La mort naturelle de toute cellule s'appelle l'« apoptose ». La cellule cancéreuse n'a plus d'apoptose, elle poursuit son développement par multiplication cellulaire indéfinie...

La majorité des gènes mutés sont regroupés en 2 groupes :

– les oncogènes, mutations de proto-oncogènes présents dans les cellules normales entraînent une prolifération cellulaire non régulée.

– les gènes suppresseurs de tumeurs peuvent perdre leur fonction quand 2 allèles[2] sont mutés (exemples BRCA1 et BRCA2).

Pour qu'il y ait cancer, il faut au moins 4 à 6 mutations dans les gènes majeurs de régulation, localisés sur différents chromosomes.

---

1. Ce sont les noms des 2 gènes les plus connus du cancer du sein : Br = Breast = Sein ; Ca = Cancer.

2. Variante d'un gène résultant d'une mutation et héréditaire.

On estime même qu'une centaine de gènes auraient une expression modifiée dans une cellule cancéreuse.

Le noyau de la cellule

Là est le cycle de sa division. Les nouvelles cellules sont fabriquées en fonction des besoins de l'organisme. Le cancer survient quand cette régulation est défectueuse, il y a alors une prolifération-multiplication cellulaire incontrôlée.

La progression du cycle dépend de l'équilibre entre les protéines qui activent ou inhibent le cycle. Les *cyclines* sont des protéines importantes du cycle cellulaire, issues de l'expression de gènes de régulation du cycle. Les « kinases cycline-dépendantes » (cdk pour cyclin-dependant kinase) activent les protéines requises pour la progression du cycle.

Pendant la vie embryonnaire, l'organisme se développe à partir de gènes « architectes ». Ils peuvent se transformer en « oncogènes = gènes du cancer » ou en « gènes suppresseurs » de tumeurs.

Des processus de régulation complexes au niveau du noyau cellulaire

Au moins 100 gènes sont responsables du processus de cancérisation.

Ils sont activés très différemment par :

– un ou plusieurs produits chimiques : subtances mimant le plus souvent des actions hormonales par voie digestive (comprimés, gélules) ou extra-digestive (pommade, injection...)

– des agents physiques agressifs pour le sein (rayonnements : trop de radiographies en particulier mammographies inutiles ou accident de type nucléaire : Hiroshima ou Tchernobyl).

Dans le New England Journal of Medicine de janvier 2007, des chercheurs américains ont identifié une signature génétique, définie par l'expression **de 186 gènes** qui permettrait d'établir un pronostic pour la survie des patients atteints de cancers du sein mais aussi du poumon et de la prostate.

Ces gènes codent pour des fonctions cellulaires diverses dont certaines impliquées dans la tumorogénèse, la différenciation cellulaire ou le développement tumoral. Chez 300 patientes atteintes de cancer mammaire, deux groupes sont différenciés : le groupe 1 montre un profil génétique semblable à celui des cellules CD44 + / CD24-. Dans ce groupe, la survie globale à 10 ans est de 62 % alors qu'elle est dans l'autre groupe de 98 %. De même la survie sans métastase dans le groupe 2 est de 82 % et de seulement 54 % dans le groupe 1. Le pronostic de survie est indépendant de la taille de la tumeur, de son grade histologique et du statut des récepteurs aux œstrogènes.

Pour notre collègue Patrice Viens de Marseille, l'objectif de cette »signature génomique » est de répondre à la question de toutes les patientes : « *Comment éviter une chimiothérapie inutile pour encore un trop grand nombre de patientes et comment mieux adapter la chimiothérapie pour celles qui en ont besoin ?* »

On a isolé 6 gènes de susceptibilité au cancer du sein. Ils ne sont retrouvés que dans 5 à 8 % des cas de cancer du sein.

BRCA1, BRCA2, TP53, CHEK2, ATM et BRIP1 (appelé aussi BACH 1) qui expliquent en partie l'agrégation familiale du cancer du sein.

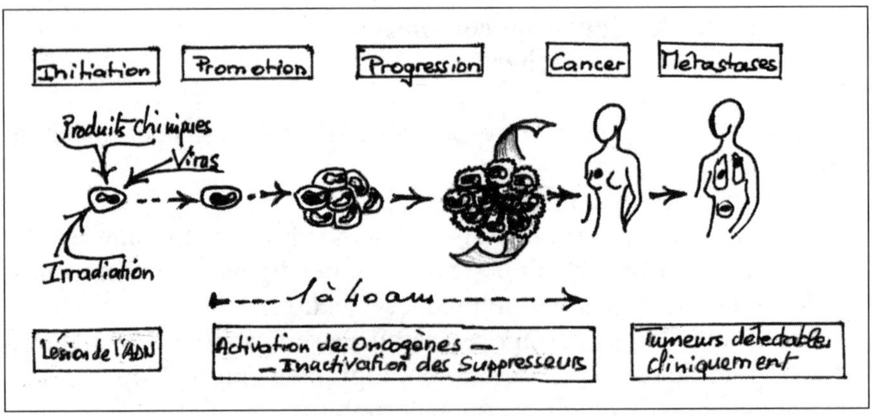

Plus la femme est jeune, plus court est le délai qui existe entre : initiation – promotion – progression.

Diagnostic : anomalie palpée dans le sein ou mammographie qui détecte des microcalcifications ou une image étoilée suspecte de cancer dans le sein.

Le « marqueur » de l'évolutivité du cancer du sein : le CA 15-3 dans le sang

C'est une« oncoprotéine » libérée dans la circulation sanguine par la tumeur.

La carcinogenèse : les 8 propriétés principales des cellules cancéreuses

Les mutations de groupes fonctionnels de gènes contribuent à la formation du cancer dans le sein. On parle de « carcinogénèse ».

Les cellules cancéreuses ont alors 8 propriétés :

1. perte de la régulation du cycle cellulaire,
2. perte de l'apoptose (la cellule ne meurt pas à son heure),
3. perte de l'inhibition de contact avec les autres cellules,
4. augmentation des interactions avec la matrice extracellulaire,
5. activation de l'angiogenèse (formation de nouveaux vaisseaux),
6. acquisition du pouvoir métastatique par des enzymes protéolytiques qui détruisent la membrane basale des vaisseaux et passage dans le flot sanguin,
7. échappement à la réponse immunitaire de défense, passage et croissance dans un autre tissu,
8. capacité à stimuler les fibroblastes (cellules du tissu de soutien) qui produisent des facteurs de croissance et des cytokines stimulant la croissance.

Le rôle des « facteurs de croissance » en excès = Growth Factor (GF) et Hormones exogènes, mais aussi des radicaux libres conséquences des pollutions alimentaires, respiratoires...

Pour cela la nutrition peut être responsable d'un impact :

– positif : croissance normale et entretien de l'organisme.

– négatif au niveau cellulaire par des processus chimiques auxquels s'ajoute l'apport chronique en nutriments plus ou moins toxiques.

Les facteurs de croissance positifs pour la santé, sont soit présents dans notre alimentation, soit fabriqués par les glandes de l'organisme (ovaires et testicules).

A. *Les facteurs de croissance (GF) dévoyés de leurs fonctions naturelles, peuvent être en cause dans la génèse du cancer du sein. Les recherches les plus récentes ont pu repérer des familles de facteurs de croissance, numérotés différemment avec une lettre grecque (α ou β ou un chiffre)*

Dans notre alimentation les « GF » sont surtout présents dans le lait nécessaire à la croissance : enfant, veau, agneau, chevreau, poulain, tous des mammifères en croissance.

Au moins 3 sont essentiels : EGF ; IGF ; TGF.

– E pour « Epidermal ».

– I pour « Insulin ».

– T pour « Transforming ».

EGF pour Epidermal Growth Factor qui intervient dans la fabrication de la peau et des tissus proches de la peau en particulier aux extrémités du tube digestif.

IGF pour Insulin Growth Factor qui intervient dans la formation du système de régulation de l'Insuline, donc du pancréas et du système digestif, mais aussi du système nerveux central (le cerveau avec les 12 paires de nerfs crâniens), et périphérique, la moelle épinière et les nerfs périphériques.

TGF pour Transforming Growth Factor qui intervient dans la formation des tissus, musculaires et ostéo-articulaires et du tissu graisseux.

B. *Les hormones en excès sont également facteurs de croissance*

– Ce n'est pas le cas des hormones « *endogènes* » fabriquées par les ovaires : œstrogènes et progestérone naturels **aux doses physiologiques** ne sont pas en cause dans le cancer du sein.

Les hormones fabriquées par les ovaires sont nécessaires au développement des seins à la puberté. Quand il y a excès de fabrication de ces hormones, on peut observer des pathologies ovariennes ou même mammaires telle qu'une croissance excessive du sein, responsable de *gigantomastie*.

– Mais les hormones « *exogènes* », synthétiques ou d'origine animale présentes dans les médicaments œstroprogestatifs ou du THS ou présents dans les aliments venant d'animaux dopés aux anabolisants.

– Excès de consommation de GF à l'âge adulte.

– Hormones synthétiques de la contraception et du THS : risques cancérigènes aujourd'hui démontrés mais non connus du grand public.

C. *Les radicaux libres* conséquences d'une mauvaise alimentation, ou qui nous atteignent par voie respiratoire (tabac, pollution), produits de l'oxydation et du vieillissement naturel entretiennent ou aggravent les dommages cellulaires

Le Cancer se fabrique en plusieurs années... de 1 à 30 ans !

Schématiquement en Trois temps Initiation-Promotion-Progression

Temps moyen de construction d'1cm^3 de tumeur dans le sein = 8 ans, mais qui peut être raccourci par la consommation de facteurs de croissance, alimentaires ou médicamenteux.

Selon l'âge pour un diamètre de 3 mm = 3 à 7 ans

1. ***L'initiation :*** message chimique et/ou physique à l'instant T : dommage irréversible de l'ADN de la cellule qui devient capable[1] de se multiplier à l'infini.

Ainsi la cellule souffre, cherche à survivre et n'est plus capable d'arrêter sa vie comme cela est prévu par ses gènes. Le phénomène de l'initiation *éveille, fait s'exprimer un oncogène* ou *inhibe un gène suppresseur.* L'initiation peut demeurer un phénomène latent.

2. ***La promotion :*** temps d'irritation de la cellule qui dure plusieurs années (de 1 à 40 ans ou plus) et la pousse à se multiplier anormalement. La cellule cancéreuse libère des protéines qui permettent aux cellules de croître de façon autonome.

La cellule cancéreuse ne cesse de se multiplier. Sans être éternelle, elle s'éternise.

3. ***La progression :*** la cellule transformée est indépendante, elle envahit le tissu où elle se développe et au-delà en suivant les voies

1. La cellule est apte à la multiplication, mais peut rester dans un état latent dit quiescent.

des lymphatiques ou des vaisseaux, elle devient capable de « métastaser ».

Les cellules deviennent capable de fabriquer une onco[1] -protéine (protéines du cancer), marqueur spécifique du cancer du sein dénommée CA-15-3. Il est présent dans un à trois cas sur 10 seulement chez les femmes atteintes de cancer du sein sans métastase.

Quant une femme, a un taux élevé de cet antigène dans le sang, on dit qu'elle est « *marqueur-dépendante* ». Le suivi du dosage de ce marqueur dans le sang est surtout utile dans les cas où il y a *marqueur dépendance*, sa diminution peut être le reflet plus ou moins fidèle de l'efficacité du traitement contre le cancer du sein ou inversement.

Le « facteur temps » est donc la première clé pour comprendre les mécanismes qui se mettent en place pour qu'une cellule normale, devienne cancéreuse et parvienne au stade de cancer décelable.

– À un âge avancé, au-delà de 70 ans, il faudra plus de temps, cela peut être 30 ans et alors l'évolution du cancer se fera lentement, sauf si le THS stimule la croissance ou l'apparition de cellules cancéreuses dans le sein.

– À un âge précoce, avant 30 ans, le temps peut être plus court ; 2 à 3 ans pour voir apparaître à partir de la première cellule, une tumeur maligne dans le sein.

La deuxième clé concerne le message chimique, physique ou autre que reçoit le noyau de la cellule du sein pour enclencher une multiplication cellulaire qui ne s'arrête plus au temps où elle est programmée par la vie cellulaire normale.

Les anti-facteurs de croissance : traitements ciblés présents et à venir : ils ont été mis au point depuis une dizaine d'années et arrivent en force dans les traitements contre le cancer.

On les appelle donc les **anti-EGFR** (R pour Récepteur). Ce nouveau type de médicament inhibe les récepteurs et les cascades enzymatiques activées par la stimulation des récepteurs de membrane dénommés HER 1, 2, 3 ou 4 (***Human Epidermal Growth Factor Receptor*** isolé en 1982) et prennent une place croissante dans la stratégie anticancéreuse. Ils bloquent la capacité des récepteurs à être stimulés par les facteurs de croissance.

1. Le préfixe « onco » dérive du mot grec (ogkos) qui signifie grosseur, tumeur.

L'antifacteur de croissance le plus récent se nomme le Tyverb (lapatinib) qui inhibe une enzyme, la tyrosine kinase dirigée contre les récepteurs de croissance épidermique humain Erb2 nommé aussi HER2 et EGFR nommé HER1. Ce médicament est seulement utilisé en 2009 dans les cas de cancer du sein évolué avec métastases. Il est fortement toxique pour le foie. Le progrès thérapeutique reste modéré.

4

LE TEMPS DE « FABRIQUER » UN CANCER : L'EXEMPLE DU DISTILBÈNE POUR COMPRENDRE LA SURVENUE D'UN CANCER HORMONO-DÉPENDANT

L'exemple du Distilbène[1] est typique du cancer hormonodépendant.

Le Distilbène : un œstrogène de synthèse prescrit pendant le premier trimestre de la grossesse :

– entre 1960 et 1971 aux USA jusqu'en 1977 en France.

– interdit, car « poison cancérigène de la cellule » aux USA en 1971 et 1977 en France.

Le cancer est induit pendant les 3 premiers mois de la vie embryonnaire. Il est diagnostiqué entre les âges de 7 et 25 ans.

Il constitue une belle démonstration scientifique du temps de latence nécessaire pour voir apparaître le cancer.

Une femme enceinte pendant le premier trimestre de sa grossesse reçoit, pour des troubles gynécologiques qui font penser qu'une fausse couche est possible, un médicament hormonal dont la formule chimique est un œstrogène artificiel, le di-éthylstilbœstrol (DES) dénommé « Distilbène ».

En octobre 2006 le Tribunal de grande instance de Nanterre a condamné le laboratoire UCB Pharma à verser 334 000 € d'indemnités à la famille d'une femme de 33 ans décédée d'un cancer à cause de ce médicament pris par sa mère, pendant que l'enfant était au 1er trimestre de sa vie embryonnaire.

---

1. Nous l'avons largement traité dans notre livre « *Femmes si vous saviez – des hormones de la puberté à la ménopause* » Éd. F.-X. de Guibert, 2009, à la question 32, pp. 138-142, selon l'Assocation Réseau DES France, 44 rue Popincourt, 75011 PARIS, tél/fax 01 40 21 95 13, 160 000 enfants auraient été exposés en France.

Ce cancer est parfaitement identifié, il s'agit « *du cancer à cellules claires du vagin* ».

Le médicament, pris par la mère, traverse le placenta, passe dans le cordon ombilical et atteint l'embryon en cours de formation.

En septembre 2009, la Cour de cassation a rendu un arrêt confirmant la responsabilité des laboratoires pharmaceutiques sur la nocivité de l'hormone de synthèse, dite DES, commercialisée par plusieurs laboratoires sous les appellations de Distilbène produit par la société UCB Pharma et de Stilboestrol-Borne par Novartis. Ces produits ont été prescrits pour prévenir les fausses couches, les risques de prématurité et traiter les hémorragies de la grossesse et on savait dès 1970 qu'ils étaient cancérigènes... Au moins 160 000 enfants auraient été exposés en France au produit entre 1950 et 1977 (voir le site « Les Filles DES »).

Les risques pour l'enfant

L'initiation se fait pendant la vie embryonnaire au niveau de l'appareil génital et urinaire en formation. Les cellules souches de l'appareil génito-urinaire reçoivent un message chimique œstrogénique qui est « cancérigène ».

La promotion-progression peut durer 7 à 25 ans...

L'œstrogène artificiel, le distilbène :

– passe la barrière du placenta et atteint l'embryon par le cordon ombilical.

– est responsable de cancer du vagin (dit à « *cellules claires* ») et/ou d'anomalies congénitales urinaires ou génitales, visibles à la naissance chez filles et garçons + risques cancers du sein, des ovaires, du rein à l'âge adulte.

C'est le temps de l'initiation temps T qui fait passer un message au niveau du noyau de la cellule destinée à la formation du système génital, du futur petit garçon ou de la future petite fille.

Préconisé très largement dans les années 1960-1970 aux USA et jusqu'en 1977 en France, ce médicament a dû être abandonné, considéré comme un « poison cancérigène et tératogène »[1] pour l'enfant mais aussi pour la mère.

1. C'est-à-dire à l'origine d'anomalies congénitales d'origine non génétique. D'autres médicaments pris pendant la grossesse ou autour de la grossesse, en parti-

En effet, les enfants filles comme garçons présentaient des modifications des organes génitaux à l'origine de stérilité et, plus rarement (une fois pour 1000 enfants exposés) survient entre 7 et 25 ans un cancer du vagin dit « *à cellules claires* » dont l'évolution est grave si le diagnostic et le traitement ne sont pas précoces. Il n'est pas exclu que les garçons soient atteints de cancer du testicule et même de cancer du rein plus tard.

Des risques aussi pour la mère

L'initiation a lieu pendant la grossesse au niveau du tissu du sein, des ovaires, de l'utérus.

Elle touche aussi le système génital, utérus, ovaires et en plus les glandes mammaires.

Le temps de promotion est le plus souvent plus long pour la mère que pour l'enfant.

D'autres facteurs se surajoutent : les autres consommations hormonales, les mauvaises habitudes alimentaires, les diverses pollutions...

Chez l'homme, le Distilbène est encore prescrit dans le traitement du cancer de la prostate. Ce traitement est à l'origine de la poussée des glandes mammaires chez l'homme, dénommée « *gynécomastie* » qui peut se transformer en cancer du sein.

---

culier au cours du premier trimestre sont suspectés d'être responsables d'« anomalies de naissance » qui ne sont pas génétiques, donc non-liées à un gène : naissance sans thyroïde, surdité, anomalies oculaires graves ou dentaires ou du voile du palais, naissance sans bras due à la Thalidomide qui provoquait aussi des anomalies cardiaques...

5

CE QUE LES FEMMES SAVENT SUR LES CAUSES DU CANCER DU SEIN
1 FEMME SUR 8 ATTEINTE DE CANCER DU SEIN
– 2 ENQUÊTES –

1. Enquête TNS Sofres de décembre 2005 : facteurs de risque connus ou imaginés de cancer du sein : 5 échantillons (France, Angleterre, Italie, Espagne, Allemagne) de 1 000 personnes de plus de 15 ans (en % les réponses)

– Soleil 71 %	**faux et démontré**
– Tabac 70 %	**vrai en partie et démontré**
– Stress 51 %	**vrai du fait des traitements contre la déprime, le stress...**
– Pollution 48 %	**vrai en partie, en cours de démonstration**
– Pilules 46 %	**vrai, fortement démontré, mais non-dit**
– Alcool 45 %	**vrai en partie et démontré**
– Pesticides 43 %	**vrai en partie et en cours de démonstration**
– Le THS	**vrai et fortement démontré**

Pourquoi la Ligue contre le Cancer en dit le moins possible, insistant sur :

– consommation de tabac = 27 % des femmes

– consommation d'alcool = 4 % des femmes

– elle ne parle, curieusement, jamais d'hormones, alors que le CIRC de Lyon a affirmé en 2005, que les pilules œstro-progestatives sont cancérigènes, ce qui été reconnu par un courrier personnel du Président de la Ligue contre le Cancer.

Pourtant : « **Le principal facteur identifié est un facteur hormonal, correspondant à l'imprégnation œstrogénique de la glande mammaire...** » (Dr Joseph Gligorov, Hôpital Tenon, février 2006).

2. Enquête dans 23 pays auprès de 10 000 étudiantes de 17 à 30 ans, entre 1999 et 2001, concernant les facteurs de risque de cancer du sein (European Journal of Cancer)

– 1/3 ignorent le rôle du mode vie :

- **l'alcool en excès multiplie les risques par 2** : 10 % des Américaines le savent et 3 % des Françaises.
- **l'exercice physique réduit la masse grasse et le taux des œstrogènes dans le sang et réduit les risques de cancer du sein de 20 à 40 % par rapport à l'inactivité :** 18 % des Américaines le savent, 0,9 % des Françaises.
- **l'obésité multiplie les risques par 2 :** 16 % des Américaines le savent et 1,4 % des Françaises.
- **l'origine génétique** est connue par 72 % des Anglaises et Allemandes, 93 % des Américaines et 52 % des Françaises, mais ne touche pas plus de 10 % des femmes atteintes de cancer du sein.

Dans cette enquête, les facteurs de risques liés à la vie hormonale de la femme n'ont pas été explorés : âge à la première grossesse, nombre d'enfants, prises hormonales...

DES INTÉRÊTS GIGANTESQUES et CONTRADICTOIRES

– Le cancer du sein a des causes qui sont aujourd'hui connues de tous. Et pourtant !

N'est-il pas curieux que les médias et spécialistes cherchent à savoir ce que savent les femmes quant aux causes de la multiplication inquiétante des cancers du sein ? Ces soucis cacheraient-ils des notions difficiles à dire au grand public ?

N'est-il pas curieux que l'on convoque, dans un grand amphithéâtre hospitalier parisien, les femmes, pour leur demander ce qu'elles souhaitent concernant le traitement hormonal substitutif à la ménopause ?

Pourquoi les pousser à dire que c'est grâce à ces traitements qu'elles restent jeunes et désirables, ce que toutes souhaitent à juste raison, alors que l'on peut obtenir cela naturellement en phytothérapie ?

N'est-il pas curieux que les journalistes continuent à faire la promotion du Traitement Hormonal de la Ménopause, alors qu'il est démontré qu'il est dangereux pour la santé de la femme, et que des alternatives « écologiques » bien moins coûteuses existent ?

– Le soleil, pas plus que le climat, n'a rien à voir avec le cancer du sein.

N'oublions pas cependant que, théoriquement, 30 minutes (visage et mains au minimum) au soleil 2 fois par semaine permettent la fabrication par la peau de la vitamine D indispensable à l'absorption du calcium par l'organisme et à une bonne ossification en cours de croissance. Nous verrons que c'est insuffisant. La vitamine D jouerait aussi probablement un rôle protecteur (voir la question 70 qui traite exclusivement de la vitamine D).

– Le traumatisme psychologique ou le stress[1] à lui seul n'a rien à voir avec les causes de cancer du sein, sauf s'il est responsable d'un retard de diagnostic, d'une prise de médicaments à action indirectement hormonale (antidépresseurs, anxiolytiques, hypnotiques...), d'un refus de traitement ou d'une interruption de traitement(s)...

Tous ces médicaments sont *hyperprolactinémiants*, ce qui signifie qu'ils sont à l'origine d'une fabrication excessive par l'organisme de prolactine au niveau de la glande hypophyse située au centre du cerveau. Cette prolactine en excès stimule les cellules des canaux galactophores du sein et peut créer un écoulement mamelonaire clair dénommé *galactorrhée*. Il s'agit d'une activité cellulaire (sécrétion et multiplication) des cellules des canaux du sein.

On peut donc différencier les causes personnelles et les causes liées à l'environnement, ce que l'on respire, ce que l'on mange, ce que l'organisme reçoit et dont il n'a pas besoin (médications abusives ou sans raisons médicales).

Il est curieux que la Ligue nationale contre le cancer qui a un vrai pouvoir médiatique (30 millions d'euros de publicité pour recueillir la générosité publique), par l'énormité des sommes d'argent qu'elle récolte, s'en tienne à fournir comme causes, la consommation de tabac pour 27 % des femmes et d'alcool pour 4 % des femmes ! Les

1. Qui n'a pas, dans les 5 années précédentes, à telle ou telle période de sa vie, subi un choc psychologique : perte d'un être cher, trouble professionnel ou familial, accident de toute nature ? Aujourd'hui, on voit apparaître en cancérologie le « tout psychologique ». Cette dérive « tendance » plus ou moins consciente est souvent entretenue par des psychologues désinformés par des cancérologues et trop accro des média. C'est une magnifique orientation qui permet de ne pas voir les véritables causes et de trouver le « bouc émissaire » au fond de l'être du malade ou dans sa famille.

conseillers en communication seraient-ils trompés par les spécialistes ?

Il est curieux d'entendre certains cancérologues professeurs de santé publique, qui ne voient jamais de malades, affirmer qu'on ne connaît pas encore les principales causes des cancers du sein. Ils seront bien obligés de changer leur discours !

Il est curieux de voir les dossiers des patientes atteintes de cancer du sein, même dans des services spécialisés. Ils ne contiennent soit aucune information quant aux consommations hormonales, soit des informations erronées toujours sous-évaluées.

Notre collègue le Dr Joseph Gligorov de Hôpital Tenon à Paris a tout de même osé dire en février 2006 ce que nous affirmons, preuves à l'appui, depuis plus de 30 ans : **« Le principal facteur identifié est un facteur hormonal, correspondant à l'imprégnation œstrogénique de la glande mammaire... »**

– Le cancer du sein est essentiellement un cancer hormonodépendant, dépendant soit directement des prises hormonales, soit indirectement des effets hormonaux d'une alimentation trop riche en sucres, graisses, alcool et facteurs de croissance.

Il est certain que des intérêts gigantesques sont en jeu, tant dans les causes des cancers du sein (consommations hormonales[1] et alimentation source de surpoids[2]) que pour les énormes moyens thérapeutiques nécessaires pour le soigner.

De nombreuses molécules ont été mises au point et sont évidemment prescrites très largement aux nombreuses femmes atteintes. C'est évidemment la Sécurité sociale qui paye tous ces traitements de plus en plus coûteux. Que d'économies en perspective avec la prévention !

Toutes les études des publicités démontrent que l'Industrie pharmaceutique est la meilleure communicante au monde ! Elle a compris qu'il y avait plus de bien-portants que de malades et qu'elle n'avait qu'à orienter sa publicité vers ceux qui ne sont pas malades captant ainsi une plus vaste clientèle : femmes à la ménopause, adolescentes et personnes âgées auxquelles on cherche à faire croire qu'elles éviteront tous les ennuis de la vieillesse.

---

1. Selon leurs dosages, pilules et nouveaux moyens contraceptifs + THS sous toutes ces formes (patch, comprimés, anneau vaginal, implant hormonal...).

2. Laitages de vache (lait, fromages, beurre, yaourts, crèmes glacées) + viandes rouges et charcuterie + boissons sucrées : soda, coca... + alcools forts.

La prévention du cancer du sein n'est possible que si les femmes sont au minimum totalement informées des dangers des consommations hormonales non indiquées médicalement et connaissent toutes les alternatives de la phytothérapie et des changements des habitudes alimentaires, vers le « Manger Mieux et Meilleur », évitant ainsi surpoids-obésité et consommation de facteurs de croissance dans l'alimentation.

6

LES RAVAGES DU CANCER DU SEIN EN ALGÉRIE, AU MAROC, EN TUNISIE ET AU MALI

Le cancer du sein n'est plus l'apanage des pays développés. Il envahit aussi les pays en voie de développement, car les modes de vie de ces pays imitent de plus en plus celles de chez nous. La modernité va plus vite par mimétisme.

Parmi les multiples origines, le cancer du sein est surtout favorisé par les changements alimentaires (trop de sucres, de laitages, de graisses saturées), l'obésité, le stress quotidien, ainsi que le refus de l'allaitement (poussé par les fabriquants de lait *maternisé*), le mariage tardif mais, surtout, les consommations hormonales contraceptives beaucoup trop dosées... Ce sont évidemment les changements de la vie reproductive.

Les pilules les plus consommées correspondent à celles que prenaient les Françaises, il y a trente ans. Ce sont des pilules beaucoup trop fortes (50 gamma d'éthinyl estradiol par comprimé). Le risque de cancer du sein croît proportionnellement au dosage en œstrogènes notamment. Depuis 2004, on a confirmé ce que le Pr Lucien Israël disait en 1993 : « *Les progestatifs, seuls ou associés, ne protègent pas du cancer du sein, voire même le contraire en prise prolongée.* »

Les laboratoires n'ont aucun complexe à laisser sur le marché, des pilules œstro-progestatives beaucoup trop dosées qui sont encore prescrites en France parce que remboursées et à les exporter vers des pays étrangers pour des populations plus défavorisées.

Première cause de décès chez les femmes

Les spécialistes appellent les autorités publiques à renforcer les moyens de prise en charge de cette **« pathologie lourde, handicapante et honteuse ».**

En 2006, principal motif de consultation en Cancérologie en Algérie, le cancer du sein est en nette progression :

– 2003 : 9,6 cas pour 100 000 habitants
– 2005 : 19,44 cas pour 100 000 habitants

Selon une étude multicentrique de 2005, portant sur un échantillon de 4 892 patientes, il est révélé que les deux tiers des femmes atteintes du cancer du sein ont moins de 50 ans et 22 % ont moins de 40 ans. L'âge moyen des patientes se situe autour de 48,3 ans.

Cette pathologie semble, en revanche, épargner encore les femmes ménopausées, ce qui est logique puisqu'elles ne consomment pas encore le THS. Nous espérons bien qu'elles ne le prendront pas éclairées par les catastrophes vécues en occident.

Les 2/3 des femmes atteintes de cancer du sein sont en activité génitale et 49,10 % pratiquent la contraception.

La moitié des femmes (50 %), révèle la même étude, consultent dans les premiers mois de l'apparition du nodule, alors que l'autre moitié ne le fait que trois mois plus tard.

S'agissant de l'épidémiologie de la pathologie, le nord du pays vient en tête avec 71 %, avec 44,36 % dans la capitale, l'ouest 26 %, l'est 15,96 % et le sud 8,96 %.

Entre 1994 et 2004, 78 % des patientes atteintes de cancer du sein en Algérie ont suivi un traitement radical, 5695 ont été opérées et 52 % ont bénéficié de la reconstruction mammaire, ajoute l'étude algérienne.

D'après nos collègues d'Afrique du Nord – car les taux sont identiques au Maroc et en Algérie –, le cancer du sein est une pathologie lourde, vécue par beaucoup de femmes, surtout jeunes, comme une maladie handicapante et honteuse.

Ceci explique le retard du diagnostic et la découverte de lésions gravissimes face auxquelles les thérapeutiques sont alors sans effet sur la survie.

Il faut saluer ici le travail remarquable du Pr Raja Aghzadi, chirurgien cancérologue à Casablanca, présidente-fondatrice de l'Association marocaine de lutte contre le cancer du sein, « Cœur de femmes »[1], avec laquelle nous collaborons avec beaucoup d'émotion et d'amitié. Un des buts de cette association est de pénétrer les zones les plus reculées du Maroc, d'informer, d'examiner les femmes, de les soigner sur place, souvent, malheureusement, pour leur permettre de mourir plus décemment.

Cancer du sein au Mali – Une situation sanitaire inquiétante

Une éducation à la santé pour le dépistage individuel et de masse est à mettre en place.

L'incidence du cancer du sein chez la femme au Mali serait encore faible, de 0,5/100 000 habitants. Selon des statistiques qui demandent donc à être confirmées, le cancer du sein occuperait le 2e rang, soit 15 % des cancers de la femme après ceux du col de l'utérus et du foie.

Une campagne officielle est née sous l'égide de la première dame du Mali, Mme Touré Lobbo Traoré, Présidente de la Fondation pour l'Enfance pour une action de dépistage par l'accession à la mammographie gratuitement, mais elle ne peut toucher que certaines couches urbaines de la population.

Il n'y a pas de possibilité au Mali de traiter le cancer par radiothérapie

En fait, il n'y a plus de possibilité. Il y avait un centre de médecine nucléaire à l'hôpital du Point G à Bamako, dont persistent encore deux panneaux bien visibles, faisant croire sans doute que le service fonctionne toujours. Mais derrière ces panneaux, plus de service, plus de machine. Elle a été détruite car hors normes...

1. Le Pr Aghzadi fait appel à des mécènes qui prennent en charge les frais de traitements des malades atteintes de cancer du sein. Les problèmes majeurs des femmes marocaines démunies sont le manque total d'informations sur le sujet, et le vécu de cette pathologie comme une maladie honteuse. Le Pr Aghzadi découvre et traite des cas extrêmement évolués. Elle pense que le taux très élevé de cancers du sein au Maroc (qu'elle estime à une femme sur 9, il n'y a pas de registre du cancer) est lié à divers facteurs pouvant s'ajouter : l'obésité, la nutrition trop grasse et trop sucrée, le stress et la prise souvent fantaisiste, du fait des oublis, de pilules œstro-progestatives beaucoup trop dosées (50 gamma d'éthinyl-œstradiol).

L'accès des malades aux soins est inenvisageable pour les plus démunis : une cure de chimiothérapie, par exemple, coûte 300 000 FCFA, or il en faut six, soit 1,8million de FCFA (environ 3 000 euros) auxquels s'ajoutent des frais d'analyse, d'hospitalisation et autres compléments.

Le pronostic du cancer du sein est très mauvais, le taux de survie à 5 ans est inférieur à 20 %. L'étude citée ne porte que sur 25 cas, découverts tardivement pour la plupart, avec, dans 40 % des cas, des métastases ganglionnaires.

La contraception utilisée correspond à 4 pilules œstroprogestatives : 3 de chez nous (encore remboursées, dont nous avons déjà parlé), la plus préhistorique à 50 gamma d'éthinyl œstradiol, mise sur le marché en 1973, une à 30 gamma en 1974, une à 30 et 40 gamma en 1976, soit des pilules de 30 ans et plus d'existence ! La 4e pilule est américaine et contient 30 gamma d'œstrogènes.

Comment se fait-il que les femmes maliennes ne bénéficient pas de pilules de nouvelles générations ?

Quand on apprend par le pharmacien que les petites jeunes filles ont déjà des rapports sexuels autour de 12 ans et que, pour éviter *des accidents,* on leur prescrit la pilule quand elles viennent à la ville, des pilules si dosées sur des organismes si peu matures..., faudra-t-il vraiment s'étonner de voir les chiffres du cancer du sein progresser au Mali et dans beaucoup d'autres pays d'Afrique ?

Or, il est possible d'organiser des missions d'information sur le cycle menstruel, le dépistage du cancer du sein par l'auto-examen des seins, la fertilité, la contraception, la ménopause, la sexualité, tant dans les campagnes que dans les villes. Évidemment, si l'on prend pour modèle les campagnes réalisées depuis de nombreuses années en France, l'efficacité sera très faible[1].

Nous nous proposons avec le Pr Mamadou Koumaré, professeur de Pharmacognosie de la Faculté de Pharmacie de Bamako, de travailler ensemble sur la mise au point, en vue de l'utilisation contraceptive à usage local, de plantes traditionnellement connues de la population.

---

1. On comprend les réticences des derniers gouvernements à poursuivre les importants financements du planning familial en France, qui distribue largement la pilule aux mineures sans aucunement les informer des dangers et sans, évidemment, prévenir les parents.

Il vaut mieux pour la santé des femmes, une solution contraceptive naturelle. Celle-ci serait sans effet secondaire, même si elle n'est pas efficace à 100 % plutôt que des grossesses trop rapprochées et multiples ou des mises sous contraceptifs fortement dosés, augmentant ainsi les risques de cancer du sein dans un contexte où prévention et dépistage sont des concepts totalement inconnus pour le moment.

Des associations humanitaires sont déjà très actives au Mali. Nous avions fait la proposition à Seydou Dogolou[1], érudit guide du pays Dogon, dont il est un des plus nobles représentants, et fondateur de l'Association Bilou Togunav1, de réfléchir à une action commune d'information auprès des femmes en pays Dogon, dans un premier temps. L'association, en plus de construire des puits, des retenues d'eaux de pluie, des moulins à grains, d'équiper en fours solaires, d'acheter fournitures et matériels scolaires, se préoccupe tout particulièrement des femmes atteintes de fistules vésico-vaginales, séquelles fréquentes et très invalidantes d'accouchements traumatiques, mal conduits par des femmes non formées.

1. Seydou Dogolou est décédé à 41 ans d'un accident cardio-vasculaire, en mai 2008, laissant femmes et enfants dans une grande détresse.

7

LE CANCER DU SEIN EN CHINE ET AU JAPON

Le cancer du sein en Chine[1]

L'augmentation de l'incidence est de 1 % par an. Chez nous, elle atteint 3 %.

La mammographie diagnostique 50 % de cancers cliniquement impalpables. Elle raccourcit de 18 mois le délai au diagnostic pour les femmes entre 40 et 49 ans et de 3 ans pour celles de plus de 50 ans.

L'âge moyen est plus précoce que dans les pays occidentaux, d'où la nécessité de dépister avant 40 ans avec l'échographie et l'IRM, car la mammographie est peu contributive avant la ménopause. La densité mammaire empêche de bien visualiser l'intérieur de la glande mammaire qui est moins « transparente » qu'à la ménopause. Multiplier les mammographies entre 20 et 40 ans est une erreur car l'accumulation des radiations induites par les mammographies successives n'est pas sans danger pour le sein.

Le cancer du sein au Japon

Une femme sur 20 est atteinte, contre 1 sur 8 en France.

Le nombre de nouvelles femmes atteintes est de 40 000 par an.

La contraception et le THS sont très peu utilisés, malgré une forte campagne publicitaire des laboratoires pharmaceutiques.

Les Japonaises s'inquiètent et considèrent qu'elles se rapprochent trop vite des chiffres européens. Le cancer du sein au Japon touche

1. Wang Shen-Ming : Concerns on diagnosis and treatment of breast cancer in China. Chinese Medical Journal 2007 ; 120 (20) : 1741-2.

environ 40 000 nouveaux cas chaque année. Le cancer du sein touche actuellement une femme sur 20

Trois raisons sont avancées pour expliquer cette augmentation :

1. Une occidentalisation de l'alimentation ; il y a même un MacDo à l'aéroport de Tokyo dans l'enceinte de l'aéroport.

2. Les problèmes environnementaux (les xéno-œstrogènes industriels et l'introduction de la pilule œstro-progestative en 1999. Elle n'est consommée actuellement que par environ 10 % des femmes susceptibles de la prendre (la cible atteint 20 millions de femmes).

3. Très peu de femmes prennent un THS au japon (moins de 5 % des femmes ménopausées).

Cependant, il reste interdit de dire du mal des hormones au Japon, car pour les médias (et plus encore pour les laboratoires), elles représentent une avancée pour les femmes.

Le dépistage systématique au Japon par la mammographie touche 4,1 % des femmes (pour le Ministère de la santé, 16 %) ; elles reçoivent une invitation à participer à une loterie : si elles gagnent, la mammographie leur sera accessible et gratuite.

Les objectifs de l'association *Au sein des femmes,* au Japon, sont de donner des informations pour la santé et la médecine des femmes en général.

Il n'y a pas de gynécologue en ville (si on a un rhume, on va à l'hôpital), donc les femmes ne sont pratiquement pas surveillées par frottis régulier, aucune information ne leur donnée au sujet des frottis, ni sur le cancer du col de l'utérus et sa relation avec le papilloma virus, ni sur le fait qu'il existe un vaccin efficace.

La pilule au Japon est très peu dosée (15 microgr d'EE) et ne peut être comparée qu'à certaines pilules en France. Seuls le Japon et la Corée du nord n'autorisent pas le vaccin contre le cancer du col utérin. L'association va militer pour... Les femmes ne pratiquant pas de frottis, il vaut mieux autoriser le vaccin...

Les médecins japonais sont plus habitués que les médecins américains à appréhender la globalité de la femme.

Mais peu de relais existent entre les femmes et les médecins. Aux USA, les femmes posent des questions aux médecins. Au Japon, les femmes pensent qu'il est interdit de poser des questions aux médecins.

Il est donc important de faire comprendre qu'il est possible de construire une relation patiente-médecin différente.

8

LE PRONOSTIC DU CANCER DU SEIN ET LES RISQUES DE RÉCIDIVES

Le pronostic est évidemment ce que tout patient veut savoir face à la découverte de la maladie et avant même de commencer le traitement. Quel est son avenir ?

Il est donc essentiel de faire comprendre que celui-ci ne peut être dit ou même imaginé, tant que les paramètres du type même de la tumeur ne sont pas établies.

Il faut aussi savoir que le pronostic du cancer du sein dépend des risques de récidives qui restent présents pendant 27 années consécutives. Cela signifie que la guérison définitive du cancer du sein ne peut être affirmée que 27 années après le diagnostic[1].

Il y a plusieurs types de critères donnés par :

– l'examen clinique du sein et de la région de l'aisselle

– les constatations du microscope

– les analyses du tissu cancéreux à la recherche des récepteurs d'hormones

– l'étude du matériel génétique des cellules cancéreuses.

Les critères que l'examen clinique permet d'établir au nombre de 3 au niveau du sein et de sa région, en particulier de l'aisselle du même côté

– le volume de la tumeur = T (on code T1 « 1 cm, T2 1-2 cm, T3, 4-6 cm T4 » 6 cm selon le volume tumoral).

1. Journal of clinical oncology 1995, 13 ; 1, 62-69 (dans cette étude sont exclus les 30 cas de récidive sous la forme d'un cancer de l'autre sein).

Sans traitement, et si les ganglions sont libres de cancer, voici les chances de survie à 5 ans :

90 % pour une taille inférieure à 1 cm ;
75 % pour une tumeur de 1 à 2 cm ;
30 % à 40 % pour une tumeur de 2 cm à 5 cm ;
25 % pour une tumeur de 5 cm ou plus.

– l'inflammation au niveau du sein. On parle alors de « *mastite carcinomateuse* » ;

– la présence de ganglions suspects dans l'aisselle est codée N (en anglais Node)

Le pronostic est meilleur en l'absence de ganglions lymphatiques anormaux dans l'aisselle, qui est alors codé N zéro

• Plus le nombre des ganglions axillaires atteints augmente, plus grand est le risque de récidive, le plus grand risque appartenant aux patientes qui ont 10 ganglions cancéreux ou plus.

• Plus la taille du ganglion touché par le cancer est grande, plus le pronostic devient réservé.

• Si la capsule du ganglion est envahie au microscope, le risque de récidive augmente.

Évidemment, plus la tumeur est volumineuse, plus les ganglions sont atteints, plus le sein est « chaud » c'est-à-dire inflammatoire, moins la conservation mammaire sera possible et plus les traitements complexes seront nécessaires pour obtenir les meilleurs résultats : chimiothérapie, radiothérapie, en plus de l'acte chirurgical qui ne conservera pas le sein, mais qui pourra éventuellement le re-construire.

Les critères liés à la nature microscopique donnent surtout des informations quant à l'envahissement tumoral

– Le cancer est dit « *in situ* » quand, localisé, il n'a pas « envahi » ou franchi les limites du canal ou du lobule du sein. Le risque de récidive après résection de ce cancer in situ est pratiquement nul, sauf si les facteurs de risque persistent.

– Le cancer *invasif* est celui qui s'est propagé localement en traversant le canal ou le lobule, ou à distance dans l'organe. Dans ce cancer, le risque de récidive dépend de la taille mais aussi du type d'invasion. Par exemple, une invasion du système lymphatique du sein n'est pas aussi sérieuse que celle des lymphatiques de la peau ou l'atteinte des muscles pectoraux derrière le sein. Ces deux dernières atteintes ont plus de chance de se propager aux autres parties du corps, quelle que soit la taille du cancer du sein.

Les critères liés à la présence des récepteurs d'hormones œstrogène et progestérone

Les cellules du sein peuvent être matures (ou différenciées) ou immatures (indifférenciées). En général, les cellules matures ne se multiplient pas beaucoup, mais elles produisent de grandes quantités de récepteurs d'œstrogène et de progestérone.

Donc, moins les cellules sont matures, moins sont les chances qu'elles produisent des récepteurs hormonaux et plus grand est leur potentiel de multiplication. Si les cellules immatures sont normales, elles se transforment en cellules matures avec les caractéristiques de celles-ci. Mais en présence de cancer, ces cellules restent au stade immature avant de pouvoir produire des récepteurs hormonaux et se multiplient d'une façon plus active. La présence des récepteurs hormonaux, aux œstrogènes ou à la progestérone, traduit un meilleur pronostic que leur absence.

Les critères liés au matériel génétique des cellules

– Absence de diploidie ADN : la cellule cancéreuse perd le pouvoir de produire 2 copies de chaque chromosome (diploidie) comme le ferait une cellule normale. Le risque de récidive est 2 à 3 fois plus grand en l'absence de diploidie cellulaire.

• Haut degré de multiplication : « Phase-S » – la « Phase-S » est la période où la cellule synthétise l'ADN en vue de la division. Le risque de récidive est haut s'il existe plus de 7 % de cellules en cette Phase de Synthèse.

• Présence de certains « neu-oncogènes » : la présence d'un gène comme le HER-2/neu (Human Epidermal Growth Factor Receptor-2) en grande quantité donne un pronostic plus réservé.

• Présence de certains « facteurs de croissance » : un autre gène, le gène suppresseur p53, produit une protéine anormale dont la présence assombrit le pronostic. La production de l'enzyme Cathepsine D est contrôlée par l'œstrogène produite par les cellules normales ; si le taux de Cathepsine D augmente, le pronostic est moins bon, même en l'absence d'une atteinte ganglionnaire.

• Nécrose au sein de la tumeur : cela indique que la tumeur est agressive et à évolution rapide.

• Une protéine « CHIP » serait maître régulateur de la progression du cancer du sein : il s'agit d'une protéine qui inhiberait la croissance cellulaire et le potentiel métastatique, en dégradant plusieurs protéines dites « oncogéniques ».

Les signatures moléculaires et la prédiction de la récidive du cancer du sein

Au cours du processus de cancérisation, les cellules sont soumises à un grand nombre d'aberrations génétiques nommées : duplications, délétions, translocations et amplifications. On a pu ainsi caractériser différents profils génétiques de tumeurs. Les techniques de *profiling génomique* deviendront utiles pour mieux définir les risques de récidives et connaître aussi la chimiosensibilité du tissu tumoral.

On distingue déjà plusieurs portraits moléculaires de pronostic différents :

– sous-groupe Basal-like : RE-/RP-/avec le surexpression HER-2 + + + présente de mauvais pronostic

– sous-type luminal A de bon pronostic et B de pronostic intermédiaire.

L'outil diagnostique « MammaPrint » est le test diagnostique génomique issu du développement de la signature pronostique à 70 gènes qui ciblent ceux de la prolifération, ainsi que des gènes additionnels impliqués dans l'invasion, le processus métastatique, l'intégrité du stroma et l'angiogénèse.

Il a été testé et corrélé au pronostic : le taux de survie globale à 10 ans est de 54,6 + -4,4 % chez les patientes à signature génomique de mauvais pronostic et de 94,5 % + -2,6 % dans le groupe de bon pronostic ($p < 0,01$).

Les cancers du sein de mauvais pronostic : les « triples-négatifs »

Ils sont de mauvais pronostic à moyen terme.

Ce sont des tumeurs qui n'expriment aucun des 3 marqueurs pronostiques cellulaires majeurs que l'on recherche en routine :

1. Récepteur d'œstradiol
2. Récepteur de la Progestérone
3. Récepteur de type 2 de l'Human epidermal growth factor (HER2).

Une étude canadienne menée par R. Dent et coll. de Toronto, a inclu 1 601 patientes souffrant d'un adénocarcinome mammaire dont 11 % (180) classés comme triple-négatif. Par comparaison avec les autres patientes atteintes de cancer du sein, celles avec un cancer triple-négatif présentaient une augmentation du risque relatif (RR) de récidive (RR : 2,6 ; IC95 % 2-3,5 p < 0,0001) et de décès (RR : 3,2 ; IC95 % 2,3-4,5 p < 0,001) dans les 5 ans suivant le diagnostic, avec un pic de fréquence à 3 ans, suivi d'un rapide déclin.

Ces lésions *triple négatifs* sont plus souvent associées – dans plus de 50 % des cas – à des mutations de BRCA1, avec un grade nucléaire élevé, donc un grade cytologique élevé, mais se retrouvent moins souvent (20 %) chez les porteuses de BRCA2.

Au delà des 3 ans d'évolution sans récidive, les lésions *triple négatifs* sont moins agressives et retrouvent le pronostic classique.

Les cancers du sein de bon pronostic

Un meilleur pronostic est évidemment présent pour les cancers in situ (pour lesquels on ne recherche pas la présence des récepteurs), et s'il s'agit d'un cancer infiltrant canalaire ou lobulaire sans atteinte des ganglions de l'aisselle, et lorsque le grade cellulaire du tissu cancéreux est de grade I.

Le pronostic est nettement meilleur chez les femmes au-delà de 65 ans, même lorsque la tumeur est à un stade avancé d'évolution.

L'approche du profil génomique dans la prédiction du risque de rechute deviendra certainement un outil indispensable à une prise en charge individualisée, qui ciblera mieux la maladie avec les traitements les plus susceptibles d'être efficaces.

En plus de la signature génomique de type MammaPrint[1] à 70 gènes concue par l'équipe d'Amsterdam du Netherlands Cancer Institute, existent aussi « *la signature génomique de Rotterdam* » à 76 gènes (tous différents des précédents) et qui identifie les patientes à risque de récidive précoce. La signature génomique à 36 gènes de Montpellier est prédictive des rechutes sous traitement anti-hormonal. Il existe aussi :

1. Signatures moléculaires et prédiction de la rechute du cancer du sein, Pr F. Penault-Llorca, Novartis oncologie, 2009.

– le grade génomique MapQuant DX à 97 gènes, selon le grade histologique dit de « Scarff Bloom et Richardson », distinguant des grades 2 à risque de récidive faible ou plus fort.

– L'Oncotype DX issu de la signature de 21 gènes permet le calcul d'un score de rechute de 0 à 100, qui classe les patientes en risque de rechute faible (< 18), intermédiaire (entre 18 et 30) et à haut risque > 31.

Le MammaPrint qui concerne les femmes ayant un cancer du sein sans atteinte ganglionnaire (N0), n'est pas remboursé par la Sécurité Sociale ; il coûtait fin 2009 2 675 euros et était déjà disponible pour les femmes qui le souhaitent.

DEUXIÈME PARTIE

LA PHYSIOLOGIE DU SEIN
ET SON HORMONODÉPENDANCE
POUR MIEUX COMPRENDRE LA SURVENUE DU CANCER

1
2
3
4
5

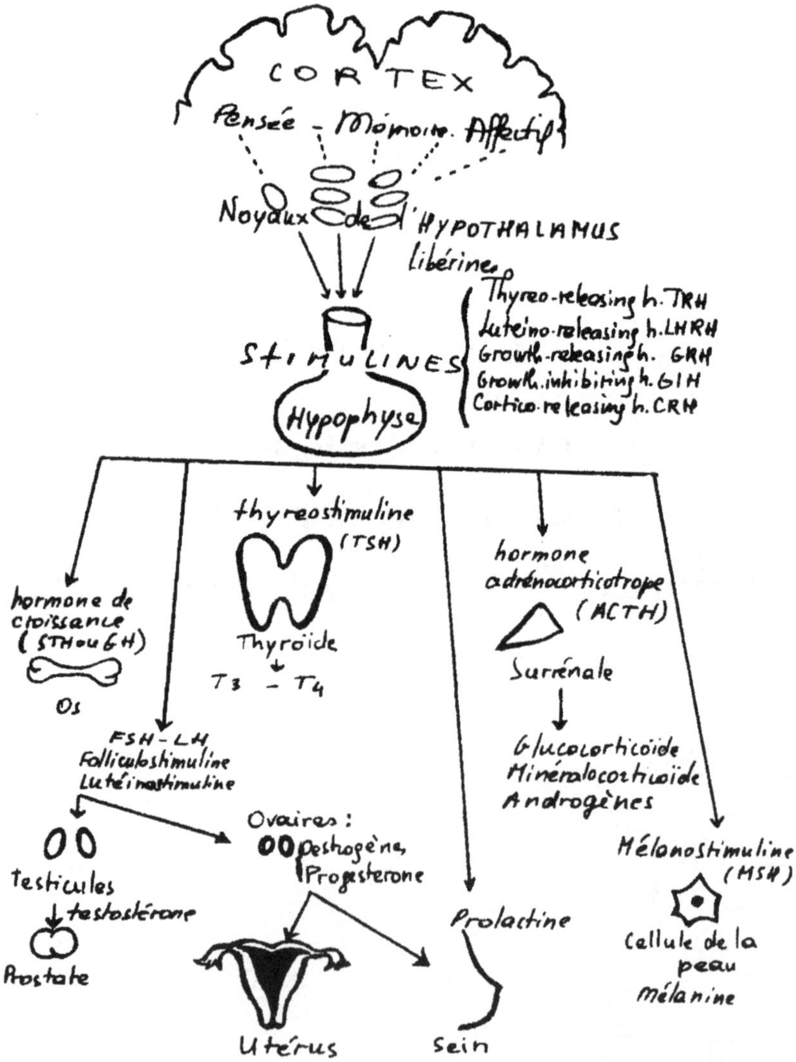

Les 5 niveaux de l'activité hormonale :

1. Cortex, 2. Hypothalamus, 3. Hypophyse, 4. Ovaires et testicules, 5. Prostate, utérus et seins.

Le sein se construit à la puberté. C'est la « mammogénèse ». Rien ne vaut de bien comprendre comment se « fabrique » le sein pour saisir l'essentiel des causes de ce fléau qu'est le cancer du sein.

Le sein est sous la dépendance de la formation par les ovaires des 2 grandes hormones féminines, œstrogènes et progestérone. Ce sont les hormones naturelles.

Œstrogènes s'écrit au pluriel, car il y a 3 types d'œstrogènes du plus dangereux au moins dangereux.

Il faut donc bien distinguer :

– **les hormones naturelles, endogènes, fabriquées par les glandes hormonales de l'organisme :** les ovaires, mais aussi les glandes surrénales, sous l'influence d'hormones fabriquées au centre du cerveau, hypophyse et hypothalamus.

– **les hormones exogènes, synthétiques ou issues d'extraits animaux (urines de jument),** apportées à l'organisme sous forme de médicaments : comprimés, gélules, pommades, patch, injections intramusculaires ou sous cutanées, spray, anneau intra vaginal, implant sous la peau, stérilet à la progestérone.

La progestérone naturelle est fabriquée par les ovaires ; quant aux progestatifs, ce sont des médicaments qui copient l'hormone naturelle, mais l'organisme ne les reconnaît pas de la même façon. Ils sont potentiellement dangereux pour la santé du sein. Il en est de même pour les œstrogènes artificiels, dont le plus utilisé est l'éthynil-œstradiol.

9

LA MAMMOGENÈSE : LE RÔLE DES HORMONES FÉMININES, ŒSTROGÈNES ET PROGESTÉRONE POUR LA CONSTRUCTION DU SEIN À LA PUBERTÉ

La mammogénèse est sous dépendance hormonale

Les hormones dites « sexuelles » ont un noyau stéroïdien dont le centre est la molécule de cholestérol.

– **Œstrogènes et progestérone** font partie du groupe des hormones stéroïdes.

– **La synthèse des hormones stéroïdes** nécessite un minimum de cholestérol **:** 300 mg/ jour présent dans 1 jaune d'œuf/j, 5 jours/ semaine.

Lieu de fabrication : ovaires + + + , surrénales + et placenta + + + . Dès le 2e mois de grossesse, le placenta supplée les ovaires.

Les œstrogènes = hormone de croissance pour le sein

– Croissance du système des canalicules = galactophores.

– Accroissement des canalicules du sein au cours de la seconde phase du cycle ovarien responsable des « tensions mammaires ».

– En fin de cycle, régression des canalicules mammaires.

La progestérone (des ovaires et du placenta) = hormone de la grossesse :

– fécondation, nidation de l'embryon au fœtus...

– croissance des acini du sein : cul de sac glandulaires formés de cellules sécrétrices.

L'assocation œstrogènes-progestérone est le stimulant le plus fort des divisions cellulaires[1].

Le développement définitif et complet du sein n'a pas lieu avant la fin de la première grossesse.

La construction du sein commence juste avant la puberté. Elle dépend de la formation, par les ovaires, des 2 hormones dites « sexuelles » dont les sécrétions vont se succéder tout au long de la vie de la femme : « œstrogènes et progestérone ».

À partir de l'âge de la puberté, ces 2 hormones sont responsables de l'entretien du cycle féminin, jusqu'à l'âge de la ménopause autour de 50 ans.

À la ménopause, le corps féminin a terminé sa longue vie de fécondité de 35 années minimum (15 à 50 ans).

Les 2 hormones ovariennes sont des hormones « *stéroïdes* » : cela signifie qu'elles possèdent, dans leur formule chimique, un noyau central dénommé « *stéroïde* ».

Ce même noyau est aussi présent dans la seule hormone sexuelle de l'homme : la « testostérone ».

Le noyau stéroïde se construit à partir de la molécule de « cholestérol », lequel est apporté par l'intermédiaire des aliments ou fabriqué directement par les cellules du foie ou de l'intestin. La synthèse des membranes biologiques dans toutes les cellules nécessite du cholestérol. L'apport alimentaire représente 25 à 40 % du cholestérol circulant. Le minimum nécessaire chaque jour pour la fabrication des hormones stéroïdes (sexuelles, et aussi les stéroïdes qui jouent un rôle dans le stress et la régulation du métabolisme des sucres[2]) correspond à la consommation d'un jaune d'œuf par jour 5 jours par semaine[3].

---

1. Clarker RB et coll.Stéroid receptors in human breast cancer. Trends Endocrinol.Metabol., 2004, 15 (7), 316- 323, Jacobson et coll. Expression profiling of human Breast Cancers and Gene Regulation by Progesterone Receptors. J. Mammary Gland Biol.Neoplasia, 2003, 8 (3), 257-268.

2. Corticostéroïdes qui sont dosés sous forme de cortisol dans le sang. Le cortisol fabriqué par les glandes surrénales suite à un stress, fait monter le taux du sucre dans le sang (glycémie) qui, brutalement, a un plus grand besoin de calories glucidiques pour faire face à l'agression.

3. **Les « végétaliens »** qui ne consomment pas de produits animaux, ni viandes, ni poissons, ni œufs, ni laitages, sont fortement carencés en cholestérol et en hormones sexuelles et du stress. Les études épidémiologiques ont démontré qu'ils vivent moins longtemps que **les « végétariens »,** lesquels ont une alimentation à forte orientation végétale, mais consomment des œufs et des laitages.

Les œstrogènes sont responsables en premier de la construction des glandes mammaires, avec les canaux galactophores, et de leur entretien pendant le cycle mensuel.

La progestérone est l'hormone de la grossesse, nécessaire à la fécondation, à la nidation de l'ovule fécondé par le spermatozoïde et à la construction de l'embryon, puis du fœtus jusqu'à l'enfant à naître.

Dès le 2e mois de grossesse, le placenta[1] supplée les ovaires en fabriquant les 2 hormones stéroïdes de la femme.

Pendant la grossesse, dès la 10e semaine, le placenta commence à fabriquer sa propre hormone de croissance (PGH ou Hormone de croissance placentaire). Cette hormone (découverte à Liège) provoque une augmentation de l'IGF1, lequel, par rétrocontrôle, freine la sécrétion d'hormone de croissance de l'hypophyse qui se tarit...

Après l'accouchement, on observe la croissance des acini du sein : les culs de sac glandulaires sont formés de cellules sécrétrices qui préparent la lactation.

L'assocation œstrogènes-progestérone est le stimulant le plus fort des divisions cellulaires, tant pour des cellules normales en culture que pour des cellules cancéreuses mammaires, in vitro et in vivo chez l'animal.

1. Un des rôles du placenta est de fabriquer des hormones : *la gonadotrophine chorionique (GTch)* et de *la progestérone*, en prenant pour cette dernière le relais des ovaires. La première hormone est dosée dans les urines, ce qui permet le diagnostic de la grossesse. Sa production augmente très vite jusqu'à la 10e ou 12e semaine de grossesse. Son taux est un excellent témoin de vitalité de l'embryon. **Cette hormone a un rôle préventif du cancer du sein, en induisant la maturation des lobules mammaires, ce qui réduit leur susceptibilité aux cancers œstrogéno-dépendants.**

Par la suite, le taux de GTch diminue jusqu'au 4e mois où il reste stable. Le rôle essentiel de cette hormone est de **garder en activité le corps jaune de l'ovaire** indispensable à la survie de l'oeuf. *L'hormone lactogène placentaire* a un rôle qui n'est pas encore bien défini, mais son dosage est un bon indice du bon fonctionnement du placenta. Le placenta fabrique également ***des œstrogènes.*** Au début de la grossesse, c'est le corps jaune qui fabrique ces hormones. C'est vers la 7e ou la 8e semaine que le placenta prend le relais des ovaires ; il va fabriquer de plus en plus de progestérone et d'œstrogènes, et ce jusqu'à la fin de la grossesse.

10

LA « VIE DU SEIN » DÉPEND DES HORMONES DE L'HYPOTHALAMUS, DE L'HYPOPHYSE ET DES OVAIRES

Le sein, de la puberté à la ménopause et souvent au-delà, est une glande hormonale très vivante, soumise aux évolutions des taux hormonaux fabriqués par les ovaires, surtout, les surrénales de façon moindre. Ovaires et surrénales sont soumis aux stimulations du cortex, de l'hypothalamus et à la fabrication, par l'hypophyse, des hormones dites stimulines hypophysaires.

– L'hypothalamus sous la dépendance du cortex cérébral qui est le gestionnaire de toutes les émotions.

– contrôle le système nerveux végétatif[1] et une partie du système hormonal, via des neuromédiateurs.

– fabrique la GnRH dite « Gonadolibérine » dont le rôle essentiel est de stimuler les hormones de l'hypophyse dites « stimulines hypophysaires ».

– L'hypophyse, petite glande située à la base du cerveau, protégée par une cupule osseuse dénommée « selle turcique » du fait de sa forme, est de la grosseur d'un pois-chiche ; elle fabrique, sous l'influence d'hormones hypothalamiques, des hormones dénommées stimulines. Ce sont les hormones gonadotrophines, FSH et LH qui ont pour rôle de stimuler la fabrication des hormones ovariennes.

La FSH : « Folliculo Stimuline Hormone » stimule la fabrication des œstrogènes.

La LH : « Luteine[2] Hormone » ou hormone du corps jaune de l'ovaire stimule la fabrication de la progestérone.

---

1. Celui que nous ne contrôlons pas avec la volonté...
2. Luteus = jaune d'or.

– **Les ovaires fabriquent 2 hormones : œstrogènes et progestérone**[1]**,** de la puberté à la ménopause, qui sont à la base du cycle hormonal féminin.

– **Au niveau des cellules du sein,** l'apoptose est la mort cellulaire programmée[2].

– L'œstradiol inhibe l'apoptose des cellules normales et cancéreuses in vitro, d'où son rôle dans la multiplication cellulaire.

– Avant la première grossesse : les cellules épithéliales sont neutres, peu différenciées, c'est-à-dire inactives.

– Après l'accouchement, ces cellules sécrètent activement le lait.

– À la fin de la lactation, les cellules subissent une apoptose rapide après 48 h de sevrage.

– Entre les cycles menstruels[3] **:** le pic de prolifération cellulaire est suivi d'un pic d'apoptose de 5 % des cellules épithéliales à J28 qui est la fin du cycle.

– À la ménopause : l'apoptose est plus importante que la prolifération. Il y a alors involution de la glande mammaire. Le tissu gras remplace progressivement la glande, surtout à sa périphérie.

Trop de tissu gras dans le sein n'est pas un bon élément pour le tissu glandulaire adjacent. Le tissu graisseux est un lieu de synthèse des œstrogènes, même après la ménopause.

Les 3 niveaux de fabrication hormonale :

– au-dessous du cortex cérébral, l'hypothalamus
– au centre du cerveau, l'hypophyse
– dans la partie basse du corps, les ovaires.

Chaque niveau fabrique une ou deux hormones destinées à stimuler le niveau sous-jacent.

Le cortex cérébral peut bloquer tous les niveaux sous-jacents.

C'est ce que l'on observe dans l'anorexie mentale, au moins au début, quand le psychisme bloque les sécrétions de l'hypothalamus puis de l'hypophyse et des ovaires. Tout cela arrête le phénomène des règles. Ensuite, la dénutrition suffit au blocage par insuffisance des fabrications hormonales.

---

1. En matière de pronostic, il est aujourd'hui démontré que, chez les femmes atteintes de cancer du sein, « *plus l'hypo-œstrogénie est profonde, meilleur est le pronostic* » et l'inverse est aussi vrai.

2. Ce n'est pas le « *suicide de la cellule* », comme beaucoup de cancérologues le répètent.

3. Menstruel vient du mot « *menstrue* » qui traduit le phénomène régulier des « règles ».

11

LES RÔLES DES HORMONES APRÈS L'ACCOUCHEMENT AVEC CORTISOL, PROLACTINE ET OCYTOCINE POUR LA LACTATION

La préparation de la lactation : synergie œstrogène-progestérone

– les œstrogènes provoquent une activité mitotique (de multiplication cellulaire) intense = expansion des canaux galactophores.

– chute brutale de la progestérone à la délivrance, lors de l'expulsion du placenta qui libère l'inhibition de la lactation.

– pic sécrétoire de glucocorticoïdes (cortisol) qui déclenche la synthèse abondante de lait, en amplifiant l'action de la Prolactine.

Les stéroides de la grossesse, œstrogène et progestérone, bloquent les règles pendant 1 mois après l'accouchement, **puis la prolactine** bloque les règles seulement au début, s'il y a lactation.

Cela ne veut pas dire que la lactation bloque l'ovulation[1]. L'allaitement n'est donc pas un moyen contraceptif.

Pour que l'allaitement maternel ait une action contraceptive, il faudrait, après l'accouchement :

– pas de retour de couches (les règles ne reviennent pas)

– un allaitement maternel toutes les 6 heures.

---

1. Une grossesse est parfaitement possible tandis que la mère allaite ! Dans ce temps de l'allaitement, le meilleur moyen contraceptif, sans danger pour la mère et pour l'enfant, est le préservatif. Il n'est pas conseillé de commencer une grossesse tandis que la mère allaite. La pilule œstroprogestative qui est pourtant largement prescrite est totalement contre-indiquée pendant l'allaitement maternel, car une partie de celle-ci passe dans le sein ; de plus œstrogène comme progestatif réduisent la sécrétion lactée.

La Méthode de l'Allaitement Maternel et de l'Aménorrhée (M.A. M.A), dite aussi la Méthode d'Aménorrhée de Lactation (MAL), rentre dans la catégorie des méthodes naturelles de régulation des naissances. En 1988, « sous l'égide de l'OMS, de l'UNICEF et de FHI (Family Health International), des scientifiques ont confronté leurs connaissances sur l'interaction entre allaitement et infertilité et ont décrété unanimement le *Consensus de Bellagio*[1]. Le principe est qu'avec un allaitement complet pendant les six premiers mois de la vie de l'enfant, avec au moins six têtées par jour à maximum six heures d'intervalle et en cas d'absence de retour de couches, la mère peut être considérée comme infertile. Ce consensus a été confirmé en 1995, même si ce phénomène d'infertilité n'est pas encore complètement élucidé (*Thèse de Thérèse Hargot-Jacob – Université de Louvain).*

La sécrétion lactée après l'accouchement : rôle de la prolactine du cortisol et de l'ocytocine

La prolactine est l'hormone de l'allaitement. Elle peut être augmentée suite à la prise de médicaments (anxiolytiques, somnifères...), du fait du tabagisme, parfois du stress ou en raison d'une tumeur de l'hypophyse. Son élévation peut être responsable d'écoulement mamelonnaire (lactescent, bilatéral), de troubles des règles (en cas de taux très élevé, d'arrêt des règles). Elle peut présenter des pics nocturnes uniquement et entraîner une hypofertilité, voire une stérilité.

– première mise au sein : amorce de l'action de vidange mammaire.

– le bon entretien de la lactation dépend du complexe : prolactine + cortisol (hormone du stress qui ne doit pas être fabriquée en trop grande quantité)..., donc de la commande du cortex cérébral, d'où la nécessité d'être « zen » pour maintenir une bonne lactation.

– l'élaboration du lait est entretenue par la succion.

L'ocytocine venant de l'hypophyse est libérée de manière pulsatile. Elle permet la contraction des cellules myo-épithéliales du sein et provoque l'éjection du lait.

1. La Leche League (2004). Allaitement et fertililité. *Allaiter Aujourd'hui*, 60.

La lactation protège du cancer du sein : minimum 3 mois, idéal 6 mois.

La lactation rend la glande mammaire « adulte », sous l'influence du couple hormonal « œstrogène-progestérone ».

La sécrétion lactée après l'accouchement est sous la dépendance de la prolactine, du cortisol et de l'ocytocine.

– Les premières mises au sein amorcent l'action de vidange mammaire.

Le bon entretien de la lactation dépend du complexe : prolactine et cortisol.

– L'élaboration du lait est entretenue par la succion du bébé qui « tire sur le sein », aspirant la sécrétion lactée.

– L'Ocytocine, hormone fabriquée par l'hypophyse, est libérée de manière pulsatile et permet la contraction des cellules myo-épithéliales du sein, ce qui provoque l'éjection de lait.

Pilule et allaitement maternel

La pilule œstroprogestative qui est pourtant largement prescrite, est totalement contre-indiquée pendant l'allaitement maternel, car une partie de celle-ci passe dans le sein ; de plus, œstrogène comme progestatif réduisent la sécrétion lactée.

La lactation protège en partie du cancer du sein : minimum 3 mois, idéal 6 mois, ce qui permet une totale maturation des glandes mammaires.

La réduction du risque de cancer du sein est de 8 % pour un enfant né et allaité au sein maternel 3 à 6 mois.

12

LES 3 ŒSTROGÈNES
LES RÉCEPTEURS D'ŒSTROGÈNE (RE OU ER)
ET DE PROGESTÉRONE (RP OU PR)
ET LES ENZYMES DU SEIN

Les 3 œstrogènes : œstradiol, œstrone et **œstriol, le moins dangereux.**

Il existe plusieurs formules chimiques d'œstrogènes :

– **l'œstradiol**[1], le plus puissant, stimule la multiplication cellulaire,

– **l'œstrone** stimule moins fortement,

– **l'œstriol**[2] est l'œstrogène le moins dangereux.

À l'inverse des 2 précédents, dont les taux s'élèvent et baissent significativement au cours du cycle, le taux d'œstriol reste pratiquement constant, à l'exception d'un léger pic au milieu du cycle. Cette hormone n'est pas responsable de différenciation sexuelle.

Les œstrogènes sont intimement associés à l'initiation et à la promotion du cancer du sein, tant au niveau des gènes, de l'ADN, que du système immunitaire.

L'exposition à un excès d'œstrogènes endogènes (déséquilibre hormonal) et exogènes (pesticides..) accroît le risque de dérèglement cellulaire, puis de dommage à l'ADN. L'excès d'œstrogènes est donc à éviter !

---

1. Toutes les marques de pilule contiennent de l'œstradiol sous forme d'éthinyl-œstradiol, entre 15 et 50 microgrammes.

2. En pharmacie, c'est la « Physiogine », qui existe en comprimés, crème vaginale ou ovule. Son action est courte et d'élimination rapide. Elle reste contre-indiquée en cas de cancer hormono-dépendant. L'œstriol participerait à la protection osseuse, réduirait les bouffées de chaleur, ne serait pas responsable de thrombose vasculaire, et des taux élevés abaisseraient les risques cancer du sein.

Les œstrogènes dans la cellule : les récepteurs d'hormones

Quand les œstrogènes pénètrent dans les cellules qui leur sont spécifiquement sensibles, comme celles des canaux galactophores, ils sont accueillis par une protéine hautement spécifique, que l'on appelle « **récepteur d'œstrogène** ».

Quand l'œstrogène se lie à un récepteur, il est activé, un peu comme une clef de contact permet de faire démarrer une voiture. Le complexe œstrogène-récepteur active à son tour ou déverrouille une région spécifique de l'ADN du noyau de la cellule. Un message chimique est ainsi envoyé aux cellules.

Les cellules sensibles aux œstrogènes, comme celles du sein ou de l'utérus et même de l'ovaire, renferment des milliers de récepteurs d'œstrogènes (RO ou RE). Quand les taux d'œstrogènes dans le sang montent, l'hormone pénètre dans les cellules, lesquelles reçoivent continuellement l'ordre de fabriquer les composants nécessaires à la multiplication des cellules.

– **Au début du cycle,** les œstrogènes entraînent une prolifération des cellules endométriales qui tapissent l'intérieur de l'utérus.

– **Au moment de l'ovulation,** c'est la progestérone qui interrompt la prolifération cellulaire[1] utérine et convertit ses cellules en un endomètre sécrétoire composé de capillaires spiralés remplis de sang, destinés à nourrir un éventuel ovule fécondé par un spermatozoïde. L'ovule fécondé est au stade « blastocyte » et va s'implantater (nidation) au fond de l'utérus.

Dans l'évaluation du cancer du sein, les récepteurs d'hormones sont dosés : 70 à 80 % des femmes avec cancer du sein ont des récepteurs d'œstrogènes et de progestérone : « RE ou RO + » et « RP + ».

Les concentrations en RE et RP dans les cellules varient au cours du cycle.

– la concentration en RE est plus élevée en phase proliférative.

– la concentration en RP augmente en phase folliculaire.

Si l'estradiol, l'estrone et l'estriol entrent en compétition pour occuper le même récepteur d'œstrogènes, c'est l'estriol (le moins dangereux) qui a le plus de chances de pénétrer à l'intérieur du récepteur.

1. C'est ainsi qu'elle protège du cancer du corps de l'utérus, dit « endomètre ».

Anti-œstrogènes, anti-progestérone et anti-prolactine

De la même façon que les tumeurs RE + contenant des récepteurs aux œstrogènes, sont traitées par des anti-œstrogènes, il nous paraît tout aussi important de traiter des tumeurs RP + , contenant des récepteurs à la progestérone par des anti-progestérones.

Pourquoi, à ce jour, dose-t-on systématiquement les RP et ne propose-t-on pas de thérapeutiques spécifiques ?

Poursuivant le raisonnement, il nous paraît essentiel de ne pas prescrire de progestatifs de synthèse à une femme ayant eu un cancer du sein RP + . Et pourtant, ce sont des situations que l'on rencontre...

De la même façon, le Pr Lucien Israël, dans l'interview pour feminbio.com, nous rappelle qu'il existe des tumeurs RProl + contenant des récepteurs à la prolactine, qu'il faut les rechercher et les doser. En cas de positivité, proposer des thérapeutiques anti-prolactine au long cours, au même titre que les anti-œstrogènes. Un comprimé par semaine suffit à cet effet.

Quand le complexe œstrogène-récepteur a rempli sa mission, le récepteur est détruit et l'œstrogène suit 3 directions possibles :

– il trouve un autre récepteur et est recyclé à travers le même système.

– il quitte la cellule et retourne dans le sang

– il est métabolisé en un œstrogène moins puissant ou inactif et sera éliminé dans les urines, les selles ou la sueur.

Les enzymes à actions hormonales

Ils sont responsables de l'augmentation locale des quantités d'œstrogènes en particulier de l'œstrone.

– L'aromatase est dans le tissu graisseux[1] du sein. Elle transforme des androgènes du tissu gras (en particulier androstènedione et testostérone) en œstrone. C'est par ce mécanisme que les femmes ménopausées en surpoids fabriquent encore des œstrogènes. Plus elles ont de surpoids, plus elles en fabriquent, ce qui explique l'augmentation des risques de cancer du sein chez les femmes en surpoids.

1. Plus la femme est forte, plus, à la ménopause, la glande mammaire est entourée de tissu graisseux et plus elle contient d'aromatase.

– **La 17b-hydroxystéroïde déshydrogénase** convertit l'œstrone en l'œstrogène le plus puissant et **le plus cancérigène : l'œstradiol.**
– **La sulfatase** permet à l'œstrone de pénétrer à l'intérieur des cellules du sein.

On comprend que les anti-enzymes ont un rôle anti-hormonal : anti-aromatases, antidéshydrogénases, antisulfatases.

Pendant la grossesse, la production d'œstrone cesse, et l'estriol vient presque exclusivement des androgènes. Les concentrations d'estriol sont 10 fois plus élevées que celles des autres œstrogènes. La femme enceinte en sécrète 30 à 50 mg par jour[1].

À la ménopause, l'estriol, à raison de 2,5 à 5 mg par voie orale par jour, a des effets bénéfiques pour réduire des symptômes de la ménopause sans stimuler les tissus du sein et des ovaires. Le foie en capte une grande partie, donc 0,5 à 1mg d'estriol pénètre les tissus cibles.

1. La grossesse précoce accroît énormément les taux d'œstriol et a pour conséquence une réduction de 50 à 70 % de cancer du sein ultérieur.

13

LA PROGESTÉRONE HORMONE DE L'ÉQUILIBRE DU CYCLE FÉMININ ET DE LA GROSSESSE

Il ne peut y avoir de synthèse de progestérone s'il n'y a pas eu auparavant une sécrétion satisfaisante d'œstrogènes.

La progestérone naturelle est fabriquée par les ovaires pendant la 2e partie du cycle, au niveau du corps jaune de l'ovaire. Les glandes surrénales en fabriquent également, comme précurseur des autres hormones stéroïdes nécessaires au fonctionnement de l'organisme : œstrogènes, testostérone et corticostéroïdes.

Des cellules nerveuses, dites de Schwann, fabriquent aussi de petites quantités de progestérone pour l'élaboration de la gaine de myéline au niveau du système nerveux central et périphérique.

La progestérone favorise la conversion de l'œstradiol en œstrone et la conversion de l'œstrone en œstrone sulfaté, ce qui le rend moins actif, et il se convertit en estriol moins nocif.

La progestérone régule les récepteurs d'œstrogènes vers le bas, diminuant la concentration du récepteur et empêchant l'activité excessive des œstrogènes.

Les ovaires contiennent des milliers de follicules qui renferment chacun un ovule immature. Au cours de chaque cycle mensuel, environ 120 follicules sont stimulés dans le but de libérer un ovule, prêt à être utilisé au moment de l'ovulation. Le premier follicule qui libère son ovule subit aussitôt une involution, prend une coloration jaune et commence à sécréter de la progestérone. Le follicule vide appelé *corps jaune* est l'usine qui fabrique la progestérone chez la femme avant une éventuelle grossesse.

Sa synthèse au niveau des ovaires, des surrénales et de certaines cellules nerveuses[1].

Interactions progestérone-œstrogènes : la progestérone régule les récepteurs d'œstrogènes vers le bas.

Chez les femmes non-enceintes

– La sécrétion de progestérone commence à l'ovulation et s'arrête 1 jour avant l'arrivée des règles. C'est le corps jaune de l'ovaire qui la synthétise.

– Production journalière entre 4 et 28 mg (en moyenne entre 15 et 25 mg) du 15e au 26e ou 28e jour du cycle.

Pendant la grossesse

– Les ovaires, puis le placenta, fabriquent la progestérone pour le développement de l'embryon et préviennent les contractions de l'utérus.

– Dernier trimestre : production quotidienne de 300 à 350 mg par jour de progestérone.

– L'élévation rapide des concentrations de progestérone dans le sang signale aux ovaires d'interrompre une ovulation. C'est cette découverte qui fut à l'origine de la 1ère pilule contraceptive testée par les Américains sur des femmes de Porto Rico.

– La production journalière varie entre 4 et 28 mg (en moyenne entre 15 et 25 mg) du 15e au 26e ou 28e jour du cycle.

1. Les cellules de Schwann autour des fibres nerveuses fabriquent de la progestérone pour l'élaboration de la gaine de myéline au niveau du système nerveux central et périphérique.

14

LES PROGESTATIFS DANGEREUX POUR LA SANTÉ ET LA PROGESTÉRONE MICRONISÉE DITE « NATURELLE »

La progestérone délivrée en médicaments n'est jamais naturelle. En aucun cas ils ne doivent être prescrits dans des conditions de non-maladie[1].

Ce sont les « progestatifs », tous synthétiques ayant de nombreux effets indésirables :

– abortifs pendant les premiers jours de la grossesse, pouvant induire des malformations chez l'embryon pendant le premier trimestre de la grossesse ;

– risques accrus d'accidents thrombo-emboliques et de spasmes des artères du cœur par athérosclérose.

– pilosité faciale dite parfois « hirsutisme », secondaire à l'effet « androgénique » du progestatif présent dans la pilule « œstro-progestative ».

– cancer du sein.

Il est aujourd'hui démontré que le THS uniquement constitué de progestatifs augmente de 30 à 40 % les risques de cancer du sein (médicaments les plus utilisés en France : Duphaston, Orgamétril, Lutenyl, Lutéran, Lutionex, Primolut-Nor...)[2]. Il faut ajouter aujourd'hui le Stérilet à la Progestérone.

---

1. Rappelons que la ménopause n'est pas une maladie et que les changements d'habitudes alimentaires associées à la phytothérapie sont suffisants et sans danger pour réduire les troubles existants à cette période de la vie féminine.

2. Voir la liste complète des 13 progestatifs dans *Femmes si vous saviez...*, p. 147.

Ainsi, tant les œstrogènes que les progestatifs (hormis la progestérone micronisée pour le moment) augmentent les risques de cancer du sein.

Le dosage sanguin de la progestérone ne renseigne que sur sa fraction libre. Elle ne dose donc pas les hormones de substitution.

La progestérone dite « naturelle micronisée ». La progestérone dite « naturelle » doit être appelée progestérone « micronisée ».

Sa qualification de « naturelle » est un abus de langage pharmaceutique ; elle a été choisie pour des raisons de publicité et, donc, de marketing.

Elle n'est dite naturelle que parce que similaire chimiquement à la progestérone secrétée par les ovaires. Elle a subi pour cela une hémi-synthèse industrielle.

Elle n'est en aucun cas « naturelle »
En voici les preuves : les risques hépatiques

– prise en comprimé, elle peut altérer la fonction hépatique.

– Administrée dès le 2e trimestre de la grossesse, elle peut favoriser la stagnation de la bile et son passage dans le sang responsable d'ictère (= jaunisse) ou d'une hépatite qui tue des cellules du foie (hépatite cytolytique).

– Elle est évidemment contre-indiquée chez les femmes ayant une insuffisance hépatique.

– Administrée par voie vaginale sous forme de capsule à 100 mg, son passage dans le sang a lieu dans l'heure qui suit, la concentration maximale a lieu 2 à 6 heures après. Les taux sont ceux de la 2e phase du cycle menstruel. Prise à 200 mg, les taux sont ceux du premier trimestre de la grossesse (en dehors de la progestérone micronisée).

– prise de poids de 3 à 5kg, cellulite, migraines...

Face à toutes les alternatives de la phytothérapie et de la phytonutrition, qui, elles, sont réellement naturelles, nous déconseillons, comme THM à la ménopause, cette soit-disant « progestérone naturelle » en association avec un œstrogène.

Chez les femmes sous THM, le dosage des hormones dans le sang ne dose pas les hormones synthétiques. Il ne donne que le taux d'hormone naturelle fabriquée par les ovaires.

Ainsi, rechercher dans le sang le bon dosage en progestatif n'a pas de sens, il induit en erreur en donnant un taux très bas de progestérone et pousse le médecin à augmenter ses doses prescrites.

La progestérone micronisée dite « naturelle » doit être appelée « progestérone « exogène » micronisée ».

Une énorme campagne marketing depuis novembre 2005 pour « redorer le THS ».

Elle a fait l'objet d'une énorme campagne publicitaire au 11e Congrès mondial sur la ménopause, en octobre 2005, à Buenos Aires et ensuite dans les journaux médicaux par l'intermédiaire des résultats de l'étude E3N menée par l'Inserm[1] :

– « *le printemps de Buenos Aires...* »

– « *une seconde jeunesse du traitement de la ménopause...* »

– « *le THS qui n'augmente pas le risque de cancer du sein..* »

Ces publicités sont ciblées tant vers les médecins spécialistes, gynécologues en priorité, que vers les médecins généralistes et, désormais, vers le grand public par le relais des magazines féminins, pour relancer la consommation.

Aucune preuve de risque de cancer du sein diminué ou augmenté, au-delà de 5,5 années de consommation hormonale : progestérone micronisée + œstrogènes en pommade.

Par voie vaginale, elle se présente sous forme de capsules dosées à 100 ou 200 mg. Les comprimés sont déposés au fond du vagin, ce qui assure une meilleure biodisponibilité de la progestérone, ainsi qu'une diminution des effets secondaires, tels que les risques hépatiques.

Voici, pour la France, les noms pharmaceutiques de ce médicament hormonal dit faussement « *progestérone naturelle micronisée* ». Il s'agit d'une progestérone « exogène » micronisée à bien différentier de la progestérone naturelle sécrétée par les ovaires...

1. Sur 98 995 femmes incluses au début de l'étude, seulement 69 647 ont été retenues. 33 % ont eu comme THS : œstrogènes par voie cutanée + progestatifs de synthèse ; et 23 % œstrogènes par voie cutanée + progestérone micronisée. Durée moyenne d'utilisation : 5,5 années. Globalement, le risque relatif de cancer du sein est de 1,4 (IC : 1,2 -1,6). Avec les progestatifs de synthèse le RR = 1,8 même avant 2 ans d'utilisation. Avec la progestérone micronisée, il serait de 1... Ce résultat est discutable car la comparaison entre les 2 groupes THS avec progestatifs (33 %) ou avec progestérone dite naturelle (23 % dont 8 % n'ont pas reçu les œstrogènes par voie cutanée) ne fait pas partie d'une étude randomisée, mais d'une étude dite de « cohorte ». Avec les œstrogènes seuls, le RR est à 1,4 (Étude de Françoise Clavel-Chapelon).

Estima	100 ou 200 mg
Evapause G	100 mg
Menaelle	100 mg
Progestérone Biogaran	100 ou 200 mg
Utrogestan capsule orale ou vaginale à	100 ou 200 mg

Tous ces médicaments sont à éviter tant qu'il n'y pas de maladie caractérisée.

15

COMPRENDRE UNE PUBERTÉ FÉMININE PRÉCOCE AVANT 8 ANS : DES EXCÈS D'HORMONES

La puberté est sous dépendance hormonale

Ce sont les œstrogènes et la progestérone en excès qui peuvent être responsables d'une puberté précoce.

Chez le garçon, ce serait la sécrétion précoce de testostérone par un ou les 2 testicules.

Fabrication excessive d'œstrogène ou progestérone endogènes : tumeurs de l'hypophyse ou d'un ou des 2 ovaires.

– Tumeur de l'hypophyse sécrétant de la prolactine : écoulement mammelonaire = « galactorrhée »[1] chez une enfant de moins de 8 ans. L'ovaire responsable est en général volumineux, il doit être enlevé, l'autre peut être conservé et surveillé.

– Tumeur de l'ovaire sécrétant des œstrogènes en excès, le plus souvent bénigne = T. de la « Granulosa » (15 % des cas de puberté précoce) : féminisation rapide : pilosité pubienne et axillaire, sudation des aisselles... chez une enfant de moins de 8 ans.

– Tumeur de l'ovaire sécrétant de la progestérone en excès : très rares, et souvent malignes, l'ovaire tumoral est en général plus petit. La féminisation est aussi précoce.

---

1. Au niveau du mamelon, un petit écoulement clair ou blanchâtre, « comme du lait ».

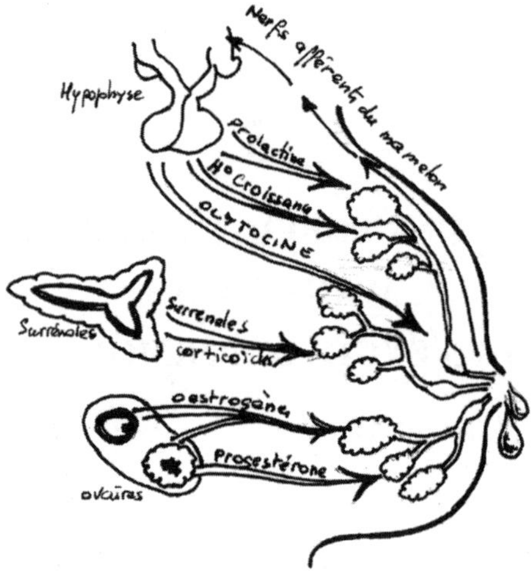

Influence des hormones sur la lactation

Apport excessif de stéroïdes exogènes : poulets ou veaux aux hormones ou phyto-hormones : soja (lait, yaourts...).

– les anabolisants sont interdits dans l'alimentation en Europe

– les phyto-hormones du soja ne doivent pas être consommées avant la puberté, chez les filles comme chez les garçons.

Des cas de puberté précoce ont été rapportés aux USA après ingestion par l'enfant de tablettes de diéthylstibestrol, mais également de préparations vitaminiques contenant des œstrogènes, comme après utilisation de cosmétiques contenant des œstrogènes.

De même, des cas de féminisation précoce ont été observés chez des enfants filles ayant consommé de la viande de poulets qui avaient été dopés par l'implantation de produits hormonaux : stilbestrol.

N'oublions pas que :

– les anabolisants sont interdits dans l'alimentation en Europe[1].

– les phyto-hormones du soja – sous quelque forme que ce soit – sauf à petites doses, ne doivent pas être consommées avant la puberté chez les filles comme chez les garçons.

1. Les Américains, qui fabriquent des viandes dopées aux hormones de croissance, considèrent que l'Europe, qui a mis un embargo sur ces produits, fait du protectionnisme déguisé.

16

LES TRAITEMENTS HORMONAUX DE LA PUBERTÉ TROUBLES DES RÈGLES, ACNÉ, CONTRACEPTION

À la puberté : l'équilibre hormonal met du temps à se mettre en place.
– sur plusieurs années
– dépend de bonnes conditions nutritionnelles et affectives.

En dehors de cas très particulier, aucun traitement hormonal en dehors d'une simple et douce phytothérapie n'est indiqué.

Les 3 inquiétudes à la puberté

Les 3 inquiétudes présentes à la puberté chez la plupart des jeunes filles sont parfois sources de conflits entre mère et fille : l'irrégularité des règles, les troubles cutanés, en particulier l'acné et les soucis de la contraception.

L'anorexie mentale, mais aussi plus simplement des troubles psychologiques même banals, peuvent être à l'orgine d'irrégularités dérivant vers l'absence de règles (aménorrhée) ou le saut d'un cycle.

Il y a lieu de pratiquer une ostéodensitométrie de référence devant toute aménorhée prolongée.

L'irrégularité des règles, très banale, ne doit pas être traitée, en dehors d'une phytothérapie adaptée, à type de phyto-progestérones et d'une homéopathie spécifique. La prise d'une contraception par pilule œstro-progestative bloque le cycle et ne provoque que des fausses règles régulières. Il est bien dommage de bloquer un cycle qui vient juste de se mettre en place.

L'acné fréquente, souvent aggravée par de mauvaises habitudes alimentaires.

Il traduit des troubles cutanés liés aux changements hormonaux de la puberté et, le plus souvent, à une nutrition désastreuse.

– L'imprégnation de progestérone évolue souvent vers la formation de métabolites hormonaux à actions androgéniques, d'où une peau plus épaisse et grasse et les classiques formations de comédons et inflammations de boutons de la puberté.

– La consommation excessive de laitages (poussée par la publicité) est responsable en plus d'une imprégnation graisseuse de la peau par consommation excessive de graisses saturées et de facteurs de croissance, EGF et IGF en particulier.

De plus, la vache continue à donner du lait alors qu'elle en est à sa deuxième gestation. Se surajoutent donc aux facteurs de croissance les hormones de la gestation bovine qui ne sont pas naturelles, ni bénéfiques pour l'organisme humain, masculin comme féminin.

Les relations entre l'acné et le surpoids

En 2006, des dermatologues de Taiwan[1] ont évalué l'index de masse corporelle de 3 274 enfants âgés de 6 à 11 ans.

La prévalence de l'acné était de 7,3 % et il y avait plus de filles que de garçons. La moyenne de l'index de masse corporelle[2] chez les sujets qui n'avaient pas d'acné était significativement plus faible que chez ceux qui en étaient victimes (18,2 plus ou moins 3,4 versus 19,5 plus ou moins 3,7).

L'acné serait, dans cette situation, favorisée par un hyper-androgénisme périphérique fréquemment associé à l'obésité. Dans cette population d'enfants pré-pubères, l'augmentation, même discrète, de l'index de masse corporelle pourrait être un marqueur précoce de développement ultérieur d'une acné.

La contraception, un souci de plus en plus précoce, et donc destinée à éviter les grossesses précoces.

1. Tsai MC et Coll. : « Higher body mass index is a significant risk of factor for acne formation in schoolchildren. » Eur J Dermatol 2006 ; 16 : 251-3.

2. IMC = Index de Masse Corporelle : il permet d'évaluer sa propre masse corporelle, et s'obtient en divisant son poids (en kilos) par sa taille au carré (exprimée en mètres).

– **La pilule** est utilisée par 57,2 % des femmes, et les laboratoires cherchent à la généraliser dès la puberté en place.

– Le stérilet, par 21,9 %, normalement indiqué seulement après une première grossesse.

– Le préservatif masculin, par 20,9 % des couples.

Moins de 4 % des femmes auraient recours à de nouvelles méthodes permettant le limiter le risque d'oubli : anneau hebdomadaire intravaginal, implant hormonal contraceptif sous la peau... Souvent, elles ne sont pas conscientes du type de contraception qu'elles consomment.

Le mauvais usage des contraceptifs est la principale cause évoquée pour expliquer le taux d'IVG, stable depuis 1975 (200 000 officiels chaque année) ou en augmentation récente.

En France, on compte 16 000 avortements chez les moins de 20 ans dont 6000 chez les moins de 18 ans et il n'est pas sûr que la pilule du lendemain ait réduit ce chiffre alarmant.

En 2004, on comptait en France 210 700 IVG (officielles), dont 11 500 pratiquées sur mineures soit une hausse de 32 %. 42 % sont médicamenteuses. Sur 1000 femmes de 15 à 49 ans, 14,6 ont eu recours à une IVG en 2004, contre 14,1 en 2003 et 12,3 en 1995.

La pilule est utilisée par 57,2 % des femmes et, à la puberté, elle est déjà fortement poussée par les laboratoires pharmaceutiques dans les magazines de jeunes ou dans les magazines féminins lus par les mères. Elle est même présentée sous forme de bandes dessinées dans les écoles ou de distribution d'échantillons[1].

N'oublions pas que 20 % des avortements sont réalisés chez des femmes consommatrices de pilule (oublis...). Ce sont ces 20 % que visent au minimum les laboratoires avec leurs nouveaux moyens contraceptifs « inoubliables », c'est-à-dire qui sont laissés en place sur la semaine (l'anneau intravaginal), implant, stérilet hormonal.

Les abus de médicaments à la puberté sont courants et rarement dénoncés.

Mal indiqués ou en excès, les pilules ou implants hormonaux sont parfois inutiles et pas sans danger au long cours.

1. L'Éducation nationale n'a jamais considéré ces publicités médicamenteuses comme illégales en milieu scolaire !

Il y a lieu de bien en peser les indications, tant sur un plan physique que psychologique[1]...

Les dérivés de la vitamine A, rétinoïdes à fortes doses, du type Roaccutane, pour lutter contre l'acné, sont responsables d'anomalies graves chez l'embryon humain en cas de grossesse et, donc, justifient une ITG = Interruption thérapeutique de grossesse. Ils obligent donc à la prescription associée d'une contraception hormonale, même chez des jeunes filles n'ayant pas de rapports sexuels. Ces traitements sont bien lourds et leurs indications doivent être bien justifiées.

À la puberté, les bonnes habitudes alimentaires doivent être promues[2], pour les garçons et, plus encore, pour les filles. Elles peuvent donc prévenir l'acné et même les troubles des règles.

Quant aux grossesses précoces, elles peuvent être prévenues par une information saine et claire sur la puberté et les fonctionnements très différents des garçons et des filles[3].

N'est-on pas capable d'apprendre aux jeunes filles à se réserver ou en tout cas à se préserver et aux garçons à respecter les filles plus qu'à les exploiter ! Pour cela, une saine information présentée avec pédagogie selon l'âge est indispensable. Elle existe.

Les possibilités de la phytothérapie à la puberté sont nombreuses : pour équilibrer les cycles ; pour réduire ou éviter l'acné ; pour réduire les douleurs ou tensions menstruelles au niveau des seins et du bas ventre...

---

1. Elles représentent une aberration éducative, dont font la promotion les laboratoires pharmaceutiques (business oblige !) et certains idéologues appartenant à des lobbies souvent fortement médiatisés qui minimisent les conséquences pour la santé physique (tumeurs bénignes du sein qui peuvent canceriser). Ils ridiculisent évidemment les conseils parentaux, en les faisant passer pour ringards et ne veulent pas considérer les conséquences néfastes pour la santé physique et psycho-affective des enfants, des breaks affectifs difficilement supportables jusqu'aux tentatives de suicides de plus en plus nombreuses.

2. Stopper tous les laitages animaux remplacés par les laitages végétaux et/ou fruits secs + fruits frais et de saison (au moins 4 par jour) + salades de tomates, laitues, concombre, figues, oignons frais et doux, arrosées d'huile d'olive + un verre de bon vin rouge à chaque repas...

3. Nous avons mis au point une méthode pédagogique dénommée SAS (Santé-Amour-Sexualité) qui est adaptée à chaque tranche d'âge : de 4 à 10 ans, de 10 à 13 ans, de 13 à 15 ans et de 15 à 20 ans (voir les sites www.familles-de-france.org et « www.professeur-joyeux.com »

17

LES TRAITEMENTS HORMONAUX (THM) AUTOUR DE LA MÉNOPAUSE DES ERREURS MÉDICALES DÉMONTRÉES

Le THM pourquoi ? Faire passer la ménopause pour une maladie !

Il a d'abord été imaginé pour aider les femmes à passer le cap délicat de la ménopause vers la cinquantaine, avec ses désagréments possibles.

À cette période de la vie, les ovaires diminuent leurs sécrétions hormonales, en réduisant les taux d'œstrogènes et de progestérone. Les règles s'arrêtent définitivement, la fécondité féminine est aussi stoppée, mais la féminité n'est en rien altérée, si la femme fait attention à son mode de vie.

Le THM fait donc suite au :

– juste désir des femmes de réduire les désagréments de la ménopause : bouffées de chaleur, troubles du sommeil, sécheresse vaginale, déprime et stress, prise de poids, vieillissement prématuré, ostéoporose...

– à la volonté du corps médical, en particulier des gynécologues, de trouver des solutions thérapeutiques à ces troubles : toute femme arrivant à la ménopause devait être traitée.

– l'intérêt des laboratoires de médicaliser la ménopause, car elle représente un monumental marché : en France, 15 millions de femmes autour de la ménopause, aux États-Unis[1] : 37 millions et autant, au total, en Europe.

---

1. Aux USA, ils ont dépensé 74,4 millions de dollars en 1997/1998, afin d'influer sur les opinions du congrès à travers des structures de lobbying.

– à l'exploitation et l'entretien par les médias d'un thème attractif qui se vend bien, avec la caution de journalistes médicaux et de journaux, tous reliés directement ou indirectement aux laboratoires pharmaceutiques.

Même des femmes réticentes pour la prise d'hormones ont été culpabilisées par leur médecin parce qu'elles ne voulaient pas prendre le THS pendant au moins 5 ans ! On leur a même dit que le mieux était de le suivre pendant 10 ans et, surtout, de ne pas l'arrêter, en particulier l'Association française pour l'étude de la ménopause (AFEM) qui se dit indépendante des laboratoires pharmaceutiques.

Quand un cancer du sein a été décelé chez une femme sous THM, on lui dit : « *Le THM a permis de révéler le cancer que vous alliez avoir et qui aurait été plus grave...* », ce qui est scientifiquement FAUX, car on le sait maintenant, le THM est directement en cause.

Le THM, comment ?
Des traitements substitutifs potentiellement dangereux

– prise hormonale discontinue de progestatifs en préménopause, puis prise hormonale continue d'œstrogènes et de progestatifs à la ménopause : comprimés, patch, pommades, stérilet à la progestérone (Mirena).

– œstrogènes de synthèse en France ou extraits animaux, comme aux USA : Prémarin[1]...

– les progestatifs de synthèse les plus utilisés : *Duphaston, Lutenyl, Luteran, Utrogestan en France... Progestine, Provera* aux USA, et, plus récemment, avant la ménopause, le stérilet à la progestérone (garanti 3 ans).

Ils sont souvent prescrits faussement comme « *des produits naturels* » pour forcer les femmes à les consommer.

Le THM : les effets promis – effets réels

– prévenir le cancer du sein = faux, car le THS induit le cancer du sein

1. Traitement œstrogénique le plus couramment utilisé aux USA : fabriqué à partir d'urines de juments gravides. Il contient un pourcentage élevé d'œstrone et une faible quantité de progestérone.

Les œstrogènes seuls augmentent les risques de cancer du sein de 1 % par année d'utilisation et l'association avec les progestatifs augmente les risques de 8 % par an !

Le THM induit la prolifération de petits cancers du sein qui seraient restés latents, et ces cancers ne sont pas moins graves que les autres formes de cancer du sein...

– **prévenir l'ostéoporose** : l'exercice physique régulier avec tests et plus de calcium végétal que de calcium animal font aussi bien, sinon mieux. Cela permet aussi de réduire la masse grasse, en particulier au niveau des seins, laquelle se comporte comme une glande hormonale « négative ».

Rappelons que le capital osseux se constitue de la vie intra-utérine à la fin de la grande adolescence.

– prévenir les maladies cardiovasculaires : **faux,** c'est le contraire, le THS augmente les risques d'infarctus et d'accidents vasculaire cérébral.

– **prévenir la maladie d'Alzheimer** : **faux,** sous THS les femmes ont de moins bons tests cognitifs que les femmes sans THS.

Ces faits ont été confirmés dans le cadre de l'initiative de l'étude de la mémoire dite « Women's Health Initiative Memory Study » ou WHIMS, et paraît dans la revue américaine *Neurology*[1].

– **les non-dits :** prise de poids et hypercholestérolémie, déprime, fatigue générale, baisse de la libido..., qui induisent les prescriptions longues d'antidépresseurs, d'hypocholestérolémiant, d'anxiolytiques, qui font le bonheur des laboratoires pharmaceutiques, creusent un peu plus le déficit de la Sécurité sociale. Le tout en faisant croire

1. The scientific report of the study findings is published in the May 28, 2003, issue of the Journal of the American Medical Association (JAMA). You can learn more about menopausal hormone therapy and the Women's Health Initiative by going to the NIH home page, *www.nih.gov*, and clicking on the link to « Menopausal Hormone Therapy. » The WHI Memory Study website is *www.wfubmc.edu/whims*. Information on memory and Alzheimer's disease can be found at *www.alzheimers.nia.nih.gov*. That's the National Institute on Aging (NIA)'s Alzheimer's Disease Education and Referral (ADEAR) Center. You may also call the ADEAR Center toll free at 1-800-438-4380 for information and publications. General information on menopause and aging is on the NIA website, *www.nia.nih.gov*, in « Health Information », and you can order publications by calling the NIA Information Center toll free at 1-800-222-2225.

« pour le plus grand bien de la santé des femmes », alors que c'est l'inverse.

Le THM a été très médiatisé par les laboratoires qui se sont servis du canal des médias féminins, lesquels ont accepté des publicités payantes et des interviews très orientés de journalistes médecins ou de médecins très médiatisés.

Au total, le rapport bénéfices/risques du THM à la ménopause est fortement négatif et doit être déconseillé.

Les alternatives écologiques, phytothérapie et changement des habitudes alimentaires et du mode de vie, sont efficaces et sans danger.

La fin du THM

Dans le New England Journal of Medicine[1], l'arrêt de mort du THM a été prononcé : « *Après la publication en 2002 des résultats de l'étude WHI (qui avait analysé l'effet d'un traitement hormonal de la ménopause – THM – par œstrogènes et progestatifs sur un certain nombre de critères en comparaison du placebo), l'utilisation du THM aux États-Unis a diminué de façon marquée. Un an plus tard, une diminution importante de l'incidence du cancer du sein a également été observée aux États-Unis et ailleurs.* »

Les auteurs concluent « *L'augmentation du risque de cancer du sein associé au THM diminue nettement dès l'arrêt du traitement hormonal combiné et cette diminution n'est pas en rapport avec des modifications dans la fréquence des mammographies de surveillance.* »

Ce que nous a confirmé et appris le THM de la ménopause

– Autour de la ménopause, le THM a démontré scientifiquement ce que nous avions annoncé, il y a 30 ans, à savoir qu'il augmenterait les risques de cancer du sein dans un temps court suivant la consommation hormonale, à un moment de la vie de la femme où ses seins reçoivent de moins en moins de stimulations hormonales.

---

1. Chlebowski RT *et al.*, Breast cancer after use of estrogen plus progestin in postmenopausal women. N Engl J Med 2009 ; 360 : 573-87.

La prise du THM augmente le risque de cancer du sein et l'arrêt du THM réduit aussi vite ce risque, traduisant la forte sensibilité du tissu glandulaire mammaire aux hormones exogènes, qu'elle n'est ni habituée, ni destinée à recevoir à la ménopause.

– Avant la ménopause, les seins sont soumis naturellement aux différentes sécrétions hormonales fabriquées par les ovaires, mais très peu de femmes savent – y compris des médecins, généralistes et même spécialistes – que la contraception hormonale ayant pour but d'empêcher l'ovulation, réduit à son minimum les sécrétions ovariennes naturelles.

Les taux d'hormones apportées par la contraception sont 20 à 100 fois supérieurs à ceux fabriqués naturellement par les ovaires, d'où une plus grande sensibilité des seins à ces hormones et les risques, tant d'anomalies bénignes que secondairement malignes, que l'on observe chez des femmes de plus en plus jeunes, puisqu'elles commencent à consommer leur contraception de plus en plus tôt.

18

LE STATUS HORMONAL DANS LA VIE GÉNITALE DE LA FEMME DOSAGES DES 4 HORMONES ŒSTROGÈNES – PROGESTÉRONE – FSH – LH

Le status hormonal d'une femme ne se résume pas à un seul paramètre biologique, mais à l'évaluationde 4 paramètres hormonaux, 2 fabriqués par les ovaires (les taux d'œstrogène et de progestérone) et 2 fabriqués par l'hypohyse, la FSH et la LH.

La FSH (Folliculine Stimuline Hormone) a pour fonction de stimuler la fabrication des œstrogènes et la LH (Lutéine Hormone) celle de la Progestérone.

Le cycle féminin se décomposant en 3 parties – la phase avant l'ovalution, celle de l'ovulation et celle après l'ovulation –, on ne peut interpréter les résultats qu'en fonction de ces informations fournies par la femme. Dans ce but, on lui demande si elle est ménopausée, sinon, simplement, la date de ses dernières règles.

Les quatre taux hormonaux pour connaître le status hormonal féminin avant l'ovulation et autour de l'ovulation

Taux hormonaux immédiatement après les règles, donc avant l'ovulation	
FSH (Folliculo-Stimuline-Hormone)[1]	3,9 à 12 mUI/ml
LH (Lutéine-Hormone)[2]	1,5 à 8 mUI/ml
ŒSTROGÈNE	18 à 147 pg/ml
PROGESTÉRONE	0,1 à 0,54 ng/ml

Taux hormonaux au moment de l'ovulation, entre le 10e et le 15e jour après le premier jour des règles	
FSH (Folliculo-Stimuline-Hormone)	6,3 à 24 mUI/ml
LH (Lutéine-Hormone)	9,6 à 80 mUI/ml
ŒSTROGÈNE	93 à 573 pg/ml
PROGESTÉRONE	0,12 à 6,22 ng/ml

1. La FSH fabriquée par la glande hypophyse, située à la base du cerveau, stimule la formation, par le follicule de l'ovaire, de la folliculine qui n'est autre que l'œstrogène. On dit aussi les œstrogènes, car il y a trois œstrogènes différents, l'œstradiol dit E2, l'œstriol dit E3 et l'œstrone.

2. La LH fabriquée par la glande hypophyse, située à la base du cerveau, stimule la formation, par l'ovaire, de la progestérone qui est nécessaire au début de la grossesse (Pro-gestation).

Les quatre taux hormonaux pour connaître le status hormonal féminin après l'ovulation et avant les règles

FSH (Folliculo-Stimuline-Hormone)	1,5 à 7 mUI/ml
LH (Lutéine-Hormone)	0,2 à 6,5 mUI/ml
ŒSTROGENE	43 à 214 pg/ml
PROGESTERONE	1,5 à 20 ng/ml

Les quatre taux hormonaux pour connaître le status hormonal féminin à la ménopause

Taux hormonaux à la ménopause (ils restent stables)	
FSH (Folliculo-Stimuline-Hormone)	17 à 95 mUI/ml
LH (Lutéine-Hormone)	8 à 33 mUI/ml
ŒSTROGENE	< 58 pg/ml
PROGESTERONE	< 0,41 ng/ml

Rappelons que, chez les femmes sous THM, le dosage des hormones dans le sang ne dose pas les hormones synthétiques. Il ne donne que le taux d'hormone naturelle fabriquée par les ovaires.

Ainsi, rechercher dans le sang le bon dosage en progestatif n'a pas de sens, il induit en erreur, en donnant un taux très bas de progestérone et pousse le médecin à augmenter ses doses prescrites.

TROISIÈME PARTIE

POUR PRÉVENIR MIEUX VAUT CONNAÎTRE LES CAUSES DES CANCERS DU SEIN

« Le corps a de la mémoire.
Il fait toujours payer les excès.
Et donner des médicaments destinés à des malades
à un corps sain, en est un. »

Gallien

Il n'y a pas une cause unique du cancer du sein, mais de multiples causes.

Il y a donc divers moyens de prévention.

Les médecins qui osent dire qu'on ne connaît pas les causes des cancers du sein, sont soit ignorants, soit gênés de dire ce que l'on sait de façon certaine aujourd'hui. En effet, en dehors des 5 à 8 % de cas où un gène spécifique est présent – BRCA1 ou BRCA2 –, les causes des cancers du sein découlent directement des modes de vie.

La vie de la femme est désormais fortement liée à des consommations hormonales médicamenteuses et, en France, elle n'a aucune conscience de leurs dangers ou effets secondaires. À la puberté, on veut régulariser les règles, puis, très vite, on propose la contraception hormonale que les laboratoires espèrent voir commencer dès 14-15 ans. L'objectif est de poursuivre une trentaine d'années de contraception (de 15 à 50 ans, moins cinq ans pour avoir éventuellement des enfants) puis de traiter les mastoses, fibromes, kystes de l'ovaire..., sans parler des procréations médicales assistées.

En réalité, les Françaises et toutes les Européennes consomment des hormones pour des raisons contraceptives pendant, en moyenne, 12 années, ce qui est déjà énorme. Les concepts écologiques finiront par les rejoindre au fur et à mesure qu'elles observeront, par elles-mêmes, les conséquences graves des consommations hormonales *hors maladie*.

À la ménopause, les prises hormonales sous forme de THM se sont d'abord généralisées dès les années 80 jusqu'en 2004. Les femmes ne prenant pas le THM étaient même culpabilisées. Aussi, même les plus réticentes, celles qui percevaient le danger, s'y sont mises.

Les études les plus récentes ont confirmé les dangers, en particulier de cancer du sein, que l'on pouvait prévoir depuis longtemps, surtout quand ces traitements hormonaux sont associés à des modes de vie délétères et qui se surajoutent : tabagisme, mauvaise alimentation, surpoids-obésité, consommations médicamenteuses dangereuses, pollutions en tout genre... Reste la psychologie et son cortège de causes, ce qui arrangerait bien nombre de collègues qui pourraient expliquer ainsi l'épidémie des cancers du sein... Mais, malheureusement, si elle est en cause, c'est de manière très indirecte.

Il convient, dans un souci de prévention du cancer du sein, de limiter la prise d'hormones de synthèse à l'essentiel, à l'incontournable : pathologies sévères, infertilité.

19

LA GROSSESSE N'EST PAS EN CAUSE DANS LE CANCER DU SEIN AVANT 30 ANS, ELLE A UN RÔLE PROTECTEUR MAIS LE CANCER DU SEIN PEUT SE DÉVELOPPER PENDANT LA GROSSESSE

La grossesse est une période pendant laquelle le corps de la femme est inondée d'hormones naturelles.

Elles proviennent :

– **des ovaires** de la mère jusqu'à la 10e semaine de grossesse

– **du placenta** qui prend le relais du corps jaune des ovaires maternels à partir de la 11e semaine et fabrique progestérone et œstrogènes, pour le maintien de la grossesse.

Le cancer du sein est possible pendant la grossesse : 2 à 3 % de tous les cas de cancers du sein. Il est diagnostiqué entre 32 et 38 ans et représente 1 à 2 cas sur 3 000 grossesses, soit 200 femmes par an, en France. Il ne dépend pas de la grossesse elle même, mais des possibles antécédents familiaux, d'un tabagisme prolongé, d'une mauvaise alimentation et de traitements donnés en vue de la grossesse, ou même des longues périodes de contraception hormonale préalables à la grossesse.

Le diagnostic est difficile et tardif du fait de la tension par l'œdème du sein.

– 68 % des patientes sont vues à un stade relativement avancé (II ou III).

– dans 70 % des cas, les récepteurs hormonaux sont présents, ce qui est logique du fait de l'inondation hormonale du corps.

– La grossesse n'a pas d'influence sur le pronostic ; cependant la gravité est plus grande quand le cancer est diagnostiqué dans le dernier trimestre.

La grossesse arrive trop tard pour prévenir ou stopper un cancer qui a déjà commencé à évoluer.

Les risques pour l'enfant du fait des traitements contre le cancer existent.

– Ils sont maximaux jusqu'au 60e jour : c'est au 2e mois que l'essentiel des organes est en place.

– Des atteintes cardiaques liées aux anthracyclines (produits anticancéreux utilisés pour le traitement) ont été observées jusqu'au 2e trimestre.

– Une enquête très précise serait d'ailleurs utile sur un sujet aussi grave. Nous ne l'avons pas trouvée dans la littérature internationale.

On peut se poser quelques questions.

Pourquoi les femmes, qui ne sont fécondes que 5 à 6 jours par mois, sont-elles obligées de consommer des hormones au moins 3 semaines[1] par mois ?

Comment se fait-il que l'on impose à une femme 3 semaines de prise quotidienne d'hormones pour neutraliser seulement 5 à 6 jours de fécondité ?

Pourquoi la médecine n'aiderait-elle pas la femme à repérer écologiquement ses jours de fécondité ?

La première grossesse avant 30 ans est donc bien un facteur protecteur ; de plus chaque accouchement apporterait une réduction de 10 % du risque (3 % pour les cancers diagnostiqués avant la ménopause et 12 % pour les autres).

Une grossesse précoce entre 20 et 28 ans accroît énormément les taux d'œstriol (voir tableau 10) et a pour conséquence une réduction de 50 à 70 % de cancer du sein ultérieur.

---

1. Peu de femmes savent qu'il reste une semaine sur 4 où la femme ne prend pas d'hormones, à la fin de son cycle. Sous pilule, son cycle est entièrement artificiel. L'interruption de prise hormonale a le seul but de déclencher ses règles. En effet, c'est la chute des taux hormonaux dans le sang qui est responsable du phénomène des règles. Pour les pilules telles que Minesse et Melodia, la femme prend la pilule tous les jours, mais pendant la semaine qui voit se déclencher les règles, ces pilules sont des placebo, c'est-à-dire ne contiennent pas d'hormone. Moyen simpliste pour éviter les oublis !

20

LES 10 CAUSES DE CANCER DU SEIN OU DE RÉCIDIVES

Les cancers du sein, de plus en plus nombreux, ne sont pas sans causes. Affirmer que l'on ne connaît pas ces causes, c'est se moquer des femmes ou faire preuve d'une grande ignorance scientifique.

1. Génétique : des gènes précis BRCA 1 et BRCA 2

– 5 à 8 % des cas de cancer du sein de la femme

– 92 à 95 % des cas de cancer du sein **n'ont pas** d'origine génétique.

2. L'épigénétique : pollution environnementale inhibitrice des gènes suppresseurs de tumeurs, qui permet aux oncogènes de s'exprimer.

Du tabac aux produits industriels, dits xénobiotiques, pesticides qui jouent le rôle de Xénohormones...

3. Les hormones :

– Puberté précoce + ménopause tardive augmenteraient les risques du fait d'influences hormonales plus longues.

– De la pilule au THS, selon les dosages et la durée de consommation.

4. Les autres médicaments à action hormonale indirecte

Corticoïdes immunosuppresseurs, hyperprolactinémiants : antidépresseurs, anxiolytiques, somnifères, certains diurétiques ou hypotenseurs, consommés trop longtemps.

5. Une nutrition désastreuse : trop de sucres, trop de graisses et d'alcool, pas assez de fruits, légumes, légumineuses, poissons, fruits de mer...

6. Les excès radiologiques : mammographies trop nombreuses et radio du thorax...

7. Les chocs psychologiques et le stress chronique.

Ils ne sont jamais seuls en cause.

8. Des virus oncogènes impliqués ? Des preuves encore insuffisantes.

Il existerait une association entre des virus oncogènes et le cancer du sein non familial : les virus EBV (Epstein-Barr virus) et HHV-8 (human herpes virus).

9. Les éléments du mode de vie qui sont des facteurs de risque.

Le Wall Street Journal en 2006 soulignait que le risque de cancer du sein est déterminé dès l'enfance (par une puberté précoce qui s'associe souvent à une ménopause tardive), d'où un impact du mode de vie dès cette époque de la vie. Le quotidien présente plusieurs théories, que les parents peuvent appliquer pour diminuer le risque de futur cancer du sein chez leur fille :

– **encourager l'exercice physique à un jeune âge**, pour retarder l'apparition des premières règles, moment à partir duquel s'accélère la croissance cellulaire ;

– **limiter la « malbouffe »,** encourager la consommation de fruits et légumes ;

– **prévenir très tôt des excès de l'alcool**[1], car une consommation élevée d'alcool à un âge inférieur à 25 ans favorise particulièrement un futur cancer du sein ;

– **discuter des différentes méthodes de contraception** et consommer si possible le moins d'hormones en s'orientant vers une contraception mécanique plus écologique.

---

1. C'est surtout en période postménopausique que le risque augmente et il est d'autant plus élevé que la consommation d'alcool est élevée. Le risque relatif à 1,2 correspondrait à une consommation de 15 grammes et plus d'alcool par jour. L'alcool semble plus associé au carcinome lobulaire que canalaire. Ces effets seraient dus à l'augmentation du sulfate d'œstrone et du sulfate de déhydroépiandrostérone.

10. L'isolement social constitue un allié du cancer du sein.

Des chercheurs de Chicago ont publié dans le Proceeding de l'Académie des Sciences de New York fin 2009, l'importance des facteurs psychosociaux en cause dans la génèse des cancers du sein.

Dans des modèles de rats Sprague Dawley, chez qui le cancer mammaire survient spontanément, ils démontrent un triplement des risques de cancer du sein les plus courants en situation expérimentale d'isolement. L'isolement social induit une augmentation et un allongement de la réponse corticale au stress. Il accroît le nombre, la taille et l'extension des tumeurs au niveau des quadrants mammaires. Ils observent une multiplication par 3,3 du risque relatif de cancer du sein *in situ* ou infiltrant.

Les causes génétiques : 5 à 8 % des cas des femmes atteintes de cancer du sein

La génétique, c'est-à-dire la présence d'un gène spécifique du cancer du sein est observée chez 5 à 8 % des femmes atteintes de cancer du sein. Deux gènes BRCA 1 et BRCA2 (BR pour « Breast » qui signifie « sein » et CA pour « Cancer ») ont été isolés. Quand une femme se sait porteuse de ce gène, elle doit savoir d'une part que le risque de cancer du sein est fort mais pas certain et, d'autre part, que pour réduire les risques d'atteinte, elle devra suivre de façon rigoureuse les conseils de prévention.

L'épigénétique correspond aux facteurs qui peuvent influencer la génétique, en permettant l'expression du gène directement ou en inhibant l'efficacité du ou de gènes suppresseurs. Ils ne sont pas tous connus actuellement. Ils sont surtout environnementaux.

Pour 92 à 95 % des femmes atteintes de cancer du sein, 3 grandes causes.

– le **tabagisme** actif ou passif

– des **excès alimentaires** de toutes sortes que nous résumons en les qualifiant de *nutrition désastreuse*

– les **consommations hormonales** directes ou indirectes sous forme d'hormones ou de produits étrangers à action hormonale, dénommés Xéno[1] biotiques.

Ces 3 causes peuvent évidemment être associées.

---

1. « Xeno » en grec signifie « étranger ».

Leur association ne peut qu'aggraver la situation et rendre les risques de cancers du sein plus grands et présents à un âge plus précoce.

Des virus oncogènes sont suspectés

Une étude rétrospective réalisée à Taiwan a inclu 62 femmes atteintes d'un cancer du sein. La pièce opératoire et les ganglions axillaires ont été analysés sur le plan macroscopique, histologique et virologique, les virus oncogènes HPV (human papillomavirus), CMV (Cytomegalovirus), EBV (Epstein-Barr virus), HSV-1 et HSV-2 (Herpes Simplex virus), HHV-8 (Human Herpes virus) ont été systématiquement recherchés par PCR (Polymerase Chain Reaction) et hybridation.

Si l'analyse inclut les facteurs viraux, le nombre de virus détectés dans les échantillons s'est avéré corrélé à la survie globale et à la survie sans récidive. Les virus HSV-1, HHV-8, EBV, CMV et HPV étaient associés à la survie globale (p« 0,05). Seuls les virus HHV-8 et CMV étaient associés à la survie sans récidive (p« 0,05 et p« 0,01). Cette étude rétrospective n'autorise aucune conclusion, sauf que le rôle potentiel de certains virus oncogènes existerait[1].

Certains médecins prescrivent des traitements de micro-immunothérapie après avoir mis en évidence par un dosage sanguin spécifique, la réactivation de certains virus dont EBV et HSV.

1. Tsai JH et coll. : « Relationship between viral factors, axillary lymph node status and survival in breast cancer. » J Cancer Res Clin Oncol, 25 juillet 2006.

21

LA GÉNÉTIQUE ET L'ÉPIGÉNÉTIQUE DU CANCER DU SEIN LES GROUPES DE FEMMES À RISQUE DE CANCERS DU SEIN ET DES OVAIRES

La génétique : femmes ayant les gènes BRCA 1 ou BRCA 2

Sur 100 femmes porteuses du gène BRCA1, 80 développeront le cancer du sein avant l'âge de 80 ans, 65 avant l'âge de 70 ans si elles ont BRCA1 et 45 si elles ont BRCA2.

Dans 80 % des cas, le gène BRCA1 est en cause, dans 15 % c'est le gène BRCA2.

Les mutations de ces gènes se transmettent sur un mode autosomique dominant[1].

Risque cumulé de cancer du sein et de l'ovaire jusqu'à l'âge de 50 et 70 ans en fonction du type de mutation BRCA 1 ou 2.

	Risque cumulé à 50 ans BRCA 1	**Risque cumulé à 70 ans BRCA 1**	**Risque cumulé à 50 ans BRCA 2**	**Risque cumulé à 70 ans BRCA2**
Cancer du sein	38 % (30-45)	65 % (51-75)	16 % (11-21)	45 % (33-54)
Cancer de l'ovaire	13 % (8-18)	39 % (22-51)	1 % (0-3 %)	11 % (4-18)

1. Quand un seul des gènes est porteur d'une anomalie génétique « dominante », donc qui peut se transmettre.

Les critères suggérant un cancer du sein héréditaire sont :
– un cancer précoce avant 40 ans.
– des antécédents familiaux de cancer du sein, de l'ovaire ou de cancer bilatéral des seins, une association cancer du sein et de l'ovaire chez une même femme.
– un cancer du sein chez l'homme.

L'épigénétique associée à la génétique, influence la génétique

Le phénomène est bien identifié par les travaux des épidémiologistes qui, en 2003, en comparant des femmes de même origine (Juives askhénazes porteuses du gène BRCA1) nées avant 1940 ou après 1940, ont démontré que les premières avaient un risque de cancer du sein de 24 % tandis que celles nées après 1940 avaient un risque de 67 %. Les premières n'ont pas été soumises aux traitements hormonaux ou à la contraception hormonale, à la différence du deuxième groupe. De plus, il est probable (la publication ne le dit pas) que le nombre de grossesses menées à terme chez ces femmes est significativement plus important dans le premier groupe.

15 à 20 % des cancers du sein surviennent chez des femmes ayant un historique familial de cancer du sein, sans qu'un lien héréditaire puisse être établi. Les causes seraient des gènes non identifiés associés à des facteurs environnementaux, hormonaux, en particulier.

L'épigénétique : ce sont donc des facteurs exogènes qui augmentent ou réduisent les risques.
– Une puberté précoce : le risque est d'autant plus élevé que s'y associe une ménopause tardive.
– **Un nombre de grossesses menées à terme élevé** (3 à 5 enfants) réduit les risques au-delà de 45 ans. Chaque accouchement apporterait une réduction de 10 % du risque (3 % pour les cancers diagnostiqués avant la ménopause et 12 % pour les autres).
– **L'âge à la première grossesse** est le paramètre fondamental. Les femmes accouchant pour la première grossesse après 30 ans ont un risque 5 fois plus élevé que celles accouchant avant 20 ans (sans compter les hormones contraceptives consommées entre 20 et 30 ans !) La grossesse précoce accroît énormément les taux d'œstriol protecteur et a pour conséquence une réduction de 50 à 70 % de cancer du sein ultérieur.

– **Les consommations hormonales directes (pilules ou THM) ou indirectes, tabagisme et pollutions** en tous genres augmentent nettement les risques de cancer du sein.

– **La durée de l'allaitement** au sein est un facteur protecteur : le risque de cancer du sein serait réduit de moitié pour les femmes qui allaitent au moins 24 mois, par rapport à celles qui allaitent 1 à 6 mois[1]. La réduction du risque de cancer du sein est de 8 % pour un enfant né et allaité au sein maternel 3 à 6 mois.

– **L'avortement, par fausse couche naturelle ou volontaire,** augmenterait les risques s'il a lieu après 18 semaines de grossesse[2]. Le tissu mammaire en état de prolifération serait plus sensible aux carcinogènes.

En Angleterre et aux USA[3], les données les plus récentes affirment que « *l'avortement provoqué doit être inclus dans la liste des facteurs de risque du cancer du sein.* ».

– **Les femmes atteintes de pathologie bénigne du sein avec « *mastopathies à risque* »** :

– risque 0 : petits kystes, adénose, mastose fibrokystique non proliférative[4], papillome simple.

– risque relatif 2 : mastose proliférante sans atypie, gros kystes, adénose sclérosante

– risque relatif 4 : mastose proliférante atypique.

– risque relatif 5 : microcalcifications à la mammographie.

---

1. Zogrados GC et coll. Common risk factors of breast and ovarian cancer recent review. Int. J. Gynecol. Cancer 2004, 14, 721-740.

2. En France, il n'est possible que jusqu'aux 12 semaines d'arrêt de règles.

3. Dans la méta-analyse reprenant 23 travaux depuis 1957, Joël Brind et coll. de l'université Buruch de New York ont calculé, après avoir pris la précaution d'éliminer les biais, qu'un avortement provoqué augmente de 30 % le risque d'avoir un cancer du sein.

4. Elle est due à un excès d'œstrogènes. Des applications locales de progestérone sont le meilleur traitement. La progestérone administrée par voie percutanée est transportée par les globules rouges et non dans le plasma.

22

LES PREUVES DE L'HORMONO-DÉPENDANCE DES CANCERS DU SEIN

Une histoire étonnante que beaucoup de médecins ignorent. Elle démontre l'hormonodépendance des cancers du sein, mais aussi de la prostate.

1896 : George Beatson, chirurgien écossais : l'ablation des ovaires freine nettement l'évolution du cancer du sein métastasé (Lancet 1896 ; ii : 104-107)

1930 Charles Dodds synthétise le Distilbène (DES) à activité œtrogénique.

1932 : Antoine Lacassagne : induction œstrogénique de cancer de la mammelle chez les petits animaux : les œstrogènes sont facteur de croissance des tumeurs mammaires... Ces résultats seront longtemps passés sous silence, partant du principe que les résultats observés chez le rat ne sont pas transposables chez l'humain.

1939 : A.F.J. Butenandt (Nobel) réalise la synthèse de la progestérone

1945 : Traitement du cancer de la prostate avec le Distilbène qui joue le rôle d'un anti-testostérone. En France, ce traitement commence à partir de 1948.

1948 : Le DES est prescrit pour éviter les fausses couches en partant du principe (faux) qu'il y a carence en œstrogène.

1952 : G. Huggins obtient des rémissions de cancer du sein après ablation des surrénales et de l'hypophyse. C'est Antoine Lacassagne qui en a eu l'idée.

1956 : Grégory Pincus imagine la première pilule avec la progestérone car il a remarqué que la progestérone bloque l'ovulation dans la 2e partie du cycle. Elle sera testée sur les Porto Ricaines (Bien plus dangereux que le tabac, écrira plus tard Ellen Grant dans son livre « Amère Pilule » paru en 1988, voir note 1, p. 144).

1960 : première pilule appelée « Enovid » lancée sur le marché américain.

1967 : en France, légalisation de la contraception.

fin des années 60 aux USA : les œstrogènes sont couramment utilisés à la ménopause, comme premier Traitement substitutif.

Années 70 : le THS diffusé en France avec une savante orchestration médiatique.

1971 : le DES est responsable de cancers des voies génitales chez les filles des mamans l'ayant reçu pendant le début de leur grossesse. Il est supprimé aux USA des indications pour éviter une fausse couche. **La France attend des preuves jusqu'en 1977 !** Les médias n'en diront rien, sauf quand les femmes malades intenteront des procès au laboratoire en cause, qu'elles gagneront (voir question 4).

1987 : la Revue Cancer[1] démontre que les contraceptifs oraux augmentent la multiplication cellulaire des cellules normales ou cancéreuses du sein.

1998 : l'ajout d'œstrogènes à des cultures de cellules cancéreuses active l'oncogène promoteur du cancer, alors que la progestérone naturelle active le gène suppresseur de tumeur, p. 53 (B. Formby et T.S. Wiley en Californie). L'œstradiol inhibe l'apoptose (empêche la mort naturelle) des cellules normales et cancéreuses in vitro, donc favorise la multiplication cellulaire, normale ou anormale

1998 : le Centre International de Recherche sur le Cancer (CIRC) classe les contraceptifs oraux, et les hormones du THS comme « cancérigènes classe I ». Le CIRC l'avait dit, mais non médiatisé dès 1976.

2000 : La Revue du Praticien 50, p. 451-460, dans un article destiné à la préparation d'internat précise les risques de cancer du sein avec la pilule.

« *La prise d'œstro-progestatifs augmente de 25 % environ l'incidence du cancer du sein. Ce risque est augmenté lorsque la prise a*

---

1. *Cancer* 1987 ; 59 : 281-287 : l'équipe de Berkeley corrobore les résultats des études épidémiologiques qui font apparaître une association entre l'usage des contraceptifs oraux et le cancer du sein. Les chercheurs démontrent le pouvoir stimulant des stéroïdes contraceptifs sur la croissance des cellules mammaires saines. Ils révèlent déjà que les progestatifs contraceptifs testés à part stimulent in vitro la croissance des cellules cancéreuses mammaires, comparativement aux cellules saines ou atypiques non malignes.

débuté avant l'âge de 20 ans. » Aucune diffusion n'est faite dans les établissements scolaires.

2005 : entre le 1er et le 5 août, les grands médias télévisés annoncent aux heures de grande écoute : « La pilule est cancérigène, tout comme le THS. »

Curieusement, aucun média, aucune Institution de lutte contre le cancer ne reprend cette nouvelle majeure pour la santé des femmes.

Le Professeur Pujol, président de la Ligue nationale contre le Cancer, envoie le document de presse de la Ligue N° 126 du 1er août 2005 qu'il annote et signe : « *Au Pr Henri Joyeux, tu avais raison bien avant, dont acte.* »

En septembre 2005, les médias féminins font la promotion de la pilule en continu et de la fin des règles, sans annoncer les moindres risques.

Ceci fait suite à une publication dans The Lancet Oncology, dans laquelle le CIRC (Centre International de Recherche sur le Cancer), après avoir analysé 70 publications autour du cancer du sein, classe la pilule œstro-progestative, ainsi que le traitement hormonal de ménopause, comme substances cancérigènes de type 1 au même titre que l'amiante. Ce travail est le fruit de la collaboration de 21 chercheurs de 8 pays différents.

Pourtant, en septembre 2005, les médias féminins font la promotion de la pilule en continu et de la fin des règles, sans annoncer les moindres risques.

Aucune réaction de la Ligue nationale contre le Cancer qui n'a pas eu peur de reprendre tous les conseils nutritionnels que nous donnons depuis 20 ans, mais sur le sujet « Pilule, THM et Cancer » est restée pudiquement muette. Sa mission est-elle vraiment de donner une information de prévention ou seulement de récupérer de l'argent pour la recherche ?

23

LES AUTRES PREUVES DE L'HORMONO-DÉPENDANCE DES CANCERS DU SEIN

Nombreuses sont les preuves actuelles indirectes de l'hormono-dépendance des cancers du sein

1. Les chimiothérapies efficaces mettent les ovaires au repos dès les premières cures[1] : arrêt des règles et reprise plusieurs mois après la fin des traitements.

Les drogues anti-mitotiques empêchent les cellules qui synthétisent les hormones d'être actives. Ainsi les ovaires se mettent au repos dès les premières cures de chimiothérapie, d'où l'arrêt des règles et la reprise du cycle menstruel plusieurs mois (6 à 9) après la fin des traitements, voire jamais.

2. Les traitements « anti-hormonaux » bloquent les sécrétions hormonales.

– au niveau des ovaires avec les anti-œstrogènes ou anti-progestérones.

– au niveau des surrénales avec les anti-androgènes surrénaliens à destinée œstrogénique.

– au dessus de l'hypophyse, ce sont les analogues de l'hormone GnRH qui, normalement, libèrent les stimulines hypophysaires LH et FSH destinées à stimuler les fabrication des hormones ovariennes. Ces analogues bloquent donc les formations de LH et FSH et, par voie de conséquence, la sécrétion d'œstrogènes et de progestérone à la fois par les ovaires et par les surrénales.

1. On considère qu'une chimiothérapie efficace chez la femme avant la ménopause doit stopper les règles avant la 3e cure de traitement.

3. Le tissu cancéreux du sein contient des récepteurs.

Le tissu sain, comme le tissu cancéreux du sein, contiennent des récepteurs : RO ou RE (récepteurs aux œstrogènes) – RP (récepteurs à la progestérone). Une hormone marquée se fixe sur le récepteur[1].

Si le récepteur est occupé par une hormone, les récepteurs sont dits « négatifs » ou « absents ». En réalité, ils sont « saturés » par l'hormone.

4. Les anti-œstrogènes[2] se fixent aussi sur les récepteurs.

– ils empêchent ou régulent l'action des hormones naturelles sur les récepteurs.

– ils peuvent activer les récepteurs du corps de l'utérus et être à l'origine de cancers du corps de l'utérus, surtout après la 5e année de prescription.

– ils sont aussi responsables de thromboses et d'embolies, troubles oculaires et signes d'hyperœstrogénie : bouffées de chaleur, prise de poids, sueurs nocturnes...

Le tamoxifène n'est indiqué que si les récepteurs hormonaux sont positifs (RH +). Dans ces cas, on observerait une réduction du risque de rechute de 47 % et du risque de décès de 26 % (Revue de Presse d'Oncologie Clinique, vol. 18, 2009).

Ces résultats, très médiatisés par les laboratoires qui commercialisent ces médicaments, sont très discutables, tant sont nombreuses les récidives de cancer du sein, y compris chez des femmes suivant scrupuleusement cette prescription puisqu'elles ont des récepteurs hormonaux dans le tissu tumoral.

5. Les phytohormones peuvent se comporter comme des anti-œstrogènes en se fixant sur les récepteurs, et comme des œstrogènes surtout avant la puberté, mais aussi chez des femmes sensibles aux œstrogènes, ayant développé un cancer du sein. C'est pour cette raison que les produits contenant du soja sont contre-indiqués chez les femmes atteintes de cancer du sein. Cette contre-indication concerne tous les cancers du sein, homono-dépendants ou pas.

Mais ces phyto-hormones ne peuvent en aucun cas remplacer les anti-œstrogènes de synthèse.

---

1. On ne sait pas pendant combien d'années les récepteurs restent saturés après la ou les prises hormonales. Dans notre expérience, au moins 5 ans...

2. Il s'agit surtout du Nolvadex encore appelé Tamoxifène ou Tamofène.

6. Les anti-enzymes : les anti-aromatases (Ias) ont des effets anti-hormonaux en bloquant la formation des hormones du tissu gras de réserve à destinée œstrogénique. Ils sont proposés aujourd'hui à la place du Tamoxifène, pour 5 années de traitement, après la certitude d'une ménopause définitive.

Leurs effets secondaires sont : douleurs ostéo-articulaires qui peuvent être invalidantes et risque accru de fracture.

7. Les médecins vétérinaires observent des tumeurs bénignes et malignes des mamelles chez les chattes et chiennes qui reçoivent une contraception hormonale identique à celle utilisée par les femmes (surtout quand elle est remboursée par la Sécurité sociale, car les pilules remboursées datent d'au minimum 23 ans et sont des pilules bien trop dosées...).

24

HORMONES ET CANCER DU SEIN : LES TRAITEMENTS AUX HORMONES EN CAUSE

Les hormones responsables des cancers du sein ne sont pas naturelles.

Ne sont « naturelles » que les hormones fabriquées par les propres glandes de la personne.

Elles ressemblent seulement aux hormones naturelles par leur formule chimique. Elles mettent au repos la fabrication hormonale des ovaires : ils deviennent à la longue « atrophiques » et inactifs[1].

Elles remplacent souvent, à des taux plus élevés, les hormones naturelles.

1. La contraception hormonale bloque l'ovulation partiellement (miniplules) ou totalement (normopilules).

La contraception œstro-progestative bloque l'ovulation, la contraception micro-progestative la bloque partiellement. Les pilules œstro-progestatives, mal nommées « normo-dosées » à 50 gamma d'éthinyl-œstradiol, sont bien trop dosées et ne devraient plus être prescrites. Les pilules « mini-dosées » d'il y a plus de 20 ans ne méritent plus cette appellation. Les pilules de dernière génération à 15 ou 20 gamma d'éthinyl-œstradiol, bien moins dosées, sont les véritables « mini-dosées.

– Avantage majeur : fin des grossesses non-désirées.

– Prévisions des laboratoires pharmaceutiques : 30 ans de prise de 15 à 50 ans, moins 5 ans pour les grossesses.

---

1. Ainsi, lorsque la femme souhaite avoir un enfant, après plusieurs années de consommation contraceptive hormonale, les ovaires au repos ne fonctionnent pas. L'ovulation est retardée, voire impossible. D'où la nécessité de passer par la procréation médicalement assistée (PMA).

– Moyenne de consommation en France = 11 ans/vie de femme.

Les ovaires au repos trop longtemps ne refonctionnent pas toujours bien... D'où la nécessité pour certaines femmes d'avoir recours aux stimulations hormonales.

– Une minipilule est déjà largement prescrite à la puberté contre l'acné (Diane 35), alors que les changements d'habitudes alimentaires et la phytothérapie doivent être prioritaires à cet âge. Diane 35 contient de l'éthinylestradiol, lequel est dangereux pour la santé. Une contraception moins dosée, plus adaptée, ne doit être prescrite qu'en seconde intention, en cas d'échec des thérapeutiques naturelles : homéopathie, phytothérapie, zinc.

2. Les hormones de la pilule font partie du Groupe 1 des substances cancérigènes (CIRC 1998 et 2005) : cancérigènes chez la femme et chez l'animal. Ce qu'Antoine Lacassagne[1] avait démontré chez le petit animal dès 1932 ! Ses travaux ne sont encore connus que de très peu de spécialistes, y compris à l'Institut Curie de Paris. Sa candidature, nous a confié son élève le Pr Raymond Latarjet, fut proposée au Prix Nobel, mais ses travaux n'étaient pas dans l'air du temps !

Le THM : les substitutions hormonales à la Ménopause[2].

– Les propositions des spécialistes médicaux[3], dès les années 70, étaient simples et même simplistes : prises hormonales de substitution, au moins 10 ans de 50 à 60 ans, pour :

– poursuivre les menstruations 10 ans de plus[4]...

1. Voir les détails dans le livre « Femmes, si vous saviez... Les hormones, de la puberté à la ménopause ». Éd. F.-X. de Guibert, 2009.

2. Breast cancer risk in relation to different types of hormone replacement therapy in the E3N-EPIC cohor. Fournier A., Berrino F., Riboli E., Avenel V., Clavel-Chapelon F., Int J Cancer 2005, Apr 10 ; 114 (3) : 448-54. HRT and Breast cancer. F. Clavel-Chapelon, A. Fournier. Étude présentée lors du 11e Congrès international sur la ménopause, à Buenos Aires, octobre 2005.

3. Surtout par l'Afem (Association française de l'étude de la Ménopause) qui a largement contribué à faire croire que la ménopause est une maladie. Information reprise par certains journalistes médicaux largement invités dans les symposiums et congrès internationaux, la plupart, comme les médecins, liés aux laboratoires pharmaceutiques (comme experts scientifiques ou de communication, rémunérés directement ou indirectement).

4. À une thèse de médecine dans les années 80, un de nos maîtres, JL Viala, professeur de gynécologie de la Faculté de Médecine de Montpellier, défendait le

– éviter les bouffées de chaleur, l'ostéoporose, la sécheresse vaginale.
– prévenir les maladies cardio-vasculaires
– retarder le vieillissement de la peau, du cerveau
– **En avril 2007, est parue dans le *British Journal of Cancer*** la première étude mettant en évidence un risque accru de cancer du sein chez les femmes non ménopausées traitées par progestatifs. L'équipe du Dr Clavel-Chapelon a analysé les réponses de 73 664 femmes ayant utilisé des progestatifs après 40 ans et peu avant la ménopause. Le risque de cancer du sein est multiplié par 1,44.

Les progestatifs recouvrent une large gamme de médicaments : Orgamétril, Lutéran, Duphaston, Surgestone, Lutényl...

La conclusion est claire : « Lorsque les œstrogènes sont associés aux progestatifs, le risque de cancer du sein est plus grand que lorsqu'ils sont prescrits seuls. »

Or, la pilule, et pratiquement toutes les pilules utilisées par les femmes, correspondent à l'association des 2 hormones, œstrogènes et progestérone, présentes sous forme non naturelles (synthétiques ou d'origine animale) dans le médicament.

En réalité, toutes les études ont confirmé depuis les années 2000 qu'on observe, avec le THM, davantage de cancers du sein (30 % à 40 % de plus), de maladies cardio-vasculaires (phlébites, accidents vasculaires cérébraux, infarctus du cœur...), de prise de poids, d'hypercholestérolémie... Exactement l'inverse de ce qui était annoncé.

Le risque de cancer du sein augmente de 40 % chez les femmes ayant pris le THM pendant 5 ans, par rapport à celles qui n'ont jamais suivi ce traitement.

Un grand nombre de spécialistes ont considéré que les femmes étaient responsables des « effets secondaires », puisqu'elles ont souhaité le THM !

Aujourd'hui encore, de nombreux spécialistes proposent le nouveau THM à la française (17 bêta œstradiol par voie cutanée et progestérone micronisée) aux femmes, sans en connaître les effets sur le long terme.

THS qui supprimait le vieillissement et permettait aux femmes d'être réglées largement au-delà de la ménopause. Mon avis, exprimé en public, quant à la dangerosité, fut courtoisement, mais totalement opposé.

Certains n'hésitent pas à les troubler en leur faisant croire que les effets négatifs du THM étaient pour les femmes américaines, qui consommaient des hormones différentes de celles consommées par les Françaises !

Il faut oser le dire, le rapport bénéfices/risques du THM est négatif.

Si une femme a besoin du THM, il ne peut être prescrit qu'à petites doses et le temps le plus court.

Le mieux est de s'orienter vers une phytothérapie ciblée pour la ménopause : une cuillerée à soupe pour une tasse de tisane de Sauge officinale le matin, et le soir pour une tasse de tisane d'Achillée millefeuille.

Il est aussi nécessaire de changer ses habitudes alimentaires, en supprimant les produits laitiers et le gluten et en consommant plus de fruits et légumes frais.

La consommation des phytohormones de l'alimentation pourra se coupler à un traitement phyto-hormonal de ménopause.

Avec le THM, la densité mammograhique est augmentée (Rutter 2001), alors qu'il n'y a pas d'augmentation de la densité mammaire avec les phyto-hormones (Maskarinec 2003).

L'objectif des laboratoires et de leurs médecins « affiliés » est maintenant de faire croire que « *le risque de cancer du sein dépend du type de THM* », alors qu'ils n'ont qu'un faible recul avec les nouveaux THM.

Désormais, il est certain que les œstrogènes ont un rôle dans la transformation de la cellule mammaire normale vers le cancer et que les progestatifs ne font qu'aggraver cet effet.

25

LES AUTRES MÉFAITS MÉCONNUS DES HORMONES DE LA PILULE[1]

Les effets de la contraception sont passés sous silence, comme si les femmes ne pouvaient pas comprendre.

1. Des règles artificielles : leurre des jeunes filles à l'adolescence et des femmes adultes qui croient avoir les règles « normalement ».

Les modes de fonctionnement de la contraception sont très mal connus des femmes. Les laboratoires n'ont rien fait pour les en informer, préférant les laisser dans une rassurante ignorance.

Le dernier « Carnet Santé pratique » des Laboratoires Pierre Fabre a pour titre : « *J'ai oublié de prendre ma pilule ! Que dois-je faire ?* »

– Les règles sont artificielles, ce qui trompe totalement les adolescentes et les adultes qui croient avoir les règles « normalement ». C'est l'arrêt de la prise pendant une petite semaine qui crée le phénomène des règles.

– Les ovaires s'atrophient progressivement. Les stérilités d'origine hormonale par blocage ovarien sont de plus en plus fréquentes.

– Depuis les années 2000, les laboratoires poussent vers la gent féminine, l'idée du minimum de règles et même de leur suppression définitive[2].

– Après la maîtrise médicale de la fécondité, les femmes se voient offrir la *maîtrise totale de leur féminité* : prise quotidienne d'un comprimé hormonal, mise d'un anneau dans le vagin à remplacer une

---

1. Ils sont parfaitement exprimés dans l'excellent livre d'Ellen Grant que nous avons préfacé avec le Pr Lucien Israël : *Amère Pilule – La vérité sur le contraceptif chimique,* Éd. F.-X. de Guibert, 2008, 3e édition.

2. Suppression des désagréments des menstruations et égalité avec les hommes !

fois par semaine, implant hormonal, stérilet pour 3 ans, et probablement bientôt pour 5 ans ou plus.

À aucun moment, les dangers ne sont évoqués : rassurante ignorance dont les méfaits ne tarderont pas !

2. Perturbation de la libido naturelle par disparition des jours féconds autour de l'ovulation. Les effets de la contraception sont passés sous silence.

– atrophie des 2 ovaires qui ne fonctionnent plus pendant tout le temps de la contraception ou à minima avec les minipilules.

– inhibition de la libido naturelle par disparition des jours féconds autour de l'ovulation.

– problèmes de couples à plus ou moins long terme : sentiment féminin d'être exploitée, fréquents non-dits, et incompréhension masculine des refus relationnels de la part du féminin.

Pas de partage des responsabilités contraceptives avec le partenaire : les femmes prennent tous les risques...

3. Une dépression immunitaire chronique avec les œstrogènes pour les longues consommations.

Les symptômes sont bien connus.

– une fatigue chronique fréquente, alliée à une instabilité émotionnelle, des migraines cycliques précédant les règles.

– des désordres auto-immuns fréquemment aggravés : rhumatisme articulaire aggravé, maladie de Sjögren (sécheresse oculaire et buccale), thyroïdite de Hashimoto, lupus érythémateux...

Tous ces symptômes peuvent être réduits ou disparaître dès la reprise des cycles naturels, associée à des changements des habitudes alimentaires.

4. Au niveau cérébral.

– les œstrogènes accroissent l'excitabilité des cellules cérébrales. Les excès d'œstrogènes sont responsables d'anxiété, d'insomnies et même de réactions de panique, de difficultés de concentration

– la progestérone naturelle les ralentit. Elle a été utilisée avec succès dans les crises d'épilepsie pour ses propriétés anti-convulsives.

– un excès de progestérone peut provoquer un état de léthargie.

– des excès de testostérone par excès de progestatifs qui se transforment en partie en hormone mâle sont responsables d'explosion d'agressivité.

5. Une hypercholestérolémie fréquente

– Du fait de la consommation d'hormones stéroïdes en excès qui contiennent le noyau cholestérol.

– C'est le « jackpot » pour les laboratoires fabricants des « hypocholestérolémiants ».

– L'industrie agro-alimentaire a même vu le créneau, en proposant la consommation de laitages aux vertus hypocholestérolémiantes dont l'efficacité est encore à prouver.

6. Rétention d'eau responsable de prise de poids due aux œstrogènes.

C'est la même que celle que l'on observe avec les anabolisants chez les animaux : poulet, veau aux hormones. Elle est responsable de la prise de poids.

– surpoids allant jusqu'à l'obésité, associée à des fringales incontrôlables.

– mal être incompréhensible, la femme est « mal dans sa peau ».

– cellulite, vergétures...

7. Des tumeurs bénignes du foie (hyperplasie nodulaire focale du foie, adénome) peuvent apparaître après 7 ans de consommation de pilule. Il est donc recommandé de faire réaliser une échographie hépatique tous les ans à partir de 7 ans de consommation de pilule.

8. Le kyste des ovaires jusqu'au cancer des ovaires[1]

Les gynécologues et cancérologues, en général, disent et répètent que la pilule protège du cancer des ovaires, car elle diminue le nombre des ovulations, ce qui est vrai, et que, de ce fait, les ovaires seraient soumis à moins de traumatismes, ce qui les protégerait davantage du cancer. Partant de cette idée simpliste, ils concluent souvent en généralisant : « *La pilule vous protège du cancer* », traduisez « *de tous les cancers* » (voir question 55).

Le Pr Sir Charles Dodds, inventeur du Stilbœstrol (DES), avait prévu déjà des pathologies ovariennes au minimum bénignes, kystes de rétention, en particulier.

Le Dr Ellen Grant dans son livre p. 147 « The Bitter Pill »[2], annonce l'avenir d'une manière logique : « *Le poids de l'évidence,*

---

1. The Center for Disease Control Cancer and Steroïd Hormone study (1983) : Oral contraceptive use and the risk of ovarian cancer JAMA 249, 17, 1596.

2. Édition française, voir note 1, p. 144.

en particulier lorsque les études biochimiques et animales sont prises en compte, tient à ce que l'utilisation d'hormones accroît probablement le risque de maladies ovariennes et d'évolutions malignes. »

9. Facilitation des Maladies Sexuellement Transmissibles.

Le cancer du col de l'utérus est de plus en plus souvent un effet secondaire de l'association « tabagisme-pilule » chez des femmes de plus en plus jeunes. De même, certaines études donnent à penser que la contraception hormonale est un facteur facilitant la plus grave des MST, le Sida, quand il y a relation avec une personne séropositive.

10. Les risques de similitude génétique.

Résultats d'une étude incluant 110 femmes : alors que les femmes devraient être naturellement attirées par des hommes génétiquement différents, la contraception orale pourrait altérer cette aptitude et entraîner des risques de similitude génétique, des pertes de fertilité et des désorientations amoureuses après arrêt de la pilule.

Au total, la pilule abîme le corps en le faisant vieillir prématurément : il prend du poids ; les seins, l'utérus, la peau, le foie se trouvent surchargés, imprégnés d'hormones synthétiques dangereuses pour la santé quand elle est consommée trop longtemps.

26

LES AUTRES MÉFAITS DÉMONTRÉS DU THM

Des espérances fausses de la communauté médicale manipulée par les laboratoires pharmaceutiques et des spécialistes médicaux intéressés (voir aussi question 17).

Le THS a été l'objet d'une vaste médiatisation à visée uniquement marketing vers le monde médico-pharmaceutique.

Des espérances fausses ont été médiatisées largement par la communauté médicale, manipulée par les laboratoires et par des spécialistes médicaux soit ignorants, soit intéressés et plus ou moins manipulés.

Les traitements hormonaux courants pour les femmes ménopausées accéléreraient la perte de tissu cérébral par rapport à ce qui est jugé normal avec l'âge.

« *Des IRM (imagerie par résonance magnétique) du cerveau de 1 400 participantes prises environ huit ans après le début de la recherche montrent une légère réduction du volume du cerveau des femmes ayant suivi ces traitements hormonaux. Cette altération concerne deux endroits essentiels pour la réflexion et la mémoire, le lobe frontal et l'hippocampe, accroissant le risque de démence.* »

Cette analyse clinique a été conduite dans le cadre de l'initiative de l'étude de la mémoire dite « Women's Health Initiative Memory Study » ou WHIMS et paraît dans la revue américaine Neurology.

De précédents résultats de cette recherche du WHIMS montraient que le traitement par œstrogènes, avec ou sans progestérone, accroissait le risque de démence et entraînait une diminution des capacités cognitives chez les femmes âgées de 65 ans et plus.

Selon cette étude, le lobe frontal des femmes soumises à la thérapie hormonale est en moyenne plus petit de 2,37 centimètres cube que celui des femmes ayant pris un placebo. Le volume de leur hippocampe est également inférieur de 0,10 centimètre cube à celui des femmes n'ayant pas été traitées avec des hormones. Toutefois, dans ce dernier cas, la différence n'a pas été jugée significative statistiquement.

« *Les effets néfastes de la thérapie hormonale sur le cerveau après la ménopause, que fait apparaître l'étude du WHIMS, semblent surtout être liés à une neurodégénérescence et non à une maladie vasculaire* », indique la Dr Laura Coker de l'Université Wake Forest à Winston-Salem en Caroline du Nord (sud-est), principal auteur de l'analyse également parue dans la revue Neurology.

Les essais anglosaxons WHI, HERS, MWS (Million Women Study = 716 738 femmes ménopausées suivies 3,4 années dont 45 % (320 953) avaient reçu THM[1].

– seul effet : prévention légère de l'ostéoporose (l'exercice physique régulier fait mieux)

– pas de diminution des maladies vasculaires ou de « démence »

– augmentation du nombre de femmes atteintes de cancer du sein et/ou de l'ovaire

– le risque global de cancer du sein et de l'endomètre x 2 sur 5 ans

– augmentation du nombre de cancers du corps l'utérus (endomètre)

- augmenté de 7,9 % si Livial ou Tibolone (en particulier le « Livial[2] » – Lancet mai 2005)
- augmenté de 4,5 % si œstrogènes seuls
- augmenté de 5 %[3] si traitement séquentiel œstro-progestatif.

Tout ce qui avait été promis et espéré s'est révélé faux !

– moins de cancers : c'est l'inverse ! 30 à 40 % de risques de cancer du sein !

– moins d'athérosclérose et de maladies cardio-vasculaires : c'est l'inverse !

– moins de déclin cognitif : c'est l'inverse !

1. Lancet 2005 ; 365 : 1453-5 -Lancet 2005 ; 365 : 1517-18.
2. Livial ou Tibolone (stéroïde synthétique ayant des propriétés œstrogéniques, progestatives et androgéniques).
3. RR = 1,05.

27

THM APRÈS CANCER DU SEIN UN ESSAI THÉRAPEUTIQUE NON-ÉTHIQUE EN SCANDINAVIE, QUI A FAVORISÉ LES RÉCIDIVES

Certains laboratoires ont proposé à des médecins scandinaves, qui l'ont accepté, de tester le Traitement Hormonal Substitutif après traitement pour cancer du sein.

Une ménopause précoce fréquente après traitements du cancer du sein

De plus en plus de femmes jeunes sont atteintes de cancer du sein, avant ou autour de la ménopause. Les blocages hormonaux de la chimiothérapie, les anti-hormones ovariennes, hypophysaires ou hypothalamiques, font que des femmes jeunes se retrouvent en état de ménopause précoce, avec tous ses désagréments.

Malgré l'hormonodépendance du cancer du sein, des équipes ont cherché à proposer un Traitement Hormonal Substitutif à ces femmes, ménopausées par les traitements anti-cancéreux.

Proposition de tirage au sort pour des femmes ayant été traitées pour cancer du sein = « randomisation » en 1997[1]

434 patientes tirées au sort pour un THM ou placebo de 2 ans.

345 patientes suivies : 174 avec THM et 171 sans THM

– groupe **avec** THM = 11 rechutes locales et 10 rechutes métastatiques.

1. The Lancet 2004, 363, 453-5.

– groupe **sans** THM = 2 rechutes locales et 5 rechutes métastatiques.

Essai thérapeutique stoppé en septembre 2002.

Les femmes ont été utilisées comme des cobayes !

L'essai thérapeutique aberrant commencé en 1997 a été stoppé en septembre 2002.

Les médecins ont dans ces cas une grande part de responsabilité.

Soulignons qu'aucune durée d'utilisation ne met à l'abri des complications, selon l'épidémiologiste de l'Inserm, Dominique Castagliola.

Le risque pour le cancer du sein démarre dès la première année de traitement et il est majeur après 5 ans. Idem pour le risque d'infarctus du myocarde et les accidents vasculaires cérébraux.

On trouve encore des journalistes manipulés ou même des scientifiques qui osent écrire aux femmes dans « La vie avec le cancer »[1] après qu'elles aient été traitées pour un cancer du sein :
« *En fait, deux grands problèmes sont posés : peut-on poursuivre une contraception orale (CO) et entreprendre, le cas échéant, un traitement hormonal substitutif (THS) de la ménopause ?*

Concernant la contraception orale, il n'y a pas actuellement d'argument scientifiquement défendable pour interdire ou prôner son administration dans le décours du cancer du sein. La CO ne modifie guère le risque de cancer du sein sauf lorsqu'elle est administrée à des groupes à risque chez les femmes de moins de 30 ans. Il ne nous paraît donc pas contre-indiqué de poursuivre une CO notamment en cas de cancer du sein après l'âge de 30 ans.

Concernant le traitement hormonal substitutif (THS), les données sont moins claires car le traitement aura pour conséquence une augmentation des taux d'œstrogènes qui peuvent stimuler un cancer hormono-sensible. La perspective d'un tel cancer est de 1 sur 3. Donc, 2 fois sur 3, ce traitement n'aura aucune influence sur le devenir du cancer. Quant au risque d'une fois sur trois, il peut être combattu, voire inhibé, par l'association au THS d'un anti-œstrogène qui pourra empêcher localement l'action des œstrogènes exogènes.

1. http ://www.argwal.com/horscadre/senohc/seno09.html

En résumé et en cas de demande motivée, il ne nous paraît pas contre-indiqué de poursuivre une CO ou d'entreprendre un THS pour autant que ce dernier soit associé à la prescription d'un anti-œstrogène et que les patientes se soumettent à des contrôles sénologiques réguliers. »

Tout cela est extrêmement dangereux. Là encore les femmes sont abusées et si elles suivent de tels conseils, elles mettent encore plus leur santé en danger, en augmentant fortement les risques de récidives et de métastases, toujours plus difficiles à contrôler et qui peuvent mettre la vie en danger.

28

LES AUTRES FACTEURS HORMONAUX QUI FAVORISENT LE CANCER DU SEIN

Une puberté précoce et une ménopause tardive

Le fonctionnement ovarien est plus long, d'où un plus grand nombre d'ovulations et de plus nombreuses stimulations œstrogéniques pour les seins. Dans cette cause, il faut ajouter évidemment les prises hormonales qui ne sont que très rarement comptabilisées dans les dossiers médicaux.

Informer les jeunes

– Les hormones de la pilule sont des produits authentiquement cancérigènes (œstrogènes de synthèse + progestatifs).

– **La pilule entre 13 et 15 ans accroît le risque de cancer du sein de 60 %[1].**

– Le cancer du sein apparaît loin de la consommation hormonale, dans les 10 à 30 ans qui suivent. Plus précoce est la consommation, plus précoce est le danger.

– Information connue des médecins dès l'an 2000 : la Revue du Praticien 50, p. 451-460, dans un article destiné à la préparation d'internat, précise : « *La prise d'œstro-progestatifs augmente de 25 % environ l'incidence du cancer du sein. Ce risque est augmenté lorsque la prise a débuté avant l'âge de 20 ans.* »

---

1. John R. Lee David Zava, Virginia Hopkins, *Tout savoir sur le cancer du sein*, Édition française, Sully, 2002. La plupart des médecins n'osent pas le dire de peur de favoriser les grossesses précoces et les avortements...

– La prise de la pilule augmente la résistance à l'insuline et, ainsi, peut être responsable de fringales, de surpoids et de mal-être.

– La durée moyenne de consommation de la pilule en France est de 11 ans...

Les laboratoires ont prévu 30 ans, de 15 à 50 ans, moins 5 ans pour les grossesses, sans prévenir des dangers à moyen et long terme.

La 1ère grossesse tardive (> 30 ans) ou la nulliparité, mais moins qu'après une grossesse tardive.

Les religieuses et les femmes sans enfant ont plus de risques de cancer du sein.

Le tissu de la glande mammaire n'est adulte, c'est-à-dire qu'il n'a atteint sa totale maturation, que lorsque du lait est passé dans le sein, ce qui évidemment nécessite une grossesse menée à terme. Cette maturation du tissu mammaire lui confère une certaine protection par rapport au cancer du sein.

Une grossesse entre 20 et 26 ans : un rôle protecteur pour le sein

C'est grâce à l'élévation des taux d'hormones protectrices (progestérone, œstriol, hormone gonadotrophique chorionique et prolactine).

La pilule des adolescentes : des plus anciennes pilules aux plus modernes

– Des hormones synthétiques (œstrogènes et progestatifs) potentiellement cancérigènes pour le sein et aussi pour le col de l'utérus.

– La prescription de la pilule dès la puberté : une erreur thérapeutique grave, quelles qu'en soient les raisons : acné, contraception, troubles des règles... Elle correspond à une consommation d'hormones inadaptée, alors que la croissance du corps n'est pas terminée et que le sein n'a pas atteint sa maturité.

– Plus les seins sont jeunes, plus ils contiennent de cellules non développées, plus susceptibles d'être endommagées par des agents cancérigènes. Les hormones contraceptives créent un état anovulatoire (sans ovulation), privant l'organisme des propriétés protectrices des hormones naturelles qui ne sont plus fabriquées par les ovaires.

Les progestatifs présents dans la quasi-totalité des pilules ne constituent pas des substituts de la progestérone. Ils empêchent la formation naturelle de la progestérone par les ovaires.

– La pilule empêche l'ovulation...et donne des règles artificielles.

– La pilule entraîne des carences vitaminiques (vitamine B6 et B9 = acide folique) à l'origine d'hyperplasie du col de l'utérus et du sein, qui peut se transformer en tumeur bénigne (fibroadénome) capable de se transformer en cancer.

Les différences entre le cancer du sein en post ménopause et celui qui apparaît au cours de la vie de fécondité

Le cancer du sein lié à la longue consommation de la pilule, s'il advient, apparaîtra loin de la consommation hormonale et avant la ménopause, soit entre 30 et 45 ans..., ce qui fait que nombre de femmes ont des difficultés alors à relier ce qui leur arrive à des prises hormonales qu'elles considèrent comme anciennes.

Il ya donc une grande différence entre l'apparition d'un cancer du sein, relativement peu de temps après la ménopause, stimulé par le THM et celui que l'on peut observer avec les prises hormonales de la contraception, qui est plus long à se développer.

– À la ménopause, les ovaires sont mis au repos ou sécrètent beaucoup moins d'hormones. Le THM apporte au sein des taux d'hormones qu'il ne doit plus naturellement recevoir. Deux à quatre ans ou plus suffisent à induire un cancer du sein, cliniquement ou radiologiquement décelable.

– Pendant la longue période de fécondité, de 15 à 50 ans, les ovaires sont au repos et la contraception hormonale les remplace en apportant des doses d'hormones au moins 20 fois supérieures à ce que fabriquent normalement les ovaires. L'induction d'un cancer du sein sera plus lente, pouvant passer par des phases de lésions bénignes : adénomes, dysplasie de plus en plus sévère.

29

UNE ALIMENTATION TROP SUCRÉE CRÉE LA RÉSISTANCE À L'INSULINE ET PERTURBE L'ÉQUILIBRE HORMONAL

Sucres, insuline et hormones sexuelles

– **Le sucre est utilisé comme source d'énergie**, stockée dans le foie et les muscles pour un à 2 jours de réserve sous forme de glycogène.

– **Quand les besoins énergétiques sont comblés,** il est stocké sous forme de graisse, dans les tissus de réserve, sous la peau, dans la cavité abdominale et dans le foie, créant alors *un foie gras* nommé scientifiquement *stéatose hépatique*.

– **L'insuline est l'hormone fabriquée par le pancréas** pour maintenir stable le taux du sucre dans le sang (glycémie à 1g/l). Elle est libérée en réponse à la quantité de sucres absorbés par l'organisme. Les « sucres simples » (on dit aujourd'hui à « *index glycémique élevé* », parce qu'ils font monter rapidement la glycémie après leur absorption = sucre blanc, pain blanc, pâtes, croissants, barres chocolatées et sodas, cola[1]...) provoquent une augmentation importante de la sécrétion d'insuline en réponse à l'hyperglycémie.

– **Une sécrétion excessive d'insuline,** due à l'ingestion excessive de « sucres simples », entraîne une fuite importante du sucre sanguin vers les cellules, d'où une hypoglycémie (dans le sang) avec tous ses symptômes : fatigue, somnolence, idées confuses, mauvaise humeur et vertiges.. et besoin de sucres, sous forme de fringales compulsives. On peut dire que « *le sucre appelle le sucre.* »

1. Dans l'Académie de Montpellier, « *dans un souci de santé publique* », le Coca-Cola n'est plus une option dans la formule des 7 restaurants universitaires.

– **Le cercle vicieux se met en place** : « sucre-insuline-hypoglycémie-fringale ».

Les habitudes nutritionnelles de dépendance aux sucres (vrais ou faux = aspartame) se mettent ainsi en place.

– **L'organisme supporte mieux une libération graduelle de sucre** dans le sang, suivie d'une sécrétion graduelle d'insuline et d'un apport graduel de glucose aux cellules. Ainsi, le glucose sera brûlé sous forme d'énergie plutôt que stocké sous forme de graisse. Toutes les cellules de notre corps ont besoin d'énergie glucidique pour fonctionner, les cellules cancéreuses plus encore que les cellules normales.

– **La résistance à l'insuline, c'est le débordement insulinique, qui fait que l'insuline ne joue plus totalement son rôle. Cela fait directement suite à une consommation excessive** de sucres, stockés en gras, d'où l'association à l'obésité, une vie sédentaire et parfois une prédisposition génétique qui s'exprime d'autant plus que les excès de sucres jouent un rôle « épigénétique ». Ils stimulent une susceptibilité génétique présente chez la personne.

– **Les excès de sucres** « forcent le pancréas endocrine ». Le sucre est la source d'énergie première pour les cellules du système nerveux, central et périphérique.

Le meilleur sucre pour le cerveau est le fructose des fruits.

– **Le tabagisme et le THS** de la ménopause peuvent accroître l'insulinorésistance (précurseur du diabète de type II ou diabète gras).

– Trop d'insuline altère la production de FSH (réduite) et de LH qui augmente, d'où diminution de la formation d'œstrogène et augmentation de la formation de progestérone, laquelle se métabolise en partie en hormone mâle, d'où la présence d'un duvet du visage et, au maximum, de ce que l'on nomme *l'hirsutisme,* en plus de la transformation de la voix.

Des déformations ovariennes : formation de kystes

– **Le trop d'insuline altère la production cyclique des FSH et LH, d'où des anomalies ovariennes secondaires.**

L'hypophyse libère trop de LH relativement à la FSH. La LH produite plus tôt dans le cycle hâte la maturation et la libération d'un ovule et stimule la production de progestérone.

– **La production de kystes ovariens**

Comme la FSH reste basse, les taux œstrogéniques sont faibles, **le follicule ne se développe pas et ainsi de nombreux follicules deviennent kystiques.** D'où la formation d'ovaires polykystiques...

– **Ces follicules non développés** ne deviennent pas corps jaune et, en réponse à l'excès de LH, fabriquent un excès de molécules hormonales de type testostérone, proches de la progestérone.

Des signes de virilisation

Cet excès d'hormone mâle provoque une prise de poids supplémentaire autour de la taille, l'acné, une chute des cheveux, une pilosité faciale et corporelle (bras et jambes), si disgracieuse chez les femmes.

30

LES EXCÈS D'ŒSTROGÈNES PEUVENT DÉCLENCHER UNE INSUFFISANCE THYROÏDIENNE QUI AUGMENTE LES RISQUES DE CANCER DU SEIN

Les 3 étages hormonaux fonctionnels, de l'hypothalamus à la thyroïde

La thyroïde fabrique les hormones thyroïdiennes (en particulier T4 = thyroxine) à la suite des stimulations, venant dans le cerveau, de l'hypothalamus qui fabrique, selon les besoins, la TRH (thyrotropine releasing homone ou *« **thyréolibérine** »)* laquelle stimule l'hypophyse, qui stimule la thyroïde selon les besoins de l'organisme avec une hormone dite TSH, thyroid stimulating hormone ou *« **thyréostimuline** »*). Il y a donc 3 étages de régulation : l'hypothalamus, l'hypophyse et la thyroïde **(voir schéma du début de la 2e partie).**

Ces trois étages sont sous la commande du cortex cérébral et de ses neuromédiateurs, donc en relation directe avec la façon dont sont gérées les émotions.

Les symptômes de l'insuffisance thyroïdienne

Les plus fréquents : frilosité, hypothermie et manque d'énergie, perte de la forme, difficulté à perdre du poids, douleurs musculaires, peau et cheveux secs, fatigue au réveil, anxiété et ou dépression, augmentation des symptômes de la ménopause, pouls ralenti et problèmes digestifs..., malgré des taux normaux d'hormones dans le sang.

Le dosage de l'iode dans les urines de 24 h (iodurie) peut être un bon marqueur d'une insuffisance thyroïdienne débutante.

Une TSH supérieure à 2,5 doit déjà alerter, même si elle est inférieure aux normes habituelles de l'hypothyroïdie.

Elle doit être recherchée systématiquement.

L'hypothyroïdie accroît le risque de cancer du sein par hyperœstrogénie

La SHBG (ou TeBG, testostérone-estradiol binding globulin) est une glycoprotéine dont la synthèse, essentiellement hépatique, est régulée par différents facteurs dont les hormones thyroïdiennes.

Les valeurs de référence

– hommes (moins de 50 ans) : 16-38 nmol/l
– femmes ménopausées : 24-58 nmol/l
– femmes (quelle que soit la période du cycle) : 26-71 nmol/l

Des valeurs élevées s'observent en cas d'**hyperthyroïdie**, d'où la proposition d'utiliser la SHBG comme un marqueur périphérique de la fonction thyroïdienne (dans l'hypothyroïdie, la SHBG est diminuée).

Quand les taux des hormones thyroïdiennes sont faibles : le foie ne fabrique pas assez de SHBG (Sex Hormone Binding Globulin) qui transporte les hormones sexuelles dans la circulation. La SHBG est liée dans le sang à l'œstradiol, ce qui réduit le taux d'œstradiol libre.

Quand le taux d'hormones thyroïdiennes est trop faible, le faible taux de SHBG a pour conséquence d'augmenter le taux des œstrogènes libres non liés, donc plus « biodisponibles ». La concentration plus élevée d'œstradiol dans le sang est un facteur promoteur du cancer du sein.

Les œstrogènes en excès (ceux de la pilule en particulier) inhibent l'activité des hormones thyroïdiennes et aggravent l'hypothyroïdie. L'hypothyroïdie apparaît surtout chez les femmes qui ont des taux élevés d'œstrogènes et de faibles taux de progestérone, ce qui se voit autour de la ménopause.

Une légère supplémentation en progestérone naturelle rétablit souvent une activité thyroïdienne normale, probablement du fait de son action anti-œstrogénique.

Les dangers thyroïdiens des pesticides

Le système immunitaire perçoit les PCB *(polychlorobiphényles)* comme une forme anormale de Thyroxine, d'où la formation d'anticorps qui attaquent la glande thyroïde et pourraient être à l'origine de la thyroïdite de Hashimoto.

Les pesticides[1] consommés par les animaux (chats) déclenchent chez eux des tumeurs de la thyroïde.

1. Polluants industriels très répandus.

31

LE TABAGISME AUGMENTE AUSSI LES RISQUES DE CANCER DU SEIN

Les femmes fumeuses sont plus sensibles que les hommes aux méfaits du tabac[1] : plus de cancer du poumon, d'ostéoporose, de vieillissement cutané.

Les femmes qui fument sont plus attirées que les autres par la consommation de toxiques (l'alcool et la drogue), elles déclarent prendre plus souvent des médicaments (dont psychotropes, anxiolytiques, antidépresseurs...)

En matière de cancers du col de l'utérus liés au papillomavirus (HPV 16-18) ou de cancer du sein, le tabac (actif comme passif) se comporte comme un co-carcinogène.

La virulence des HPV est majorée par la nicotine. Le tabac freine l'action des gènes suppresseurs du cancer et induit de plus des troubles de la micro-circulation.

Trois publications de 2005 démontrent les liens entre le tabagisme et les risques de cancer du sein.

1. Le tabagisme actif est cancérigène pour le sein

Dans le *Journal of the National Cancer Institute* du 7 janvier 2004, Peggy Reynolds, en Californie rapporte l'étude de 116 554 fumeuses ou non. Elle observe **30 % de plus** d'incidence de cancer du sein chez les « fumeuses » par rapport aux « non fumeuses ».

Les 3 circonstances aggravantes ne sont pas étonnantes : un début d'intoxication avant 20 ans ; au moins 5 ans avant la première gros-

1. Du fait d'une surface pulmonaire plus faible, à intoxication égale avec l'homme (1 paquet/jour).

sesse à terme, avec au moins 20 cigarettes par jour. **De plus, chez les femmes qui continuent à fumer après le traitement du cancer, on observe une augmentation des métastases à distance et des décès par cancer du sein.**

2. Le tabagisme passif augmente les risques de cancer du sein

Dans l'*International Journal of Cancer de 2005* Nov. 20 ; 117 (4) : 619-28, ce sont les tabagismes actif et passif qui sont en cause.

Johnson KC, chercheur canadien, a synthétisé les données en provenance des 19 études antérieurement publiées sur ce sujet. « *En comparaison avec les femmes non exposées, le risque relatif global de cancer du sein chez les fumeuses passives est de 1,27 (IC 95 % : 1,11-1,45). Dans un sous-groupe des 5 études cas-témoins quantifiant plus précisément le degré d'exposition au tabagisme passif, ce risque relatif atteignait 1,90 (IC 95 % : 1,53-2,37).*

L'augmentation du risque était particulièrement nette pour les cancers du sein avant la ménopause, avec un risque relatif à 1,68 (IC 95 % 1,33-2,12) passant même à 2,19 (IC 95 % : 1,68-2,84), en ne retenant que les 5 études les plus informatives sur l'importance du tabagisme passif. À titre de comparaison, le risque de cancer du sein s'élevait à 1,46 (IC 95 % : 1,15-1,85) chez les fumeuses actives. »

Le tabagisme passif est donc associé à une majoration de la fréquence du cancer du sein[1], pouvant être multipliée par deux en préménopause.

3. Des anomalies épigénétiques et hormonales liées au tabac

Dans *The Lancet* du 15 juin 2005, les chercheurs ont démontré que les **fumeurs invétérés et, en particulier, les obèses** ont en commun une réduction de longueur de l'extrémité des chromosomes dénommés « *télomères* ». L'érosion de ces télomères serait un des marqueurs du vieillissement.

---

1. Notons au passage les graves erreurs de certaines études françaises qui, en 1990, rassuraient les femmes, en disant et publiant sans la moindre preuve sérieuse que « *la consommation de tabac est considérée comme un facteur protecteur* » (Bulletin du cancer 1990, 77, 25s-29s).

Il s'agit bien d'épigénétique, c'est-à-dire de l'influence de l'environnement sur la génétique. Les femmes minces ont des télomères plus longs que celles en surpoids. De même, celles qui n'ont jamais fumé ont des télomères plus préservés que celles qui ont déjà fumé et surtout que celles qui persistent dans le tabagisme. Il y a aussi le même type de relation entre la longueur des télomères et les facteurs de risque cardiovasculaire qui traduisent aussi un vieillissement prématuré.

La plus importante substance chimique en cause est la nicotine. Celle-ci agit au niveau cérébral en particulier, en stimulant la libération de l'hormone « prolactine » qui, comme son nom l'indique, est destinée, après l'accouchement, à stimuler la fabrication du lait par le sein.

En dehors de l'accouchement, on observe chez les femmes tabagiques chroniques une « ***galactorrhée*** », c'est-à-dire une sécrétion d'un liquide plus ou moins clair, fabriqué par le sein et qui s'extériorise au niveau du mamelon.

Chez l'homme, c'est l'apparition d'une poussée glandulaire au niveau du mamelon qui fait apparaître une petite glande mammaire, dénommée « ***gynécomastie*** », laquelle peut, à plus ou moins long terme, se transformer en cancer du sein chez l'homme. On en observe environ 300 nouveaux cas[1] par en France.

Il y a aussi le Cadmium (Cd) qui est suspecté

Son action carcinogène chez l'animal a été démontrée. Les sources principales d'exposition sont représentées surtout par le tabac. Le Cd se lierait préférentiellement aux récepteurs des œstrogènes.

Une étude cas-témoins a comparé 246 femmes, âgées de 20 à 69 ans, atteintes de cancer du sein (KS) à 246 femmes appariées par âge mais sans KS. Le taux de Cd dans les urines (qui témoigne d'une intoxication ancienne par rétention de ce métal) a été mesuré chez toutes.

Les femmes porteuses de KS avaient eu en moyenne une première grossesse plus tardive, davantage d'antécédents familiaux de KS, moins d'enfants, plus de revenus, et étaient plus souvent célibataires que les femmes du groupe témoin.

---

1. Les taux de survie à 5 et 10 ans sont respectivement de 65 et 38 % tous cas confondus, et 74 et 50 % liés à l'évolution du cancer (survie spécifique corrigée).

« On a calculé les risques de KS en fonction du taux de Cd ajusté sur la créatinine. Il en ressort que les femmes dont le taux de Cd se situe dans le quartile le plus élevé (≥ 0,58 µg/g) ont un risque de cancer double de celui des femmes dont ce taux se situe dans le quartile le plus bas (« 0,26µg/g), et que le risque croît proportionnellement au taux de Cd, ceci après ajustement de tous les autres facteurs de risque (âge, parité, âge à la première grossesse, consommation d'alcool, de tabac, etc.). Chaque augmentation de 0,1µg/g du taux de Cd se traduit par une élévation de 8 % du risque de KS. Si l'on admet que l'incidence totale du cancer est de 124/100 000, l'exposition au Cd pourrait induire 45 tumeurs, sans toutefois que l'on puisse affirmer qu'il s'agit d'un facteur étiologique. »

Il n'a pas pu être mis évidence de lien de causalité entre l'ingestion habituelle d'aliments riches en Cd (conserves de poisson, foie, rognons, crustacés) et la survenue de cancers du sein (Mc Elroy JA et coll. : « Cadmium exposure and breast cancer risk. » J National Cancer Institute 2006 ; 98 : 869-73.)

Autres effets gynécologiques

– tabac et cycle féminin : davantage de douleurs de règles, de problèmes de sécheresse vaginale, d'infections gynécologiques dont IST (à Chlamydiae Trachomatis responsable d'infertilité par obstruction des trompes).

– tabac et infertilité : le délai d'obtention d'une grossesse est plus long, le taux de grossesse extra-utérine, de fausse-couche spontanée et d'échec de la FIV est plus important[1].

– tabac et grossesse : risque augmenté d'hypertension artérielle, de toxémie gravidique, de vieillissement prématuré du placenta... de prématurité, d'hypotrophie, d'infections respiratoires néo-natales[2].

---

1. En matière d'infertilité, le délai d'obtention d'une grossesse chez une fumeuse est plus long. Selon l'OMS, sur 100 femmes infertiles, plus de 41 % sont fumeuses. L'hypo-œstrogénie et l'hyperprolactinémie liées au tabagisme perturbent le déroulement du cycle menstruel. Les fumeuses auraient une réserve folliculaire diminuée au niveau ovarien. La concentration en nicotine, poison cellulaire, dans la glaire cervicale est élevée et gêne la mobilité des spermatozoïdes, et celle dans le liquide utérin est 10 fois plus importante que celle du plasma, ne facilitant certainement pas l'implantation d'un ovule tout juste fécondé.

2. Les grossesses extra-utérines sont plus fréquentes. Le risque de fausse-couche spontané est augmenté par perturbation de la nidation due à la nicotine ou par anomalie du caryotype ; deux fausses-couches spontanées sur dix seraient liées

– tabac et allaitement : risque plus élevé de mort subite du nourrisson et de convulsions.

– tabac et ménopause : avancement de l'âge de la ménopause par effet anti-œstrogène, augmentation du risque d'ostéoporose.

L'impact du tabac[1] sur le nourrisson : souffrance fœtale in utero, prématurité, hypotrophie, carences, infections respiratoires néo-natales et aussi mort subite du nourrisson.

Les ravages du tabac chez les femmes

60 000 personnes meurent en France du tabagisme chaque année, dont 50 % au moins de femmes. Si les femmes s'arrêtaient de fumer, le nombre de cancers diminuerait de 35 %.

En 2003, 35 % des adultes fumaient en France, soit 40 % des hommes et 31,5 % des femmes, avec plus de 50 % de fumeuses entre 15 et 25 ans, plus de 40 % de 25 à 35 ans. Ces chiffres concernent des jeunes femmes pouvant prendre une contraception œstro-progestative.

Lorsque le grand nombre de jeunes femmes qui fument aujourd'hui atteindra la cinquantaine, on prévoit qu'une sur quatre sera tuée par le tabac.

Et celles qui mourront avant l'âge de 70 ans, auront perdu en moyenne 22 années par rapport à l'espérance de vie.

Tabac et pilule : problème de santé publique

– la majorité des jeunes filles qui viennent demander une prescription de contraceptif oral fument déjà[2].

– pilule + tabac : risque majoré d'accidents cardio-vasculaires, de cancer du sein, et aussi du col de l'utérus qui est une Maladie Sexuellement Transmissible.

---

au tabagisme. En cas de fécondation in vitro, on note une diminution du nombre d'ovocytes recueillis, une augmentation des malformations chromosomiques ovocytaires et un moindre taux de réussite des grossesses.

1. Notabac, disponible en pharmacie, à base de phytothérapie, est conseillé aux femmes enceintes et allaitantes pour les aider au sevrage (omega 3 et 6 de noix, ginseng, houblon, dextrose).

2. L'âge de la 1ère cigarette diminue chez la femme, une étude faite en 1989 montrait déjà que 20 % des filles de 6e fumaient déjà régulièrement. La fréquence du tabagisme est supérieure chez les jeunes filles de moins de 15 ans, à celles des garçons du même âge. Il faudrait presque pouvoir refuser la pilule, lorsqu'elles fument plus de cinq cigarettes par jour.

32

LES XÉNOHORMONES DES PESTICIDES AUGMENTENT-ILS LES RISQUES DE CANCER DU SEIN ?

Les xénohormones[1] ont des effets perturbateurs endocriniens[2]

– De nombreux produits chimiques toxiques sont capables de perturber le système endocrinien : thyroïdien, ovarien, mammaire...

– Ces produits sont des pesticides, des matières plastiques, des déchets industriels, de la pollution automobile, des savons, des lessives... La plupart sont des xéno-œstrogènes, donc ont une activité œstrogénique. Ces expositions s'additionnent au fil du temps et aggravent le déséquilibre hormonal.

– Certains cosmétiques contenant des parabens ont été aussi mis en cause. Plusieurs études réalisées in vitro et in vivo ont montré que les parabens exerçaient une activité œstrogénique faible.

Une étude de 2004 suggère l'accumulation des parabens dans le tissu mammaire cancéreux. L'auteur émet l'hypothèse d'une relation entre la présence accumulée de parabens dans le tissu mammaire, leur activité œstrogénique et l'induction de cancer du sein.

– Les eaux usées contiennent parfois des stéroïdes. Le 17 béta-estradiol de la pilule est partiellement converti en estrone. Ces doses sont faibles, mais s'accumulent avec celles des prises hormonales de la pilule ou du THM. Même faibles, ces doses au long cours ne sont

1. L'exposition aux xénohormones au cours de la vie embryonnaire endommage les follicules ovariens et entraîne une défaillance des follicules. Il est probable que l'effet sur les testicules des garçons dans la vie embryonnaire est identique, mais ne sera pas perçu avant la puberté.

2. Sur les xéno-estrogènes, 4e journée de l'AMPP, 2001, Faculté de Médecine Paris 13, DUMENAT de Phytothérapie, Pr Robert Marty, Professeur, Université Bordeaux I, UFR de Biologie.

sûrement pas bénéfiques pour les animaux, poissons en particulier – dont les anomalies génitales ont été constatées – mais aussi tant pour les hommes que pour les enfants, filles et garçons, si les eaux de boisson ne sont pas totalement épurées de ces résidus hormonaux.

Les PCB (polychlorobiphényles) ont une structure chimique proche de celle des œstrogènes et de l'hormone thyroïdienne T4, la Thyroxine.

Les solvants organiques : du métal, du bois, de l'imprimerie, de la chimie, du textile...

Le risque relatif de cancer du sein varie de 1,4 à 2,4 après une exposition de 15 ans aux solvants organiques carcinogènes.

Les organochlorés (DDT, dioxines, hexachlorobenzène..) sont des xéno-œstrogènes, appartenant à la famille des perturbateurs endocriniens. Ils ont une activité œstrogénique ou anti-œstrogénique par liaison aux récepteurs des œstrogènes.

Ils seraient responsables de la diminution de la fertilité masculine et de malformations congénitales chez l'enfant à naître.

L'amiante et la fibre de verre augmenteraient le risque de cancer du sein en période postménopausique (risque relatif = 1,3).

Les hydrocarbures polycycliques aromatiques du tabagisme et de la pollution : la cotidine, métabolite urinaire de la nicotine, est un marqueur du tabagisme responsable d'hyperprolactinémie et donc de galacthorrée chez la femme ou de gynécomastie chez l'homme.

Les anabolisants = trenbolone, zéranol... et la THG = Tetra-HydroGestrinone. Ce stéroïde a une formule chimique classique mais elle a été modifiée pour le rendre indécelable lors des tests urinaires.

Au total, les xénohormones s'ajoutent aux consommations hormonales excessives, à la mauvaise alimentation, au stress, pour augmenter à la fois les risques de perturbations ovariennes et mammaires.

Plus de 50 % des femmes de 35 ans ont des follicules dysfonctionnels, donc des kystes ovariens avec des cycles sans ovulation et un manque de progestérone relativement aux excès œstrogéniques.

Il ne faut cependant pas exagérer leurs impacts négatifs sur la santé humaine.

Des études accusent des risques de cancer du sein pour les femmes travaillant à la ferme

Les antécédents professionnels de 564 femmes atteintes de cancer du sein au centre du Canada[1] montrent que leur risque était multiplié par 2,8 pour celles qui ont travaillé à la ferme à un moment de leur vie, quand elles étaient jeunes. L'exposition à des pesticides ou à d'autres composés toxiques de l'agriculture serait en cause.

La meilleure façon d'éliminer les pesticides

Nous savons désormais comment éliminer ces produits toxiques pour l'organisme. En effet, la plupart de ces produits étant « lipophiles », ils sont stockés dans les tissus gras de réserve. Leur élimination est possible par la transpiration, par l'intermédiaire des glandes sudoripares. D'où la nécessité d'un exercice physique au moins 2 fois par semaine, qui a pour avantage supplémentaire de faire fondre la masse grasse et de développer la masse musculaire.

Une marche rapide chaque jour, de 45 minutes, serait préférable.

1. Occupational Histories of Cancer Patients in a Canadian Cancer Treatment Center and the Generated Hypothesis Regarding Breast Cancer and Farming. Brophy *et al.* Int. J. Occup. Environ. Health 2002 ; 8 : 346-353.

33

LA PROLACTINE ET LES MÉDICAMENTS HYPERPROLACTINÉMIANTS

La prolactine est l'hormone hypophysaire destinée, après l'accouchement, à déclencher et entretenir la lactation.

Elle est donc indispensable à l'allaitement maternel. Elle stimule la division des cellules du sein.

La prolactine et sa sécrétion

– Les œstrogènes stimulent la sécrétion de prolactine.

– La prolactine stimule la synthèse des récepteurs d'œstrogènes et de ses propres récepteurs et perpétue l'action des œstrogènes sur le sein, en tant que promoteurs de croissance.

– L'œstriol, contrairement à l'estradiol, n'augmente pas la synthèse de prolactine.

– L'ethinyl-estradiol, œstrogène présent dans la plupart des marques de pilule, est lui-même hyperprolactinémiant.

– La pilule (surtout les plus dosées en œstrogènes) peut être à l'origine de tumeur bénigne de l'hypophyse sous la forme d'un adénome à prolactine au niveau de l'hypophyse.

– Le stress, tant physique que psychologique, fait augmenter brutalement le taux de prolactine.

Prolactine + œstradiol

C'est avec la prolactine que l'œstradiol de la pilule et du THS agit en coopération et augmente l'effet promoteur de cancer du sein.

Les médicaments hyperprolactinémiants pris sur plusieurs années peuvent induire, chez les femmes, des « galactorrhées » et chez l'homme une « gynécomastie » qui correspond au développement en général unilatéral d'une petite glande mammaire.

Les médicaments hyperprolactinémiants[1] les plus connus : antidépresseurs, antihistaminiques, antihypertenseurs, diurétiques, anxiolytiques, digitaliques, hypnotiques, neuroleptiques..., tous médicaments pris sur de trop longues périodes qui ont des effets hyperprolactinémiants.

Ces anomalies sont observées aussi chez les fumeurs invétérés (20 cigarettes/jour) du fait de l'effet hyperprolactinémiant de la nicotine.

Femmes enceintes, prenez garde aux médicaments donnés après l'accouchement !

Le Parlodel (Bromocriptine) est un inhibiteur très puissant de la lactation, souvent « poussé » par les spécialistes de l'accouchement qui font croire que l'allaitement fatigue, abîme les seins, donne des crevasses...

L'adénome à prolactine de l'hypophyse

– C'est une tumeur bénigne[2] qui se développe uniquement aux dépens des cellules de l'hypophyse qui produisent la prolactine. En l'absence d'accouchement, cette sécrétion crée chez la femme la sécrétion et la libération par le mamelon de liquide lacté (sans être du lait) : on parle de « galacthorrhée ».

– Les signes de la maladie : absence de règles = aménorrhée + galacthorrhée + augmentation de volume des seins[3] + céphalées + bouffées de chaleur et parfois troubles visuels (si l'adénome est volumineux et comprime les voies optiques). – Le diagnostic : le

1. Voir « Prévenir le cancer du sein, Savoir relever le défi », p. 158-161, Éd. F.-X. de Guibert : analgésiques morphiniques – coupes faim- antiacnéiques – antidépresseurs tricycliques – antiémétiques – antiépileptiques – antihypertenseurs (méthyldopa et réserpine) – gastrocinétiques/cholinergiques – œstrogènes – inhibiteurs de la sécrétion gastrique type Cimétidine, antagonistes des récepteurs H2 – neuroleptiques – amphétamines – tranquillisants – vasodilatateurs.

2. Le grand service d'Endocrinologie de Liège rapporte un cas de cancer découvert pour 1650 adénomes de l'hypophyse.

3. Chez l'homme : formation d'une petite glande mammaire dite « gynécomastie » et impuissance.

taux de prolactine dans le sang est proportionnel au volume de la tumeur + le scanner cérébral ou mieux l'IRM qui recherchent des microadénomes ou un adénome dans l'hypophyse.

– La nicotine a des effets hyperprolactinémiants.

– Les causes les plus fréquentes sont médicamenteuses, plus ou moins associées au tabagisme.

Parmi les causes médicamenteuses chez les femmes, la plus fréquente est la pilule œstroprogestative. Chez l'homme, comme chez la femme, on retrouve les anti-hypertenseurs, les neuroleptiques, parmi lesquels les anti-émétiques (antivomitifs), les antidépresseurs et les opiacés tels que morphine, codéine, héroïne...

34

STRESS ET CANCER DU SEIN
LA PSYCHO-ENDOCRINOLOGIE
UNE NOUVELLE DISCIPLINE

Le stress chronique mis en cause

Il est à l'origine de concentrations élevées de cortisone et d'adrénaline qui réduisent les défenses immunitaires.

Le stress est un des facteurs responsables de cycles anovulatoires (sans ovulation).

Une observation très classique sans valeur scientifique réelle : les femmes atteintes de cancer du sein « ont tendance à prendre soin de ceux qui les entourent, mais pas d'elles-mêmes. »

Le stress a été innocenté dans le cadre des rechutes de cancer du sein

Cela a pu être affirmé par le Dr Jill Graham qui a suivi 222 femmes de moins de 60 ans traitées pour un cancer du sein entre mai 1991 et juillet 1994.

Une étude cas-témoins récente[1], incluant 633 femmes de moins de 45 ans, montre que les femmes atteintes de cancer du sein avaient connu des scores dépressifs significativement plus élevés et des scores de bonheur et d'optimisme plus bas. Elles avaient été exposées à un plus grand nombre d'événements tragiques de la vie.

1. Peled and Coll, Biomed Central Journal BMC Cancer, 22.08.08, prépublication en ligne.

L'analyse multivariée montre aussi que le bonheur et l'optimisme ont un effet protecteur contre le cancer du sein.

Les chocs psychologiques

Deux études australiennes discutables, portant sur des femmes atteintes de cancer du sein, observent :

– Un « stress grave » : décès d'un être cher, perte d'emploi ou divorce... moins de 2 ans avant le diagnostic.

Les femmes ayant eu un soutien émotionnel ont 10 fois moins de cancer du sein que les femmes n'ayant pas eu ce soutien.

– En 1996, l'incidence de cancer du sein est 12 fois plus grande chez les femmes ayant subi un deuil, perte d'emploi ou divorce dans les 5 années précédant le diagnostic.

Ces publications restent biaisées, car dans aucune d'entre elles, les femmes n'ont été interrogées quant à leur consommation de médicaments hyperprolactinémiants.

– **En 1999 : une méta-analyse incluant 4905 veuves concluait à l'absence de risque plus élevé de décès par cancer du sein chez les veuves, par comparaison avec les témoins.**

– En 2004 : chez 69 886 infirmières américaines, pas d'incidence accrue du cancer du sein lié au stress professionnel.

– En 2009 : pas de lien entre un choc pyschologique et l'apparition d'une tumeur du sein.

La Revue d'épidiémologie et de santé publique a publié la synthèse de 32 études : 18 ne montrent aucun lien entre facteurs « psy » et risque de cancer. Six études ne trouvent d'association significative que dans un ou plusieurs sous groupes et 4 enquêtes montrent même une liaison inverse pour des cancers féminins (moins de risque de cancers chez les sujets stressés).

La mauvaise observance thérapeutique du fait du stress

– 131 patientes ont été suivies quant à l'adhérence aux traitements[1].

---

1. Atkins L et coll. « Intentional and non-intentional non-adherence to medication amongst breast cancer patients » Eur J Cancer. 2006 Apr 24.

– Traitées pour un cancer du sein, en rémission, diagnostiqué depuis 2 ans.

– 55 % ont oublié, parfois ou fréquemment, une partie du traitement.

– Les plus jeunes ou celles qui détestaient leur traitement au début sont les moins observantes.

– Une femme sur 6 reconnaissait omettre volontairement son traitement du fait de difficultés à avaler les comprimés, des effets secondaires, telles les bouffées de chaleur... ou du rappel quotidien de la maladie.

Une nouvelle discipline se développe, la « psycho-endocrinologie »

Elle relie les évolutions hormonales de l'organisme et les réactions hormonales aux troubles psychologiques.

Le « cortisol » qui est l'hormone stéroïde fabriquée par les glandes surrénales en cas de stress, a été dosé chez des patients déprimés. Son taux est anormalement élevé et pourrait avoir un impact négatif sur les organes sensibles. On retrouve une association entre le taux de cortisol élevé et les risques de diabète, d'ulcère à l'estomac, l'hypertension artérielle, et possiblement les cancers[1].

On ne peut pas s'empêcher de relier la longue consommation hormonale de stéroïdes par l'intermédiaire des œstrogènes et des progestatifs (en moyenne pendant 11 ans), présents dans presque toutes les formes de pilules, à la multiplication des cas de cancers du sein chez des femmes de plus en plus jeunes.

Quant aux causes purement psychiques, mon collègue le **Pr David Khayat** répond fortement, en mars 2004, dans une interview d'un magazine santé :

« *Cette mythologie populaire sur la psychogenèse du cancer est des plus néfastes. Qu'un individu se découvre porteur de cette maladie est déjà assez terrible pour qu'on n'aille pas, en plus, lui faire porter sur soi un regard culpabilisateur. Le premier respect que l'on doit aux malades est de leur laisser le soin de mobiliser leur énergie dans la lutte contre le mal, et non de les affaiblir par le biais d'une inutile introspection sur leur propre responsabilité.* »

1. E. Sherwood Brown & coll. Biological Psychiatry, 15 oct. 2003.

Le rôle des psycho-oncologues dans nos institutions est bien d'aider les patients à formuler leur angoisse naturelle et, plus encore, de les aider à accepter les traitements indispensables, si lourds soient-ils.

Nous leur recommandons la lecture de l'excellent livre du Canadien Yvon Saint-Arnaud : « ***La Guérison par le plaisir*** » (Éd. Novalis, 2002).

La mélatonine, une hormone régulatrice du sommeil et, ainsi, du stress

– Un faible taux de mélatonine accroît le risque de cancer du sein.

La mélatonine est synthétisée par la glande pinéale, de la taille d'un petit pois, située au centre du cerveau.

Elle assure la régulation des cycles du sommeil, des hormones ovariennes et du système immunitaire.

C'est un anti-oxydant.

– **Chez le rat, la mélatonine prévient les tumeurs mammaires** chimiquement induites (au DMBA – diméthyl-benzanthracène).

Les études in vitro ont confirmé ces résultats : la mélatonine réduit de 75 % la croissance des cellules cancéreuses.

– **Chez les femmes, les relations mélatonine et hormones sexuelles.**

Les taux nocturnes de mélatonine dans les urines sont beaucoup plus bas chez les patientes atteintes de cancer du sein, que chez les femmes bien portantes.

Les concentrations élevées de mélatonine dans le sang réduisent la production ovarienne d'œstrogènes et de progestérone, et c'est cette rétroaction qui protégerait du cancer du sein.

Le Pr Lucien Israël[1] propose d'en prescrire aux patientes atteintes d'un cancer du sein.

Un programme de support psycho-social chez les femmes atteintes récemment de cancer du sein.

Dans une étude[2], les auteurs ont évalué l'efficacité de l'intervention en groupe sur les processus altérés de la régulation émotionnelle.

---

1. 1ère journée nationale d'*Au sein des femmes*, www.auseindesfemmes.com
2. Psycho-oncology 2006 Jul 20, Cameron LD & *al.*

Trois groupes de femmes ont été étudiés : le premier (N = 54) a suivi une intervention de groupe pendant 12 semaines, le deuxième (N = 56) a refusé l'intervention en groupe et le troisième (N = 44) à qui l'intervention n'a pas été proposée.

L'intervention consistait en un apprentissage des techniques de la relaxation, imagerie guidée, méditation, expression émotionnelle et des exercices pour contrôler les croyances et les bénéfices/faits. Les processus de régulation émotionnels ont été évalués à la fin de l'intervention (après 4 mois), et après 6 et 12 mois.

À la fin de l'intervention, les participantes, par rapport aux autres, rapportaient une utilisation plus importante des techniques de relaxation, un bien-être émotionnel, un meilleur contrôle et une diminution de l'inquiétude, de l'anxiété et de la perception du risque de la récurrence.

L'intervention sur la régulation émotionnelle peut avoir une influence positive dans les expériences émotionnelles pendant la première année du diagnostic.

Nous conseillons :

– en Languedoc Roussillon à Montpellier les Thérapies – Somatothérapies – Massages relaxants-énergétiques – Relaxations, telles que décrites sur le site de Brigitte Lecoq http://therapie-corporelle.org/ <http://therapie-corporelle.org/>

– en Aquitaine : C. Bachetta qui publie début 2010, *Le Pied : Manupressure au cœur de la douleur*, aux Éditions Frison-Roche.

35

LA MALNUTRITION, DU SURPOIDS À L'OBÉSITE, AUGMENTE LES RISQUES DE CANCER DU SEIN

La malnutrition d'aujourd'hui = la surnutrition

La malnutrition touche tous les milieux sociaux, car une véritable uniformisation nutritionnelle s'est mise en place ces vingt dernières années à partir du modèle présenté par les médias. L'objectif est clairement consumériste. Il s'agit de faire consommer, peu importe l'éthique et la santé. La malnutrition est, sous la forme de **« *surnutrition* »,** à l'opposé de ce que l'on observait, il y a 30 ou 40 ans, quand le « *cancéreux-type* » était un individu dénutri, cachectique.

De l'adolescence à la péri-ménopause

En juillet 2005, une étude épidémiologique canadienne a montré que la prise de poids de plus de 15 kg depuis la sortie de l'adolescence et/ou un gain de plus de 11 kg en péri-ménopause sont associés, dans les deux cas, à un risque relatif (RR) de cancer du sein de 1,6.

À la ménopause

Une augmentation de 10 % du poids normal, accroît les risques de cancer du sein **de 30 à 50 %** par rapport aux plus minces, à risque par ailleurs égal. Des études ont confirmé que le fait de perdre du poids peut entraîner une réduction du risque[1].

---

1. Eliassen AH et coll. Adult weight change and risk of postmenopausal breast cancer. JAMA 2006 ; 296 : 193-201.

Une étude de cohorte prospective, la Nurses'Health Study, a inclu 87 143 femmes ménopausées, âgés de 30 à 55 ans, indemnes de toute affection cancéreuse à l'état basal. Le suivi a atteint 26 années (1976-2002), au cours duquel ont été prises en compte les variations pondérales depuis l'âge de 18 ans. Chez 49 514 participantes, les variations du poids survenues après la ménopause ont pu être renseignées. Au total, 4 393 cas de cancer du sein ont été diagnostiqués pendant la période d'observation.

Une prise de poids ≥ 25 kg depuis l'âge de 18 ans a été associée à un risque relatif (RR) de cancer du sein de 1,45 ($p < 0{,}001$ versus absence de prise de poids), l'association étant plus marquée (RR, 1,98) en l'absence d'exposition à un traitement hormonal substitutif (THS). Une prise de poids ≥ 10 kg depuis la ménopause a été associée à un RR de cancer du sein de 1,18 ($p = 0{,}002$ versus poids stable).

Chez les femmes qui n'ont jamais pris de THS, ou qui ont perdu au moins 10 kg depuis leur ménopause et ont gardé un poids stable, le RR précédent a été estimé à 0,43 ($p = 0{,}01$).

Globalement, 15 % des cancers du sein survenus dans cette population seraient imputables à une prise de poids d'au moins 2 kg après l'âge de 18 ans (versus 4,4 % quand une prise de poids identique est enregistrée après la ménopause).

Le syndrome métabolique : une étude dans 52 pays chez 27 098 sujets

La suralimentation est évidemment à l'origine de surpoids, prédiabète ou diabète, et de ce que l'on désigne sous le nom de « ***syndrome métabolique*** ». Celui-ci se définit, dans l'étude cas-témoins Inter-Heart réalisée dans 52 pays auprès de 27 098 sujets, par la mesure du tour de taille (> = 94 cm pour les hommes européens, et > = 80 cm pour les femmes européennes), associé à deux des facteurs suivants : – triglycéridémie > 1,7 mmol ou traitement spécifique pour une dyslipidémie – pression artérielle > = 130/85 mmHg, ou un traitement antihypertenseur – glycémie à jeun > = 5,6 mmol/l, ou un diabète de type II déjà diagnostiqué.

Augmentation de la taille en hauteur et largeur...

L'enquête nationale de mensurations réalisée par l'Institut français du textile et de l'habillement (IFTH) a montré, en juillet 2006, que les jeunes Français mesurent en moyenne 2 cm de plus que leurs parents au même âge. Les Japonais ont grandi de 1 cm en 10 ans... Le tour de taille a aussi augmenté : il est en moyenne supérieur de 6 cm à celui d'une fille du même âge de 1958 et, pour un garçon, de 4 cm.

Les anthropologues constatent, mais n'ont pas relié pour le moment ces augmentations à tel ou tel mode alimentaire.

36

LES EXCÈS ALIMENTAIRES : LA NUTRITION DÉSASTREUSE

Le stockage des sucres et alcools en excès

Ils sont stockés sous forme de gras et, en particulier, de mauvais gras.

En effet, seul le diabétique a, dans ses urines, du sucre, premier signe de l'atteinte du filtre rénal qui, normalement, retient les sucres.

Les sucres dangereux sont surtout ceux qui ont un index glycémique élevé[1] (autour de 100), comme le pain blanc, les pâtes, pizzas, toutes les sucreries des pâtisseries, viennoiseries et boissons sucrées (soda, cola – la canette de Coca contient l'équivalent de 8 morceaux de sucre, une crème glacée moyenne en a 4 et un yaourt aux fruits 2...).

Les boissons sucrées représentent, pour les adolescents, 300 Kcal/jour, 13 % en moyenne de leurs apports énergétiques.

« *Une vaste enquête menée sous l'égide du bureau américain de nutrition et santé (NHANES) a porté sur 4 867 adolescents âgés de 12 à 18 ans. Au total, 82,5 % d'entre eux ingurgitent des boissons*

1. Index glycémique IG = c'est la mesure de l'Effet hyperglycémiant dans les 2 h après l'ingestion : Bas < 55, modéré < 69, > 70 élevé. La référence alimentaire est le pain blanc = 100 – Miel 90 – Corn flakes 85 – Barre chocolatée 70 – Biscuits 70 – Maïs 70 – Céréales raffinées sucrées = 70 – Spaghetti = 60 – Banane = 60 – Confiture 65 – Fruits = 55 – Pommes = 55 – Oranges = 60 – jus d'orange = 70 – Jus de fruit frais = 40- Légumineuses = 30 à 40 – Glucose = 140 – Pommes de terre : bouillies = 80 – purée = 100 – Riz = 70 en moyenne – Pâtes alim = 50 moy – Lait entier = 50 – Lait écrémé = 45 – Haricots secs : de 40 à 50 Lentilles : de 30 à 40 – Pain complet = 35 – chocolat noir = 25 – Fructose = 30 Marmelade de fruits sans sucre = 25- chou, poireau = 15 et moins.

sucrées, en quantités d'autant plus importantes qu'ils sont plus âgés et sont des garçons. Ceci va de pair avec une élévation des apports en calories, sodium et caféine. Statistiquement, les plus grands consommateurs sont, en plus, ceux qui fument et boivent de l'alcool.»

À propos des fructoses « bons » et « mauvais »

– Le « *bon fructose* » existe à l'état naturel dans les fruits frais et provient, pour une bonne part, de la dégradation du saccharose en glucose et fructose.

– **Le « *mauvais fructose* »** provient de l'hydrolyse de l'amidon du maïs ou du blé et ne conduit qu'au glucose. Aux USA, l'industrie transforme cette molécule en fructose par action enzymatique, ce qui aboutit à des sirops à teneurs en fructose ajouté de 42 % à 55 %. À poids égal, la saveur sucrée du fructose est très supérieure à celle du glucose.

De nombreuses études internationales ont montré la relation entre la consommation de boissons sucrées et l'obésité de l'enfant[1].

Ce sucre est dangereux, car seul le foie le métabolise, ce qui déclenche la destruction des nucléotides et, ainsi, la libération dans le sang d'acide urique, marqueur potentiel de goutte, de risque cardio-vasculaire et d'hypertension artérielle. L'action sur la tension artérielle résulterait de l'élévation de l'acide urique par l'activation du système rénine angiotensine et la baisse de production d'oxyde nitrique

« *Chez l'adulte, une élévation de 10 mg/l de l'uricémie augmente de 7 % le risque de néphropathie... Pour l'adulte normo tendu, une baisse de 2 mmHg de la PA systolique diminue le risque d'accident vasculaire cérébral de 10 % et d'ischémie cardiaque de 7 %* ».

Les tromperies de la mention « sans sucre ajouté »

En France, la charge en fructose des boissons sucrées est très probablement moindre car l'amidon de maïs modifié n'est pas, en principe, utilisé dans les sodas et autres fabriqués sur place.

1. Nguyen S et coll. : Sugar-sweetened beverages, serum uric acid, and blood pressure in adolescents. J Pediatr 2009 ; 154 : 807-13.

Pour notre collègue, Jean-Jacques Baudon, l'étiquetage devrait être plus précis. « *En France, la mention « sans sucre ajouté » ne peut figurer que si le produit ne contient pas de mono ou disaccharides en plus. Le terme sucre au singulier désigne le seul saccharose, sucres au pluriel signifie la présence de mono ou disaccharides ajoutés, sans obligation de faire figurer donc le fructose. Le taux de glucides n'est pas obligatoirement égal à celui des sucres en raison de la présence éventuelle de fibres non digestibles. Dans son rapport, l'Agence Française de Sécurité Sanitaire des Aliments (2008) propose que la teneur en glucides simples ajoutés soit mentionnée, mais pense que l'analyse spécifique des glucides présents dans les aliments et des glucides ajoutés constituerait des contraintes importantes qui ne pourraient être levées que grâce aux avancées technologiques...* » Où est l'intérêt Santé pour le grand public ?

Il faut aussi compter **les excès de boissons alcoolisées**, constituées plus souvent d'alcools forts (Whyskie, Gyn, Vodka...), de bière ou de vins[1] en quantité importante qui dépasse 2 verres à chaque repas.

L'alcool en consommation excessive et régulière (surtout les alcools forts) est aussi un facteur de risque de cancer mammaire chez la femme. Il augmente les mauvaises graisses de réserve.

Dans NIH News du 15 février 2005, le National Institute on Alcohol Abuse and Alcoholism, sur un échantillon de 37 000 personnes, démontre que l'indice de Masse corporelle (IMC) serait directement corrélée à la quantité d'alcool ingérée les jours où les gens ont coutume de boire. Les plus faibles valeurs d'IMC ont été mesurées chez des sujets consommant une petite boisson alcoolisée par jour, de 3 à 7 jours par semaine, et les valeurs les plus élevées sont chez ceux qui boivent un jour par semaine une trop grande quantité.

Ainsi, pour réduire l'obésité et, par là, un certain nombre de cancers, en particulier du sein, **il ne faut pas dépasser un petit verre de bon vin à chaque repas.**

La « Semaine du goût » pour faire consommer des sucres !

Destinée à mieux faire manger nos enfants, elle a été inventée par l'industrie sucrière. Elle existe depuis 1989, créée par le Cedus, orga-

1. Les équivalences alcooliques sont importantes à connaître, car, avec ces boissons, l'alcoolémie est égale ou supérieure à 0,5g/l dans le sang. Et le sujet en bonne santé élimine 0,1 à 0,15g/l d'alcool/heure.

nisme de défense et de promotion[1], quand la concurrence des édulcorants (tous faux sucres) menaçait la filière du sucre. Son budget est de 1 million d' euros. La « semaine.. » est même parrainée par le ministre de l'agriculture. Et l'obésité touche près de 20 % des enfants et devient un fléau social !

Les faux sucres, saccharine et Aspartame ou Candérel à supprimer

Depuis une vingtaine d'années, on constate une forte consommation de faux sucres. Nous avons connu la *saccharine,* désormais abandonnée car responsable d'irritation de la muqueuse de la vessie et, à la longue, de cancer de la vessie. Aujourd'hui le produit le plus utilisé comme faux sucre est l'*Aspartame* ou classique « ***sucrette*** ». Elle est utilisée par des millions de femmes dans le monde en surpoids ou prédiabétiques. Elle est présente dans plus de 5 000 produits alimentaires (sodas, coca light ou zéro, jus d'orange, yaourts, gommes à mâcher, sucettes, bonbons divers, certaines confitures et chocolats) ou pharmaceutiques.

Ce produit est une « excitotoxine » neurotoxique dont le risque le plus classique est digestif, ballonnement et diarrhée, qui est aussi augmenté par des associations nutritionnelles désastreuses.

L'Aspartame contient 50 % de l'acide aminé dénommé « *phénylalanine* » et 40 % *d'acide aspartique* auquel le cerveau est très sensible. Il traverse le placenta pouvant atteindre le cerveau de l'embryon en cours de constitution.

Les 10 % restants sont du méthanol responsable de maux de tête, bourdonnements d'oreille, troubles digestifs...

Des risques de leucémies et lymphomes chez le petit animal ont été signalés en 2005 par l'équipe de l'Institut Ramazzini de Bologne. Ce produit est « *capable de provoquer des lymphomes et des leucémies chez les rats femelles, y compris lorsqu'il est administré à des doses très proches de le DJA (Dose Journalière Admissible) pour l'homme* ».

Vin à 12° 10cl = Bière 25cl à 5° = Whisky 3cl à 40° = Pastis 2cl à 45° + eau = Planteur 2cl de rhum à 50° + jus d'orange = Cognac 3cl à 40°.

1. En octobre 2005 son N° 9 dénommé « Grain de sucre » avait pour titre « Apprendre le goût – Vers une nouvelle matière scolaire », une publicité exemplaire tout au long des pages pour augmenter la consommation de « déliciosités » sucrées.

Les excès de viandes rouges avec leurs graisses cachées

Ce sont surtout les acides gras saturés qui participent à la fabrication des graisses de réserve. La consommation excessive de charcuterie de toutes sortes aggrave la situation et favorise la surcharge graisseuse du foie. Celle-ci est souvent visible sur le scanner du foie sous la forme de ce que l'on appelle scientifiquement « *stéatose hépatique* ». Elle contribue à la réduction des défenses immunitaires et s'associe à une fatigue généralisée, avec somnolence, troubles de la cognition et mauvais métabolisme général.

De même, les produits de cuisson, tels que benzopyrènes et nitrosamines, peuvent jouer un rôle délétère sur les défenses immunitaires. Ils »forcent » autant le pancréas, l'intestin grêle, que le foie et sont responsables de détériorations locales par inflammation : pancréatite à minima, malabsorption intestinale, d'où des troubles du transit intestinal, stéatose hépatique[1].

Les graisses animales des laitages

Elles sont de plus en plus consommées du fait des publicités qui poussent à la consommation de laits, yaourts, fromages, beurres, crèmes de toutes sortes – d'hiver comme d'été – associées aux sucres pour stimuler, pour les plus jeunes, la croissance, et, pour ceux qui sont à la moitié de leur vie, pour éviter l'ostéoporose...

Et l'on fait croire même aux médecins – pour la plupart encore ignorants en nutrition- que tout un chacun a besoin de 3 ou 4 laitages par jour, qu'il faut manger des yaourts aux fruits pour manger des fruits et des fibres, et que le calcium animal guérit tous les maux du système osseux, de l'ostéporose à l'arthrose, en passant par tous les mal aux dos... Alors que c'est l'inverse qui est vrai !

Attention aux yaourts sucrés à 0 % de matière grasse. Le 0 % a la valeur d'un argument publicitaire. Il y a aussi les yaourts à 0 % de sucre. Ils sont light et contiennent de l'Aspartame. Nous les déconseillons formellement.

---

1. On voit au scanner du foie aujourd'hui, de plus en plus de « stéatose hépatique », c'est-à-dire de « foie gras », chez les gros consommateurs de sucres, gras, alcool, laitages... Ce type de pathologie est responsable de fatigue chronique, d'état amorphe, endormissement, essoufflement, comme on le voit chez les oies en fin de gavage.

Le mauvais gras : une glande hormonale négative pour la santé

Les apports lipidiques de toute nature sont à la base de la formation du **gras de réserve dénommé « white fat »** ou graisse blanc grisâtre que l'on observe dans la chirurgie de l'obésité au niveau abdominal ou mammaire. Ce tissu gras constitue une véritable « *glande hormonale négative* » remplie d'enzymes dénommées « *aromatases* », capables de transformer en œstradiol, œstrogène éminemment cancérigène les hormones, en particulier les dérivés hormonaux de nature androgéniques ou progestéroniques.

La fringale chronique ou hyperphagie chronique

Elle touche de plus en plus de personnes. Elle est associée à une hyperactivation permanente du système des récepteurs « *endocannabinoïdes* » du cerveau et des organes périphériques : muscle, foie, tissu adipeux abdominal, tube digestif et pancréas, avec des conséquences métaboliques néfastes : dyslipidémie, insulinorésistance, augmentation du poids et du tour de taille.

La prévention cardio-métabolique passe par une action sur les différents facteurs de risque modifiables : diététique, exercice physique, sevrage tabagique, médicaments.

Parmi ces médicaments : le « Rimonabant »[1] premier antagoniste sélectif des récepteurs CB1 aux endocannabinoïdes, est en cours de test.

Il faudra en apprécier les effets secondaires avant de le prescrire.

---

1. Ce médicament est réservé aux patients obèses définis par l'Indice de Masse Corporelle (IMC) supérieur à 30kg/m2 ou en surpoids (IMC > 27) avec des facteurs de risque associés : diabète de type 2 ou dyslipidémie et ce en association avec régime et exercice physique. On sait qu'une prise orale de 20 mg de Rimonabant (Acomplia pendant 2 ans, réduit le tour de taille de 7,5 cm (placebo : 3,4 cm) et 60 % des patients ont perdu plus de 5 % de leur poids initial (24 % sous placebo) et 32 % plus de 10 %. Le nombre de patients ayant un syndrome métabolique était réduit de moitié et de 20 % avec placebo.

37

L'ALCOOLISME AUGMENTE LES RISQUES DE CANCER DU SEIN

L'alcoolisme aux alcools forts

Les excès d'alcools forts ou de vin en trop grande quantité augmentent les risques de cancer du sein.

4 % des cancers du sein sont liés à l'alcool.

Un petit verre de vin rouge au milieu de chaque repas est sans danger.

La consommation d'alcool serait à l'origine de 4 % des cas de cancers du sein dans les pays développés. En Grande-Bretagne, près de 2 000 cas pourraient ainsi être évités.

Selon les résultats d'une méta-analyse regroupant plus de 50 études et portant sur un total de 150 000 femmes du monde entier, dix grammes d'alcool par jour augmenterait le risque de cancer du sein d'environ 7 %.

10 grammes d'alcool pur représentent l'Unité Alcool Internationale

Ainsi peut-on définir le nombre d'Unités Alcool Internationale, dans les bouteilles que l'on achète classiquement et que l'on devrait consommer modérément.

Dans une bouteille de vin à 12°	8 UAI (93,75 ml = 1 UAI)
Dans une bouteille de whisky à 40°	22 UAI
Dans une bouteille de Pastis à 45°	36 UAI
Dans une bouteille de Bière à 6°	4 UAI

En post-ménopause, ce risque serait dû au fait que l'alcool affecte la production d'œstrogènes dans le corps et réduirait leur élimination par le foie.

Comparés aux autres facteurs, comme ceux liés à la maternité, les effets de l'alcool sur ce cancer semblent assez modérés.

Plus grave est l'association Alcool + THM, car le risque de cancer du sein double dans ces cas[1].

Cette relation a été analysée à partir de 44 000 femmes américaines. Plus de 1 720 femmes ont développé un cancer du sein. Le risque de cancer du sein était élevé chez les femmes qui utilisaient un THS depuis au moins 5 ans et qui ne prenaient pas d'alcool, et chez celles qui n'avaient jamais utilisé de THS mais qui buvaient plus de 20g d'alcool par jour.

Les utilisatrices de THM depuis plus de 5 ans, et qui consommaient plus de 20g d'alcool par jour, avaient un risque relatif de cancer du sein quasiment double de celles non-utilisatrices de THM et non-consommatrices d'alcool. Une femme ménopausée pourrait voir ce risque augmenter et passer à 8 %, si elle utilise un THS pendant 5 ans au moins et consomme plus d'une dose d'alcool par jour.

Les femmes qui boivent journellement entre 30 et 60 grammes d'alcool (2 à 5 verres par jour) voient les risques de cancer du sein augmenter de 41 % par rapport à un groupe de même nature qui ne boit pas du tout. À titre de comparaison : les femmes dont la mère a souffert d'un cancer du sein voient leur risque de voir se développer une tumeur, augmenter de 50 %.

L'augmentation du taux d'œstrogène total dans le corps serait dû soit à une hausse de la production d'œstrogène, soit à une diminution de la décomposition de l'œstrogène. Il y a aussi des indices conduisant à penser que l'alcool agirait comme cocarcinogène[2].

Cependant, nous maintenons que l'effet d'une consommation modérée d'alcool sur le risque de cancer du sein est encore confus.

1. Chen WY et coll., Ann. Interm. Med., 137 : 798-804, 2002. Expertise collective « Alcool, Effets sur la santé », Inserm, septembre 2001.

2. Devine, Carol and Julie A. Napieralski. « How might alcohol increase the risk of breast cancer ? », Alcohol and the Risk of Breast Cancer. March 1988 (6.26.01). Program on Breast Cancer and Environmental Risk Factors in New York State, Cornell University, College of Veterinary Medicine.

Les chercheurs ne trouvent aucun lien entre la consommation modérée (maximum un verre par jour) et le risque de cancer du sein. Le nombre de cas de cancer du sein qui peut être attribué à une consommation régulière d'alcool n'est pas supérieur à 2 % dans le monde, parmi tous les cas de femmes atteintes de cancer du sein.

Dans 98 % des cas de cancer du sein, la cause doit être cherchée ailleurs.

L'alcool constitue donc un facteur de risques très limité pour le cancer du sein. Le fait de déconseiller l'alcool à grande échelle n'aurait donc qu'un impact très limité sur la prévention du cancer du sein parmi la population. De plus, les avantages liés à une consommation légère ou modérée d'alcool sur les maladies cardiaques et sur la mortalité suite aux affections cardiaques, compensent largement le risque de cancer du sein.

De même, la pilule associée à alcool a pour conséquence des concentrations sériques d'œstradiol plus élevées et plus faibles de progestérone.

L'alcoolisation des jeunes filles augmentera les risques ultérieurs de cancer du sein

La nouvelle tendance chez les jeunes, c'est l'alcoolisation à outrance durant les week-ends. Outre les risques immédiats – coma éthylique–, les risques à moyen terme – accoutumance à l'alcool –, mais aussi les risques collatéraux – accidents de la route –, une récente étude danoise vient ajouter un nouveau chapitre à cette liste : le cancer du sein.

L'étude qui a rassemblé plus de 17 500 femmes, a montré que les femmes buvant entre 22 et 27 verres d'alcool par semaine avaient deux fois plus de risque de développer un cancer du sein que les femmes consommant seulement 1 à 3 verres. Ce risque est d'autant plus élevé que la consommation d'alcool est concentrée dans le temps.

Un petit verre de vin rouge au milieu de chaque repas est sans danger. Il aide la digestion, a un effet antiseptique urinaire, prévient la constipation (*Tisane de Richelieu*[1]).

---

1. Son éminence le cardinal de Richelieu étant toujours en retard dans ses conférences publiques, souffrant de lenteurs digestives, reçut pour conseil de

L'acide folique ou Vitamine B9 compense le risque lié à l'alcool. Le risque déjà limité de cancer du sein lors d'une consommation régulière d'alcool, diminue lorsque la femme absorbe journellement suffisamment d'acide folique (plus de 600 mg par jour).

L'acide folique est un élément nutritif qui est principalement présent dans les légumes à feuilles vertes ou qui peut être absorbé comme supplément vitaminé. Une alimentation riche en acide folique compense l'effet du risque de cancer lors d'une consommation modérée d'alcool. Les femmes qui consomment régulièrement de l'alcool (2 – 3 verres de vin par jour) et qui veillent simultanément à un apport suffisant en acide folique, ne présentent aucune augmentation au niveau du risque de cancer du sein, par rapport aux femmes qui ne boivent pas d'alcool (Nurse's Health Study).

Mais une carence d'acide folique n'a aucun impact sur le risque de cancer du sein, c'est la combinaison avec une consommation modérée d'alcool qui influence le risque.

La bière, par ses phyto-œstrogènes, diminuerait le risque de cancer du sein

Le houblon, la composante qui confère à la bière son goût amer, contient des flavonoïdes, qui font partie des phyto-œstrogènes. Les phyto-œstrogènes sont des substances biologiquement actives d'origine végétale qui imitent l'action des hormones œstrogènes féminines.

Divers effets favorables sont attribués aux phyto-œstrogènes. Un régime riche en phyto-œstrogènes constituerait une protection contre les maladies cardiovasculaires et diverses formes de cancers, et une absorption de ces substances à doses importantes allégerait éventuellement les désagréments liés à la ménopause chez les femmes plus âgées.

Ces effets ont fait l'objet d'une étude scientifique poussée. C'est ainsi qu'il semblerait que le cancer du sein apparaît moins souvent chez les femmes suivant un régime riche en phyto-œstrogènes[1]. Les légumes et fruits riches en ces molécules ont de plus d'importantes propriétés anti-oxydantes.

---

prendre un verre de bon vin à chaque repas ; il s'agissait de Médoc, car il passait dans le Médoc. Il fut désormais à l'heure, n'étant plus constipé !

1. Case-control study of phyto-œstrogens and breast cancer. Ingram D. *et al.* Lancet 1997 ; 350 : 990-994.

38

LES ABUS DE LAITAGES : LE *LACTOLISME* AUGMENTE LES RISQUES DE CANCER DU SEIN

Le *Lactolisme* ou gavage aux laitages, une nouvelle addiction !

Les nouveaux conditionnements de produits laitiers sont autant pour la conservation que pour le goût.

– **Toutes les publicités poussent** aux consommations de laitages : au moins 3/jour quand 1 seul suffit à tous les âges de la vie.

– **Autrefois, en faisant bouillir le lait,** on détruisait les facteurs de croissance qui étaient floculés (couche épaisse de la crème du lait).

– **Aujourd'hui, avec les conservations à Ultra Haute Température,** les laitages contiennent pour la plupart les facteurs de croissance actifs.

– **L'IGF-1 n'est pas détruit par la pasteurisation,** pas plus que les autres facteurs de croissance (EGF et TGF).

Les facteurs de croissance sont présents dans tous les laitages et jouent leurs rôles spécifiques selon les tissus auxquels ils sont dédiés.

En culture cellulaire, les 3 familles de facteurs de croissance, EGF, IGF et TGF, favorisent la multiplication des cellules, aussi bien normales que cancéreuses.

– **IGF** = Insulin Growth factor, facteur de croissance insulinique qui joue un rôle essentiel pour la construction du système digestif, pancréas, foie et régulation de l'apport de sucre à l'organisme.

– **TGF** = Transforming Growth factor, facteur de croissance tissulaire qui joue un rôle essentiel pour la construction des tissus, osseux, articulaires, musculaires...de l'organisme auquel il est apporté.

– **EGF** = Epidermal Growth factor, facteur de croissance épidermique qui joue un rôle essentiel pour la formation des tissus qui en dépendent : la peau et les extrémités haute (bouche et annexes) et basse du tube digestif (canal anal).

Parmi les facteurs de croissance, on a pu en isoler dans le lait de vache au moins deux : le « **Transforming growth factor** » (TGF α et ß) qui participe à la croissance et à la différenciation des cellules de l'intestin, « **l'Insulin growth factor** » (IGF-1), véritable agent anabolique (de construction des tissus), donc de type dopage destiné à fabriquer du muscle et du cartilage.

– **Le lait de vache dans l'alimentation des bébés de 3 mois ou plus tôt peut créer un diabète précoce[1] par réaction allergique aux protéines du lait de vache.** Les cellules bêta du pancréas se détériorent ainsi plus ou moins rapidement.

– **Les femmes scandinaves, plus grandes consommatrices de laitages de l'Europe,** ont les taux les plus élevés de diabète et d'ostéoporose.

Le lait de vache contient 3 fois plus de protéines (9g/l) que le lait humain (2,4g/l).

Laitages, croissance et risques de cancer du sein

117 000 danoises suivies[2] = lien entre croissance et cancer du sein.

1. Une croissance rapide entre 8 et 14 ans confère un risque additionnel de cancer du sein, indépendant de la taille finale de la femme.

2. La consommation de lait de vache élève les taux circulant dans le sang du facteur de croissance Insulin-like 1 (IGF-1) et est associée à une taille plus grande.

3. Entre 1950 et 2000 : augmentation du vol. mammaire de 10-20 % + taille augmentée d'environ 10cm et poids de l'organisme de 10 kg.

1. Virtanen et Aro : « Les facteurs alimentaires dans l'étiologie du diabète », Ann. Med. 26(6) : 469- 478, déc. 1994) (Fava *et al.*, « Relation entre la consommation de produits laitiers et l'apparition du diabète insulino-dépendant chez l'enfant en Italie », Diabetes Care 17 (12) : 1488-90, déc. 1994). Une protéine bovine serait le déclencheur du diabète insulino-dépendant (Norris et Pietropaolo, J. Endocrin. Invest. 17(7) : 1488- 1490, juillet-août 1994 de l'Université du Colorado).

2. New England Journal of Medicine (14 octobre 2004, pp. 1619 et 1679).

Les excès de laitages de vache augmentent les risques de cancer du sein et de la prostate

Si **le lait de vache** contient des peptides « bioactifs » qui peuvent être considérés comme « atout pour la santé », ils contiennent aussi des **facteurs de croissance** qui peuvent, en excès, détériorer notre santé.

La **Somatotropine bovine** (STb) présente dans le lait de vache agit sur les cellules mammaires, en formation ou déjà formées. Le mode d'action se ferait par le facteur de croissance des substances apparentées à l'IGF-1, médiateur produit dans le foie.

Ainsi, le lait contient naturellement de la STb et de l'IGF-1.

La STbr synthétique, la somatotrophine bovine recombinante (STbr), a pour fonction d'augmenter la production de lait chez les vaches de 10 à 15 %[1].

L'hormone est en vente libre chez la grande firme Monsanto dans 30 pays.

On sait que l'administration de STbr à la vache fait augmenter le niveau d'IGF 1 dans son sang.

Ce facteur de croissance, IGF 1, a une incidence sur les cancers de la prostate et du sein chez les humains, puisqu'il favorise la croissance des cellules. Une étude de l'Université Harvard a révélé qu'il y a un lien entre le niveau de l'IGF-1 dans le sang et le cancer de la prostate. Une exposition à ces molécules facteurs de croissance est possible tout au long de la vie par une consommation excessive de produits lactés.

L'IGF-1 n'est pas détruit par la pasteurisation, pas plus que les autres facteurs de croissance (EGF et TGF).

Une équipe italienne[2] a comparé la composition en TGF-β1 de différents échantillons de lait en fonction du traitement subi par celui-ci (ou son absence).

On a ainsi analysé du lait de vache cru, avant puis après ébullition, ainsi que des laits du commerce pasteurisés ou microfiltrés (passés au travers de filtres céramiques retenant les bactéries) et, enfin, des laits pour nourrissons.

1. Pour un producteur canadien : « Je peux traire 38 vaches, plutôt que traire 46 vaches, et obtenir la même quantité de lait de mes 38 vaches, comme si elles étaient 46 ». En plus d'éviter la dépense en capital, le recours à l'hormone a évité au producteur d'avoir à acheter de nouvelles vaches.

2. Peroni D et coll. : Transforming growth factor-β1 is elevated in unpasteurized cow's milk. Pediatric Allergy and Immunology 2009, 20 (1) : 42-44.

La concentration en TGF-β1 du lait cru non bouilli (destiné au veau) était de 6 420 ± 52,9 pg/ml. L'ébullition a provoqué une baisse considérable de ce taux à 302,7 ± 50,59 pg/ml ($p < 0,05$). Les taux de TGF-β1 étaient tous en dessous du seuil de détection pour l'ensemble des laits pour enfant, alors qu'ils en ont besoin, comme on peut le vérifier dans le tableau ci dessous.

Le lait de vache dans l'alimentation des bébés de 3 mois ou plus tôt peut créer un diabète précoce[1] par réaction allergique aux protéines du lait de vache. Les cellules bêta du pancréas (endocrine) se détériorent ainsi plus ou moins rapidement.

Concentrations du facteur de croissance de substances apparentées à l'insuline dans les laits de vache et dans le lait humain.

Échantillons	**Concentration d'IGF-1 (ng/mL)**	**Volume (mL/j)**
Lait de vache (protéines : 9 g/l)	3,9 (1-9)	variable
Lait de vache après traitement par la STbr	5,9 (1-13)	variable
Lait humain (protéines : 2,4g/l)	post partum, jour 1 : 17,6 post partum, jour 2 : 12,8 post partum, jour 3 : 6,8 post partum, jours 4 à 9 : 7 à 8 post partum, 6 à 8 semaines : 19 (13-40)	variable

Le lait de vache contient 3 fois plus de protéines (9g/l) que le lait humain (2,4g/l). L'IGF est évidemment important au début de la vie quand la croissance est rapide.

1 Virtanen et Aro : « Les facteurs alimentaires dans l'étiologie du diabète », Ann. Med. 26(6) : 469- 478, déc. 1994) (Fava *et al.*, « Relation entre la consommation de produits laitiers et l'apparition du diabète insulino-dépendant chez l'enfant en Italie », Diabetes Care 17(12) : 1488-90, déc. 1994). Une protéine bovine serait le déclencheur du diabète insulino-dépendant (Norris et Pietropaolo, J. Endocrin. Invest. 17 (7) : 1488-1490, juillet-août 1994 de l'Université du Colorado).

39

RISQUES DE CANCER DU SEIN : PAS D'ÉGALITÉ ENTRE LES FEMMES

Un peu d'histoire avec Anne d'Autriche[1], épouse de Louis XIII (1601-1666).

– 1ère grossesse à terme à 37 ans : naissance de Louis XIV.

– pas d'allaitement maternel.

« *Devenue régente à la mort de Louis XIII, en 1643, elle se retire en 1661, lorsque Louis XIV prend le pouvoir, au Val de Grâce, couvent qu'elle avait fondé en 1645. C'est là qu'elle va présenter un cancer du sein, qu'elle reconnaît et appréhende rapidement pour l'avoir déjà observé chez des religieuses... Sa confidente, Françoise Bertaut de Motteville, rattache cette tumeur aux soucis de la Reine après son mariage malheureux, puis son veuvage, tandis que Guy Patin, doyen de la Faculté de médecine de Paris, pense qu'elle mangeait trop et se purgeait trop peu.* »

Au cours de leur vie, 11 % des femmes des pays développés seront confrontées avec le cancer du sein.

Toutes ne sont pas informées de la même façon.

Les recommandations de dépistage sont actuellement organisées.

Campagnes télévisées : pour les 50-74 ans – une mammographie tous les 2 ans, prise en charge à 100 % par l'assurance-maladie. Passage de camions de dépistage « Mammobile » dans les campagnes de plusieurs départements français.

---

1. Dictionnaire des cancers, 3e Édition, 2006, p. 55, Pr B. Hoerni.

Mais toutes les femmes n'ont pas accès au dépistage

Cela est confirmé par une étude américaine menée auprès de 1700 femmes de San Francisco et sa région. « *Elles ont été interrogées, non seulement sur leur âge, statut économique et social, niveau d'éducation, pathologies associées, obésité, etc... mais aussi sur leur degré de préoccupation face au risque de cancer du sein et l'évaluation qu'elles faisaient de celui-ci, ainsi que sur leurs modes d'information sur ce sujet (internet, journaux, radio). En particulier, à propos des 4 items suivants : tamoxifène, raloxifène, évaluation génétique et chirurgie prophylactique, il leur était demandé si elles en avaient entendu parler, discuté avec leur médecin, voire si elles y avaient eu recours* ».

À San Francisco, l'enquête téléphonique a été menée auprès de 1 700 femmes de 40 à 74 ans appartenant à 4 groupes ethniques[1], originaires d'Asie (n = 356), d'Afrique (n = 326), d'Amérique latine (n = 330) et Blanches (n = 688), sans antécédents de cancer mammaire et qui ont subi entre 2001 et 2003 une mammographie dans un centre sélectionné.

Dans chaque groupe ont été distinguées les patientes à haut risque et à risque faible, les hauts risques étant définis sur un score de Gail[2] à 5 ans » ou = 1,67 % ou un cancer du sein chez une parente du 1er degré. Au total, 42 % des sujets d'origine asiatique, 9 % des patientes d'origine africaine, 13 % des latino-américaines et 51 % des femmes blanches étaient à haut risque.

Environ 30 % de toutes les patientes ont dit avoir trouvé leurs informations par le biais des medias. Les femmes dont la mammographie était anormale et celles qui se considéraient à haut risque étaient globalement mieux averties et davantage susceptibles de pouvoir discuter des traitements préventifs et des facteurs de risque, mais cette discussion se heurtait bien souvent à la barrière de la langue...

---

1. Kaplan CP et coll. : « Breast cancer risk reduction options : awareness, discussion, and use among women from four ethnic groups. » Cancer Epidemiol Biomarkers Prev., 2006 ; 15 : 162-6.

2. Le score de Gail est calculé à partir de l'âge : l'âge au moment de la puberté, l'âge au moment de la première naissance, le nombre de cancers du sein dans la famille au premier degré, les antécédents de biopsie mammaire (nombre et présence d'une hyperplasie atypique sur au moins l'une d'entre elles).

De même les femmes ayant un statut socio-professionnel élevé ont un risque plus élevé de cancer du sein, mais auraient des taux de survie supérieurs, car elles sont mieux traitées et suivies. Cette augmentation du risque est associée aux facteurs de reproduction et de style de vie (premier enfant à un âge plus avancé, durée d'allaitement au sein plus courte).

Ainsi est-il urgent d'informer pour faire disparaître ces disparités et inégalités graves entre les femmes. On les retrouve encore plus fortement entre les femmes des pays développés et celles des pays en voie de développement.

QUATRIÈME PARTIE

COMMENT PRÉVENIR LES CANCERS DU SEIN ET LES RISQUES DE RÉCIDIVES

« Pour les citoyens des pays développés et, très vite, pour ceux des pays en voie de développement, un avenir contradictoire. D'un côté, leur espérance de vie continue d'augmenter régulièrement – d'environ 2 ans et demi tous les 10 ans – d'un autre côté, le poids des maladies chroniques liées à l'âge se fait de plus en plus lourd : cancers, maladies cardiovasculaires, arthritiques et, surtout, maladies dégénératives. »

Pour une médecine de prévention.
Luc Montagnier, *Le Monde*, 21 septembre 2004

Ayant pris connaissance du fléau social que représente le cancer du sein dans le monde et dans nos pays, de la physiologie de la construction et du fonctionnement mammaire, ainsi que des principales grandes causes de ce cancer, nous pouvons maintenant aborder l'essentiel de cet ouvrage : **la prévention.**

Nous devons bien distinguer la prévention du dépistage.

Le dépistage consiste à dépister, c'est-à-dire à diagnostiquer le plus tôt possible le cancer. Les chances de guérison sont alors les meilleures.

La prévention consiste à prévenir, c'est-à-dire à éviter ce type de cancer, **mais aussi à éviter les récidives.**

Tous les médicaments proposés pour prévenir le cancer du sein n'ont pas fait leur preuve. Ils peuvent même être dangereux, telles les anti-hormones qui sont encore proposées par celles et ceux qui profitent de l'ignorance scientifique du grand public et cherchent à « *médicaliser la bonne santé* ».

Nous pouvons aujourd'hui promouvoir la prévention, en responsabilisant ceux qui savent et qui diffusent l'information :

– la bonne connaissance des rythmes de la femme[1]

1. Un excellent livre trop peu connu d'Edmonde Morin, *La rouge différence ou les rythmes de la femme*, Éd. Seuil, 1982.

– une première grossesse avant 28 ans
– l'allaitement maternel au moins 3 mois
– l'exercice physique régulier
– une contraception hormonale de la plus courte durée
– l'arrêt progressif du THS
– l'arrêt du tabagisme et des autres addictions, type alcool et même Cannabis
– le changement des habitudes alimentaires pour Manger Mieux et Meilleur.

La prévention du cancer du sein ne passe pas par des médicaments, mais par la mise en acte *de comportements de vie* qui commencent avant l'âge de la puberté et vont bien au-delà de la ménopause.

La prévention des récidives exige d'abord des traitements appropriés, selon le stade et le grade histologique et biologique de la tumeur ; ensuite, en plus des changements de *comportements de vie* – en particulier le refus de tout traitement hormonal de substitution –, le changement des habitudes alimentaires. Les traitement anti-hormonaux peuvent être utiles dans les cas de tumeurs fortement « hormonodépendantes », ou quand les changements des habitudes alimentaires ne sont pas possibles ou sont refusés.

Selon un rapport du Fonds mondial contre le cancer[1], 43 % des cas de cancer du côlon et 42 % des cas de cancer du sein pourraient être évités, simplement en adoptant de meilleures habitudes de vie : limiter les viandes rouges, les alcools et le sel, éviter la charcuterie, manger plus de fruits et de légumes... et avoir une activité physique régulière.

De façon plus globale, environ le tiers des cancers les plus courants pourraient être ainsi prévenus dans les pays à revenus élevés et un quart dans les pays pauvres. Compte tenu de ces chiffres, un panel de 23 experts mondialement connus a adressé 48 recommandations aux décideurs (par exemple, développer les pistes cyclables et les zones piétonnes). En effet, si c'est à chacun d'adopter un mode de vie sain, encore faut-il que l'environnement permette de changer de comportement...

1. Policy and action for cancer prevention », rapport du World Cancer Research Fund (WCRF) et de l'American Institute for Cancer Research (AICR), 26/2/09.

Dans une étude publiée par l'European Prospective Investigation into Cancer and nutrition (EPIC), qui s'est déroulée dans 8 pays, sous la direction de notre collègue le Pr Elio Riboli[1], ont été précisés les rapports entre la consommation de lipides et le cancer du sein.

« À partir de 1988, 319 826 femmes âgées de 20 à 70 ans ont été suivies pendant 8,8 ans, en moyenne, avec remplissage régulier de questionnaires et/ou réponse à des interviews téléphoniques sur leurs habitudes alimentaires. 7119 cancers du sein ont été diagnostiqués durant ces années.

Les résultats obtenus tiennent compte d'un ajustement statistique multi varié (âge, périodes pré, péri ou postménopausiques, contraception orale, consommation d'alcool, poids, taille, tabagisme, niveau d'éducation, date des 1ère règles et du 1er accouchement, nombre de grossesse et histoire familiale de cancer du sein). »

La consommation moyenne de lipides, d'acides gras (AG) saturés, mono et polyinsaturés, a été évaluée. Elle était de (en pourcentage d'apport calorique journalier) :

	% total de lipides	% AGS	% AGMI	% AGPI
Pour les 8 pays	35,70 + /- 6,31	13,70 + /- 3,25	13,00 + /- 3,76	6,30 + /- 2,17
Pour la France	36,70 + /- 5,82	14,40 + /- 3,13	12,90 + /- 2,54	6,60 + /- 2,23

L'étude montre qu'il y a une corrélation statistiquement significative entre la consommation d'acides gras saturés (AGS) et le risque de cancer du sein.

*« **Sa fréquence est plus importante :***
*– entre le 5e quintile : risque **1,13** (IC 95 % : 1,00-1,27 ; p = 0,038)*
– par rapport au 1er quintile : risque 1,02 (IC 95 % : 1,00-1,04).

Cette corrélation est plus importante chez les femmes ménopausées qui n'ont jamais reçu de traitement hormonal substitutif. Chez elles, la fréquence du cancer du sein est plus importante :

1. Sieri S., Riboli E. and al.Dietary fat and breast cancer risk in the European Prospective Investigation into Cancer and Nutrition. Am J Clin Nutr. 2008 ; 88 : 1304-12.

*– entre le 5e quintile : risque **1,21** (IC 95 % : 0,99-1,48 ; p = 0,044)*
– par rapport au 1er quintile : risque 1,03 (IC 95 % : 1,00-1,07).

Les 5 quintiles de consommation moyenne d'AGS étaient :
Q1 = 16,2 g/jour ; Q2 = 22,6 g/j ; Q3 = 27,9 g/j ; Q4 = 34,1 g/j et Q5 = 45,0 g/j.
Aucune corrélation statistiquement significative n'a été trouvée avec la consommation totale de lipides (risque à 1,02), ni avec celle des AGMI (risque à 1,05), ou des AGPI (risque à 0,97). »

« Au sujet de la non-responsabilité des AGMI, de nombreuses études donnent, par contre, un résultat contraire. Ce seul travail ne peut conclure sur ce point. Ces variations entre travaux peuvent s'expliquer par des différences dans l'apport calorique total et la plus grande fourchette de consommation notée dans l'étude EPIC pour les AGMI (54,5 à 98,3 g/j) par rapport à d'autres travaux.
L'association entre la consommation de lipides et le cancer du sein est indépendante de l'IMC. »

Les risques de récidives réduits par les changements alimentaires

Entre 1994 et 2001, 2437 femmes traitées pour cancer du sein débutant ont été tirées au sort[1] : un groupe contrôle et un groupe soumis à une prise en charge diététique pour tenter d'obtenir une réduction constante d'au moins 15 % des apports en graisse.
La consommation de graisses se montait à 33 g/jour et représentait 20 % des apports caloriques dans le groupe interventionnel contre 51g/jour, soit 29 % des apports dans le groupe témoin. À la fin de la période d'analyse, les femmes du 1er groupe pesaient en moyenne 3 kg de moins que les témoins.

Le risque de récidive atteignait 9,8 % dans le groupe diététique versus 12,4 % pour les contrôles. Ainsi, réduire les apports en graisses pourrait diminuer le risque de récidive d'un cancer du sein.

1. JNCI 20-12-2006, vol. 98, pp. 1767-1776.

40

PRÉVENIR VAUT MIEUX QUE GUÉRIR
LES RESPONSABLES DE LA PRÉVENTION

Prévenir, c'est évidemment informer et surtout bien informer[1]

Que de fois nous entendons le grand public se plaindre de lire des conseils qui se neutralisent ! Les uns sont farouchement « pour », les autres « contre ». Les uns « y croient », les autres « n'y croient pas ». Qui croire ?

C'est souvent dans un fatras d'informations qu'il faut choisir. Même les scientifiques, parfois, ne sont pas d'accord entre eux.

Si nous prenons pour exemple le livre de mon collègue Jean Seignalet, nous pouvons lire, venant de certains collègues, des points de vue diamétralement opposés aux nôtres.

Personne ne voit que le collègue qui écrit sur le sujet n'a pas lu le livre de Seignalet et, surtout, ne possède aucune expérience et compétence dans le domaine. Il joue simplement sur son titre professoral qui lui donne un semblant d'autorité. Être spécialiste international de la constipation, de la consommation des sucres ou des laitages ne donne pas des compétences dans le domaine de la prévention des cancers ou des maladies dégénératives par la nutrition !

Les scientifiques spécialisés, ceux qui consultent et conseillent les femmes, les médecins généralistes prescripteurs, informent encore très peu.

Nous avons nous-même pu vérifier la faiblesse des informations données aux jeunes filles dans les centres de Planning familial. On y

1. La prévention est souvent confondue avec le dépistage.

délivre des échantillons avec, pour objectif principal, la prévention des avortements !

Au nom de *la liberté féminine* sont donc distribués des échantillons de pilules qui, souvent, ne sont plus sur le marché et parfois même sont surdosées. L'objectif *généreux* serait la prévention des avortements. En même temps, c'est de la pub déguisée pour les laboratoires pharmaceutiques qui se servent du planning familial pour éviter les familles et rendre les jeunes filles le plus tôt possible *pratiquantes de la contraception*. Énorme marché en perspective !

Quant aux parents, ils font de mieux en mieux, mais il reste encore plus de la moitié des jeunes qui sont mal informés.

Sur ce sujet, nous avons mis au point une méthode pédagogique (SAS)[1] qui circule dans les familles depuis 20 ans et qui a fait ses preuves.

Nous le savons par les nombreux retours de jeunes qui ont été informés progressivement selon leur tranche d'âge. Cette méthode aide les parents à dialoguer avec les enfants quels que soient leurs âges sur les sujets délicats de la Santé, l'Amour et la Sexualité.

Quant aux firmes pharmaceutiques, pour certaines d'entre elles, leur éthique se résume à un mot : « business » et tout est bon pour y parvenir !

Dans le domaine de la communication, les experts pharmaceutiques sont très forts, et ne semblent aucunement contrôlés par le Bureau de Vérification de la Publicité.

Les journalistes spécialisés, médecins ou non, savent beaucoup plus qu'ils n'en disent. Ils sont malheureusement soumis à la dictature éditoriale des propriétaires des journaux qui n'hésitent pas à refuser leur pige, quand elle n'est pas sociologiquement, politiquement ou même médicalement correcte.

---

1. SAS : « Comment parler à nos enfants de l'amour et de la sexualité, en respectant le jardin secret de chacun. » Éd. F.-X. de Guibert 2004, et pour les 4-10 ans : Dis maman, les bébés comment ça vient ? – pour les 10-13 ans : « Je grandis, ça pousse... comment c'est la puberté ? » – pour les 13-15 ans : Sentiments, drogue, sida... comment c'est la sexualité ? – pour les 15-20 ans : Sexualité et sentiments... Comment c'est l'Amour ? » – pour les 20-30 : Faire sa vie à deux – la construction de l'amour, 38 situations et « Construisez votre amour, il est si fragile ! Cohabitation, Union libre, Pacs et Mariage, » 2e édition 2009. Voir site www.professeur-joyeux.com

Ainsi sont changés les titres ou sous-titres des articles, afin de ne pas se mettre à dos non seulement le lecteur, mais plus encore les sponsors publicitaires, friands de paraître dans les magazines à fort tirage.

Quant au grand public, il a soif de savoir, de comprendre et se pose les bonnes questions. Mais nombre de spécialistes, en affirmant sans aucune preuve la non-dangerosité des tous ces produits, entretiennent les doutes et, par là même, la consommation. Leur responsabilité est le plus souvent protégée par le Conseil de l'Ordre des Médecins où les spécialistes sont bien implantés.

La guérison du cancer du sein est une question souvent posée et les réponses sont très variables selon les cancérologues. La réponse est tombée en 1995 d'une étude finlandaise[1] qui a suivi 563 femmes de 1945 à 1969 : il n'y a pas de décès par cancer du sein au-delà de la 27e année après le premier traitement.

Les récidives sont possibles tout au long de ces 27 ans après le diagnostic.

Les scientifiques informent très peu

– Les gynécologues informent 7,6 % des filles.
– Les généralistes informent 5,8 % des filles.
– Les médecins du planning en informent 5,3 %.

Les parents à la puberté des enfants

– 48 % des filles ne reçoivent aucune information.
– 58 % des garçons ne reçoivent aucune information.

Les firmes pharmaceutiques : quelle éthique ?

– des publicités permanentes très bien ciblées.

– un sponsoring indirect = BD à l'école, échantillons distribués largement dans les infirmeries scolaires.

– **quel pouvoir du Bureau de Vérification de la Publicité (BVP) ?**

1. Journal of clinical oncology 1995, 13 ; 1, 62-69, (Dans cette étude sont exclus les 30 cas de récidive sous la forme d'un cancer de l'autre sein).

Le **Bureau de Vérification de la Publicité** (BVP – association des professionnels pour une publicité responsable) est devenu, depuis le 25 juin 2008, l'ARPP (Autorité de Régulation Professionnelle de la Publicité).

Il s'agit de l'organisme d'autorégulation de la publicité en France : association interprofessionnelle privée de type loi de 1901.

Sa mission est : « *Mener une action en faveur d'une publicité loyale, véridique et saine, dans l'intérêt des professionnels de la publicité, des consommateurs et du public.* »

Les journalistes spécialisés

– naïveté, même des journalistes-médecins qui ont quitté le terrain des consultations médicales.

– **manque de liberté, préjugés ou incompétence ?**

41

LA PRÉVENTION MÉDIATISÉE RÉDUIRA LE NOMBRE DE FEMMES ATTEINTES DE CANCER DU SEIN

La généralisation progressive de l'information s'impose et devient à la fois une urgence et un « droit de savoir » des femmes.

Évidemment doivent être informées toutes les femmes atteintes de cancer du sein. Si on les aide à repérer les causes de leur maladie, elles réduiront les risques de récidive, en prenant des précautions qui ne les mettront pas en contact, de près ou de loin, avec les facteurs de risques.

Les femmes à risques génétiques (BCA1 ou 2) ou ayant de forts antécédents personnels ou familiaux, et même toutes les femmes pourront mieux comprendre les risques encourus et s'éloigner des facteurs en cause.

Ce type d'information devra être diffusée de manière intergénérationnelle, dans le cadre des relations mère-fille et aussi par le canal de l'Éducation nationale.

Rappelons que le « ***Socle commun des savoirs*** », décrété en juillet 2006, est imposé aux jeunes jusqu'à 16 ans, âge de la scolarité obligatoire. « *La motivation, la confiance en soi, le désir de réussir et de progresser sont des attitudes fondamentales.*

Chacun doit avoir la volonté de se prendre en charge personnellement et d'exploiter ses facultés intellectuelles et physiques.

Mais aussi : être éduqué à la sexualité, à la santé et à la sécurité ; à la responsabilité face à l'environnement, au monde vivant, à la santé et connaître les gestes de premiers secours. »

Ainsi, les jeunes filles (et jeunes gens) dans les écoles et universités sauront que le cancer du sein se prépare par des comportements alimentaires désastreux, l'insuffisance de la pratique sportive et la consommation d'hormones contraceptives en excès.

La prévention du cancer du sein commence dès l'âge de 10 ans par une information de qualité des futures jeunes filles.

Il sera ensuite conseillé aux jeunes femmes enceintes d'être prudentes avec la consommation d'hormones œstro-progestatives.

On n'en prescrit jamais quand la maman allaite, ou alors il s'agit de contraception micro-progestative uniquement.

En cours d'allaitement, évidemment une partie des hormones passent dans le lait maternel et ne peut en aucun cas être utile à l'enfant.

Il serait souhaitable que la contraception hormonale ne démarre pas immédiatement après l'accouchement pour laisser le corps récupérer de la vague d'hormones qui l'a inondé tout au long de la grossesse.

Le Talmud, comme *le Coran*, considèrent qu'il n'y ne doit pas y avoir de relation sexuelle jusqu'au *retour de couches*[1], soit en général 40 jours après l'accouchement. C'est une question de respect du corps de la femme et de la nécessaire cicatrisation de la filière génitale par où est passé le bébé.

Pour les femmes qui n'allaitent pas

Il nous paraît préférable d'éviter la prise de la pilule jusqu'au retour de couches et d'utiliser d'autres méthodes contraceptives comme les spermicides (gel, éponges, ovules...), le diaphragme ou d'autres méthodes naturelles, ou les préservatifs masculins.

Pour les femmes qui allaitent

– La pilule œstroprogestative est contre-indiquée pendant toute la durée de l'allaitement.

---

1. « *Le retour de couches, c'est tout simplement la réapparition des règles après la longue interruption des neuf mois de grossesse et des semaines qui suivent l'accouchement* ».

– La micro-pilule (pilule micro-dosée contenant de la progestérone de synthèse) est autorisée L'utiliser dans les 10 jours qui suivent l'accouchement est une erreur thérapeutique.

Même prise régulièrement à heure fixe, elle peut parfois entraîner une baisse de la lactation et des saignements répétés. Nous préférons la déconseiller et proposer les méthodes locales.

– Le stérilet : il est raisonnable d'attendre les règles qui suivront le retour de couches, afin que l'utérus reprenne sa forme et sa tonicité habituelles. Est-il souhaitable de remettre un stérilet si un second enfant est désiré rapidement ?

La prévention déjà « in utero », parce que des causes in utero !

De plus en plus souvent apparaissent des signes de pathologies futures très précoces dans la vie intra-utérine. C'est le cas du dépistage biologique néonatal de l'exposition à l'alcool in utero[1].

Si des cellules souches mammaires peuvent être à l'origine du cancer du sein, ce risque dépendrait du nombre de cellules souches présentes à la fin de l'organogenèse mammaire (formation de seins). Celle-ci serait influencée par le niveau de production de facteurs de croissance, conduisant, lors des multiples mitoses, à l'apparition d'une éventuelle mutation oncogène.

Une équipe de chercheurs américains[2] a démontré la corrélation à la naissance entre des facteurs de croissance et les taux de diverses cellules souches circulantes, considérées comme des marqueurs quan-

---

1. Les métabolites non oxydatifs de l'éthanol, les esters éthyliques des acides gras (EEAG), qui ont la propriété de s'accumuler dans les tissus du foetus, et donc dans le méconium, peuvent constituer le biomarqueur recherché. Le dosage des EEAG dans le méconium, à la naissance, commence à être proposé outre-Atlantique pour évaluer une exposition du fœtus à l'alcool. Le test a une précision diagnostique (sensibilité et spécificité) satisfaisante. Il semble de plus capable de prédire les effets neuro-développementaux à moyen terme. Bearer CF *et al*. Fatty acid ethyl esters : quantitative biomarkers for maternal alcohol consumption. J Pediatr 2005 ; 146 : 824-830. Peterson J *et al*. Fatty acid ethyl esters in meconium are associated with poorer neurodevelopmental outcomes to two years of age. J Pediatr 2008 ; 152 : 788-792.

2. Savarese T et coll. : « Correlation of umbilical cord blood hormones and growth factors with stem cell potential : implications for the prenatal origin of breast cancer hypothesis » Breast Cancer Research 2007, 9 : R29 Tsatsoulis A : « Fetal programming by androgen excess » Communication à l'European Congress of Endocrinology 2007 Budapest, Hongrie, 28 avril-2 mai 2007.

titatifs du nombre total de cellules souches, y compris mammaires, présentes dans l'organisme.

Les dosages des facteurs de croissance comme l'IGF-1, l'IGFBP-3, et des hormones comme la prolactine, la progestérone ou l'œstriol non conjugué, ainsi que la quantification des cellules souches actuellement connues comme les CD34 +, ont été pratiqués sur 289 échantillons sanguins obtenus au cordon au moment de la naissance.

« *Une forte corrélation positive (p < 0,02) a été mise en évidence entre les concentrations sanguines d'IGF-1 et les taux des 3 types de cellules souches circulantes testées, avec une augmentation de 15 à 19 % de ces dernières pour chaque augmentation d'une déviation-standard d'IGF-1. De même, l'augmentation d'une déviation-standard de l'œstriolémie était associée à une majoration de 11 à 12 % des concentrations sanguines de cellules souches.* »

Ces données renforcent le concept de l'action mitotique *in utero* de certains facteurs de croissance impliqués dans le développement mammaire, sur diverses populations de cellules souches. La prochaine étape pourrait être de tenter de corréler ce niveau sanguin des facteurs de croissance à la naissance et la probabilité de cancer du sein à l'âge adulte. Et si des facteurs de croissance – en plus du lait maternel – se trouvaient en excès dans les produits laitiers donnés en excès aux petits enfants ?

La conduite de cette prévention exige de mettre en place un plan stratégique d'information qui passera à la fois par les instances officielles et par les médias destinés au grand public.

Il est étonnant que l'Agence française du médicament n'ait pas informé le grand public sur les risques cancérogènes des œstro-progestatifs (elle a été plus prolixe avec le THS), dès que le CIRC les a annoncés officiellement début août 2005. On peut penser que les pressions de certains laboratoires pharmaceutiques sont plus fortes que les intérêts du grand public et, aussi, que les pouvoirs publics y sont sensibles.

Faire croire aux femmes que l'on ne connaît pas les causes du cancer du sein et que les traitements sont tellement efficaces qu'elles n'ont plus à se faire du souci, est une contre-vérité de Santé publique.

Nous sommes conscients à la fois de l'importance du « faire savoir », tant auprès des hommes que des femmes et, en même temps, de la nécessité de trouver au plus tôt les alternatives plus écologiques aux moyens contraceptifs hormonaux, comme au THS.

Nous savons que de plus en plus de femmes y sont sensibles. Il est capital de les aider à changer dans le bon sens leurs habitudes alimentaires. Il n'en va pas seulement de leur santé. Celle de toute leur famille est en jeu.

Pour toutes ces raisons, nous sommes très favorables à la création d'un magazine portant ces 3 mots clés : « *Prévention Santé Familiale* ».

Les résultats que l'on peut en attendre ne sont pas quantifiables pour le moment. Ils seront faciles à comptabiliser par la réduction du nombre de consultations inutiles, par une meilleure sélection des patientes à risque, par un meilleur suivi des personnes atteintes et, évidemment, par la réduction du nombre de femmes atteintes de cancer du sein.

Réduire de 50 % le nombre de femmes atteintes dans les 10 ans est un objectif raisonnable.

Comment conduire cette prévention ?

– Faire connaître via les médias les multiples causes du cancer du sein, afin que le grand public sache que le cancer du sein *ne tombe pas du ciel*... Ses causes sont parfaitement identifiées.

– **Diffuser largement le questionnaire informatisé des risques (voir question 45).**

– Promouvoir les contraceptions non-hormonales (préservatif et, quand la famille est terminée, si difficulté de gestion conjugale : ligatures des déférents et/ou des trompes, stérilet non hormonal).

– Responsabiliser les hommes dans la gestion de leur fécondité (leur apprendre les techniques orientales de l'union réservée).

– Diffuser des informations nutritionnelles pratiques, tant pour la restauration collective que pour les choix alimentaires personnels et familiaux.

– Participer à la création d'un magazine grand public : « Prévention Santé Familiale ».

Quels résultats en attendre ?

– Un public féminin plus averti dès le plus jeune âge et responsabilisé.

– Moins de consultation médicale pour des stress inutiles.

– Un meilleur suivi des femmes atteintes, à risque de récidives.

– Une meilleure sélection des femmes à risques.

– Une réduction du nombre de cas de tumeurs bénignes du sein (fibroadénome, mastose à risque de cancer, microcalcifications).

– Une réduction du nombre de femmes jeunes atteintes de cancer du sein.

En 2010, il est impossible de faire des prévisions chiffrées. Les prochaines éditions de ce livre le permettront certainement, après que les pouvoirs publics et les spécialistes en économie de la santé auront compris l'urgence de la prévention, son efficacité et auront mis en application un plan d'information grand public spécialisé.

42

LE DÉPISTAGE, AVANT COMME APRÈS LA MÉNOPAUSE, AMÉLIORE LE PRONOSTIC

Le dépistage consiste à tout faire pour établir le diagnostic de cancer le plus tôt possible, afin d'obtenir un pronostic meilleur.

Le dépistage se généralise en France, puisqu'il est proposé gratuitement à toutes les femmes entre 50 et 60 ans.

Il est également de plus en plus nécessaire avant la ménopause. À cet âge, la mammographie est moins performante, car la densité mammaire est forte du fait de l'imprégnation hormonale du cycle féminin.

Tout médecin généraliste et, bien sûr, tout gynécologue ou radiologue, avant la pratique d'une mammographie, se doit de palper les seins de ses patientes. Ce n'est pas toujours le cas, surtout chez la femme âgée. La prudence serait plus grande encore chez les femmes à risque, après leur avoir fait remplir préalablement le questionnaire informatisé.

Intérêt du dépistage pour réduire la mortalité

Dans le New England Journal of Medicine du 27 octobre 2005, près de 50 % de réduction de la mortalité par cancer du sein sont observés dans 7 études, du fait du diagnostic plus précoce et, donc, des traitements effectués.

En 1975, le taux de mortalité par cancer du sein entre 30 et 79 ans était de 48,3 pour cent mille femmes. En 1990, ce chiffre atteignait 49,7 pour 100 000. Il est plus que probable que les récidivistes tardives (sur 27 années après le premier traitement) ne

sont pas comptabilisées. En 2000, il est de 30, diminuant de 24 % par rapport à 1990.

Le dépistage précoce et les avancées thérapeutiques sont en cause (chimiothérapies et anti-œstrogènes).

Dans les 7 études, la proportion de réduction totale du taux de décès par cancer du sein attribuée au dépistage passe de 28 à 65 %. La moyenne est de 46 %.

Évidemment, le traitement est d'autant plus efficace que le cancer est détecté précocement, avant tout symptôme clinique.

Intérêt aussi du dépistage chez les femmes jeunes

Une équipe britannique[1] a mené une étude rétrospective chez les jeunes femmes. Elle a comparé la survie d'un groupe de 62 femmes de moins de 50 ans souffrant d'un cancer du sein, et ayant fait l'objet d'un dépistage mammographique annuel, en raison d'un contexte familial informatif, à un groupe de 1 108 femmes de même tranche d'âge, sans antécédent remarquable, et n'ayant pas fait l'objet de dépistage radiologique.

La survie était meilleure en cas d'antécédents familiaux, avec un risque relatif (RR) de décès par cancer du sein de 0,19 (intervalle de confiance à 95 % [IC95] entre 0,07 et 0,52 ; $p < 0{,}001$) et un risque relatif de survie sans rechute de 0,19 également (IC 95 entre 0,08 et 0,43) ; $p < 0{,}001$).

La prise en compte du biais d'avance au diagnostic dans le groupe dépisté ne modifiait pas les résultats avec des RR respectivement de 0,24 (IC 95 entre 0,09 et 0,66 ; $p = 0{,}005$) et 0,25 (IC 95 entre 0,11 et 0,57 ; $p < 0{,}001$).

Ainsi, malgré un contexte à priori plus péjoratif, ces résultats suggèrent que le dépistage mammographique annuel chez la femme de moins de 50 ans, avec antécédent familial, améliore le pronostic du cancer du sein.

Aujourd'hui, le dépistage national ne concerne que les femmes de 50 à 74 ans, à raison d'une mammographie tous les 3 ans en Grande-Bretagne, et tous les 2 ans, en France.

---

1. Maurice A et coll. : « Screening younger women with a family history of breast cancer, does early detection improve outcome ? » Eur J Cancer. 2006 ; 42 : 1385-90.

Le dépistage prescrit par le gynécologue ou le médecin généraliste doit démarrer plus tôt, avant 40 ans. Pour notre part, nous commençons à 35 ans, et avant si la mère a eu un cancer du sein[1].

Le dépistage, pour qui ?

– Les femmes à risques : génétique, familiaux, avec antécédents personnels de pathologie bénigne du sein ou, même, de cancer de l'autre sein.

– Le grand public féminin : entre 50 et 75 ans.

Comment dépister ?

– Auto-examen : apprendre aux femmes à s'examiner les seins.

– Examen clinique du médecin qui doit examiner régulièrement les femmes à risques, en leur faisant remplir préalablement le questionnaire informatisé (voir question 42).

– Les examens sénologiques : échographie, mammographie, IRM (surtout pour les femmes ayant été traitées par radiothérapie mammaire) et les femmes ayant moins de 40 ans car, à cet âge et encore plus avant, la mammographie est difficile à interpréter et peut être responsable d'un grand nombre de faux négatifs.

Les examens sénologiques

Mammographie (numérisée, sinon conventionnelle), échographie (classique et parfois ductale), IRM (chez les femmes à haut risque et celles traitées pour cancer du sein par radiothérapie mammaire).

---

1. Un radiologue refusa de pratiquer une mammographie à F., 29 ans, dont la mère venait de mourir d'un cancer du sein à 50 ans, sous prétexte qu'elle était trop jeune. La mammographie numérisée pratiquée dans un autre centre de radiologie a montré une zone suspecte, confirmée par la biopsie. Le chirurgien a découvert pendant l'intervention un petit nodule à distance de la première zone. C'était un autre type de cancer. F. vient de subir une chimiothérapie et une mammectomie sous-cutanée bilatérale avec exérèse des mamelons et pose de prothèses, afin d'éviter le risque de récidives.

Chez la femme de moins de 40 ans, une échographie devrait être systématiquement pratiquée après chaque mammographie[1], du fait de ses faux négatifs.

Au sujet des microcalcifications sur la mammographie

Ce ne sont pas les microcalcifications qui sont cancéreuses mais les cellules qui les entourent.

– La calcification = mélange dur comme la pierre des minéraux les plus abondants du corps : calcium et phosphore. Une « nanobactérie » serait en cause...

– Au cours du vieillissement, normal ou prématuré, l'altération se porte sur les artères, la peau... et favorise l'apparition de cancers : sein et prostate, en particulier. Le cancer correspond à une forme de vieillissement des glandes.

– La calcification est toxique, provoquant une micro-inflammation locale qui peut être à l'origine d'une multiplication cellulaire focalisée.

– Les microcalcifications dans le sein doivent être suivies. On observe différents stades : 1, 2, sont considérés comme bénins, les stades 3 et 4 comme suspects.

– Les techniques pour enlever les microcalcifications sont actuellement standardisées dans les centres anti-cancéreux. Un appareil spécialisé permet de repérer la place exacte des microcalcifications dans le sein (stéréotaxie) et, sous anesthésie locale, les enlève, afin qu'elles soient envoyées à l'analyse au microscope pour savoir s'il s'agit ou non de lésions cancéreuses.

Quelle efficacité pour le dépistage ?

Le dépistage systématique s'est généralisé en France. Il est proposé tous les deux ans aux femmes entre 50 et 74 ans. C'est bien, mais insuffisant. Il propose une double lecture des clichés, ceci permet à 7 % des cancers d'être découverts à la seconde lecture.

1. Nous avons plusieurs dizaines de cas de patientes dont la mammographie était normale et dont l'échographie prescrite à titre systématique a pu montrer la présence d'un cancer du sein invisible sur les clichés de mammographie.

Nous prescrivons systématiquement l'échographie mammaire en même temps que la mammographie et entre deux mammographies.

Ce dépistage supplémentaire a déjà fait ses preuves chez les femmes ayant un risque élevé de cancer du sein[1]. « *L'addition d'une seule échographie de dépistage à la mammographie permettra de détecter 1,1 à 7,2 cancers de plus pour 1 000 femmes à haut risque, mais elle augmentera, par ailleurs sensiblement, le nombre de faux positif.* »

Réduction de la mortalité par cancer du sein, de 25 à 45 %.

1. JAMA 2008 ; 299 [18] : 2203-2205, 2151-2163.

43

TROP DE RAYONNEMENTS...
RISQUES DE CANCER DU SEIN
ET RADIOGRAPHIES PULMONAIRES
– ET AVEC LE NUCLÉAIRE ?

Pour beaucoup de spécialistes des rayonnements, les risques seraient nuls

Le Pr M. Tubiana « *estime que les risques des examens radiologiques sont probablement nuls chez l'adulte* »[1]. Pour les très faibles doses, inférieures à 10mSv, les lésions seraient éliminées par la disparition des cellules. Pour les doses plus élevées, les systèmes de réparation de l'ADN sont activés et le nombre de ces réparations augmente en fonction de la dose et du débit de la dose.

Il existe des mutations provoquées par les rayonnements qui peuvent être responsables de cancers et ces mutations peuvent devenir héréditaires, c'est-à-dire peuvent se transmettre.

Pourtant, une étude[2] a analysé 1 600 femmes sélectionnées dans une cohorte internationale de femmes porteuses du gène BRCA1 ou 2, interrogées sur les radiographies pulmonaires subies avant 20 ans, ou après.

Chez toutes ces femmes, la faible exposition due au rayonnement X des clichés pulmonaires a augmenté le risque de cancer

1. Il oublie l'importante étude cas-contrôle de 1958 en Angleterre, qui montrait définitivement que les radios sur l'abdomen des femmes enceintes augmentaient de 50 % les risques de leucémies chez l'enfant...

2. Journal of Clinical Oncology du 26 juin 2006, l'équipe de Nadine Andrieu de l'Inserm.

mammaire de 54 % par rapport à celles qui n'avaient jamais été radiographiées.

L'âge de l'irradiation joue également son rôle. En effet, **quand les clichés ont été réalisés avant 20 ans, le risque d'apparition d'un cancer du sein avant 40 ans est multiplié par 2,5.**

Après Hiroshima et Nagasaki, seule l'irradiation est en cause

En dehors des femmes ayant subi l'irradiation entre 11 et 19 ans dont les risques de cancer du sein sont élevés ; les femmes âgées de plus de 19 ans au moment de l'irradiation n'ont pas eu de risque supplémentaire de cancer du sein.

Cela prouve bien que la glande mammaire n'a pas terminé sa formation avant 19 ans..., sauf si une grossesse menée à terme a déjà eu lieu.

Trop de radiographies centrées sur les seins ou le thorax.

Les rayonnements de radiographies ne sont pas sans danger quand ils sont délivrés sans qu'il y ait une véritable indication.

Sur les 75 millions d'examens radiologiques annuels :

On observerait 2 % de cancers chaque année : sein + thyroïde + leucémies + tumeurs osseuses + vessie + rectum..., chaque fois dans la zone du champ d'irradiation. Quand il s'agit de tumeurs solides, on observe assez souvent des tumeurs de type « sarcome » (aux dépens du tissu conjonctif) qui sont de plus mauvais pronostic que les tumeurs classiquement observées au niveau de ces organes.

Des radiographies pulmonaires en excès augmentent les risques de cancer du sein de 54 %, par rapport aux femmes qui n'ont pas reçu ces rayonnements.

Les radios avant 20 ans multiplient le risque de cancer du sein avant 40 ans par 2,5.

Il vaut mieux pratiquer une mammographie numérisée (équivalent de 8h d'avion), qui délivre moins de rayons, et est plus performante qu'une mammographie conventionnelle.

Les femmes jeunes subissant une radiothérapie du thorax pour un cancer, par exemple pour une maladie de Hodgkin, devraient être informées de la nécessité de pratiquer un dépistage rapproché et régulier du cancer du sein, du fait d'une augmentation du risque.

44

L'ABLATION DU DEUXIÈME SEIN POUR ÉVITER LA RÉCIDIVE OU LE CANCER DANS L'AUTRE SEIN

Certaines équipes américaines ont convaincu des femmes atteintes de cancer d'un sein d'accepter, à titre préventif, la « mastectomie bilatérale ».

Deux arguments discutables

– La présence d'un cancer du sein triple le risque de survenue d'une tumeur mammaire dans l'autre sein.

Les risques d'atteinte de l'autre sein sont estimés à 10 % à 10 ans et cela jusqu'à la 20e année, après le traitement du premier cancer du sein. En général, l'intervalle libre entre l'atteinte de chaque sein est de 1 à 20 ans. Le 2e cancer du sein est découvert à un stade plus précoce que le premier cancer du fait de la surveillance étroite de la patiente.

– Ce risque est majoré en cas d'antécédents familiaux.

Une enquête chez des femmes opérées entre 1979 et 1999[1]

– 519 femmes ont subi une « mastectomie bilatérale (MB). Il y a eu, dans ce groupe, un cancer controlatéral au niveau de la peau du sein non atteint dans 0,95 % des cas : 5 cas.

---

1. Geiger AM et coll. : « Contentment with quality of life among breast cancer survivors with and without controlateral prophylactic mastectomy. » J Clin Oncol. 2006 ; 24 : 1350-6.

– **61 femmes ont subi une mastectomie partielle ou totale unilatérale (MU)**. Il y a eu, dans ce groupe, un cancer controlatéral au niveau du sein non atteint dans 6,15 % cas : 4 cas.

Les deux groupes de patientes étaient comparables en termes d'âge, stade, antécédents familiaux et autres facteurs de risques.

Dans cette étude, les femmes ayant accepté la mastectomie bilatérale (MB) avaient eu beaucoup plus souvent une chirurgie reconstructrice (53 % vs 13 %) tandis que l'autre groupe (MU) avait subi 30 mammectomies et 31 tumorectomies.

Dans les 2 groupes, la majorité des femmes (75 %) se sont déclarées satisfaites de leur qualité de vie. La plupart se sont considérées comme étant en bonne santé, et les malades du groupe MB se souciaient moins de leur cancer que celles du groupe MU.

Il ressort de cette étude que la majorité des femmes ayant subi une mammectomie controlatérale à l'occasion d'un cancer du sein unilatéral, ne regrettent pas leur choix et ont une qualité de vie comparable à celle des malades dont on a respecté le sein sain.

Il reste qu'il est indispensable d'informer totalement les femmes et de leur laisser le choix de la conservation, chaque fois que c'est techniquement et cancérologiquement possible.

Il peut être proposé aux femmes atteintes de cancer du sein, ayant un haut risque génétique de récidive, de faire pratiquer une ovariectomie bilatérale (retrait des deux ovaires), afin qu'elles ne subissent plus l'influence de leurs propres œstrogènes, qui peuvent se révéler délétères. Dans d'autres cas, pour éviter cette solution radicale, elles reçoivent un médicament par injection qui les met en ménopause artificielle.

Le médecin gynécologue phytothérapeute peut alors les accompagner dans cette nouvelle phase de leur vie (ménopause précoce, définitive ou provisoire) par des traitements naturels, en rappelant que les phyto-œstrogènes sont contre-indiqués.

45

COMMENT ÉVALUER LES RISQUES D'AVOIR UN CANCER DU SEIN SUR 100 POINTS

SI VOUS EN TENEZ COMPTE DANS VOTRE VIE QUOTIDIENNE, VOUS RÉDUIREZ LES RISQUES Y COMPRIS DE RÉCIDIVE OU DE CANCER DE L'AUTRE SEIN

Ce questionnaire est basé sur notre double expérience de clinicien, spécialiste du cancer et de gynécologie, ainsi que sur les résultats des travaux internationaux. Il est en cours d'évaluation sur une grande cohorte de femmes atteintes de cancer du sein, comparativement à des femmes suivies régulièrement dans le cadre du dépistage.

En pratique courante, la détermination du risque individuel de cancer du sein peut être très utile, par exemple pour adapter une surveillance mammaire ou pour guider médecin et patiente dans la stratégie d'approche de la ménopause pour le dépistage, ou pour envisager une stratégie spécifique de prévention du cancer du sein.

En 2006-2007, le risque de cancer du sein pour une femme « dans la population générale » est estimé à environ 12 %, si cette femme vit jusqu'à 80 ans. En fait, dans certaines situations cliniques, le risque peut être parfois plus élevé, en particulier si la femme est porteuse des gènes spéciques BRCA1 ou BRCA2.

Il peut être réalisé par la femme elle-même, directement sur un support électronique ou sur papier.

Si vous avez été atteinte, vous pourrez mieux comprendre le pourquoi de votre maladie et, ayant repéré les causes principales, tout faire pour vous en soustraire, dans le but d'éviter une récidive de la maladie.

Si vous n'avez pas été atteinte par le cancer du sein, en remplissant ce questionnaire, vous pourrez appréhender les risques éventuels, mieux les comprendre et vous en éloigner plus facilement.

Résultats attendus

Plus le score sur 100 (et parfois davantage quand les risques se cumulent) est élevé, plus le risque est grand.

Risque élevé : 70-100 et +
Risque moyen : 50-70
Risque faible : 30-50
Risque minime : moins de 30
Protection contre le cancer du sein : score négatif

Si vous avez été atteinte, vous pourrez mieux comprendre le pourquoi de votre maladie et, ayant repéré les causes principales, tout faire pour vous en soustraire, dans le but d'éviter une récidive de la maladie.

Si vous n'avez pas été atteinte par le cancer du sein, en remplissant ce questionnaire vous pourrez appréhender les risques éventuels, mieux les comprendre et vous en éloigner plus facilement.

Pour remplir le questionnaire, *entourer le chiffre* qui peut être positif ou négatif.

Votre âge : ....
Risques[1] avant 40 ans = 0,5 %
40-49 ans = 1,8 % ; 50-59 ans[2] = 2,8 % ; 60-69 > 3 %

Vous avez, ou avez eu, un cancer du sein : oui ❑ – non ❑
En quelle année ? : .... Vous aviez quel âge ? ....

1. Ces risques selon l'âge sont calculés indépendamment des autres facteurs de risques associés et augmentent respectivement le score de **1, 2, 3 ou 4 points.**
2. En France, le dépistage mammographique organisé est proposé aux femmes à partir de l'âge de 50 ans.

A. Antécédents personnels mammaires (de 0 à 15 points)

– femme ayant le gène BRCA 1 ou BRCA 2 **+ 10** ....
– mastose + - douloureuse (sans les points suivants) **+ 2** ....
– mastose biopsée : (mastopathie proliférante 5 atypique) **+ 5** ....
– fibroadénome opéré ou non opéré **+ 5** ....
– mastodynie (tension seins) avant les règles sans mastose **0** ....
– pas d'antécédent de maladie mammaire **0** ....

Total A = ...

B. Antécédents familiaux (de 0 à 10 points)

– de cancer du sein :
  • mère **+ 3** fille **+ 3** grand-mère maternelle **+ 2**
  tante maternelle **+ 2** sœur **+ 2** ....
  • père **+ 5** ....
– antécédent de maladie bénigne du sein
  • mère **+ 1** grand-mère maternelle **+ 1** tante maternelle
  + 1 sœur **+ 1** ....

Total B = ...

C. Nombre d'enfants sur 5 points (de - 5 à + 5)

0 = **+ 5** ; 1 = **- 2** ; 2 = **- 3** ; 3 et plus **- 5** ....
Le premier avant 28 ans = **- 3** ....
Le premier autour de 20 ans = **- 5**

Total C = ...

D. Allaitement maternel sur 10 points (de -10 à + 5)

aucun = + 5 ....
pour chaque enfant durée :
• < 3 mois = **- 3** ....
• 3-6 mois = **- 5** ....
• > 6 mois = **- 10** ....

Total D = ...

E. Fausse(s) couche(s) naturelle(s) ou provoquées sur 5 points (de -3 à +5)

– fausses couches naturelles
  • nombre 0 = **- 3,** 1 ou plusieurs sans enfant **+ 3** ....
– Grossesse extra-utérine **0** ....

Total E = ...

F. Comportement alimentaire et surpoids éventuel[1] sur 10 points (de -10 à +10)

– au moins 4 fruits frais consommés chaque jour : **- 5** ....
– au moins 4 légumes par jour **- 5** ....
  (frais ou cuits à la vapeur douce)
– viandes rouges : 0 ou 1 fois/ semaine **0** ; 2 fois **+ 2** ; 3 fois **+ 3** ....
– laitages vache : 1/jour **+ 1 ;** 2/ jour **+ 2** ; 3 et + **+ 4** ....
– laitages purs de brebis ou de chèvres **0**...
– pas de produits laitiers (lait, fromages, yaourts, beurre crèmes glacées) **0** ....
– poissons et/ou fruits de mer au moins 2 fois/semaine **- 3** ....
– votre poids estimé par vous-même :
  normal ou plutôt pas assez **- 3** ; 5 kg de trop **+ 2** ;
  10 kg de trop **+ 3** ; plus de 10 kg **+ 5** ....

Total F = ...

G. Tabagisme et autres addictions (de 0 à 10 points)

– tabac : 5 cigarettes/jour **+ 2 ;** 10 à 20/ jour **+ 3 ;**
  + d'1 paquet/jour **+ 5** ....
– tabagisme passif + 2 ....
– **alcool :** plus de 2 verres de vin/jour ; **+ 3**
  un alcool fort plus d'une fois/semaine **+ 3** ....
– cannabis[2] : régulièrement **+ 3**
  plus d'une fois/semaine **+ 2** ....

Total G = ...

---

1. Le poids idéal féminin doit être approximativement égal à 10 points de moins (+-2) que votre taille en cm au dessus d'un mètre. Exemple : si vous mesurez 1 m 60, votre poids idéal est de 50 kg ; pour 1 m 75, votre poids idéal est de 65.
2. Par immunodépression.

H. Consommation d'hormones (de 0 à 10 points)

– Contraception hormonale : laquelle ou lesquelles :
• durée en années : < 2ans **0 ;** 2 à 5 ans **+ 3 ;**
5 à 10 ans **+ 5 ;** plus de 10 ans **+ 10** ....
– Traitement hormonal à la ménopause
• moins d'un an **0 ;** 1 à 3 ans **+ 2 ;** 3 à 5 ans **+ 3 ;**
5 à 10 ans **+ 4** ; plus de 10 ans **+ 5** ....
– stérilet : aux hormones **+ 3** sans hormone **0** ....
– durée en années :
moins de 1 = **0** ; 1 à 3 ans = **+ 2** ; 3 à 5 ans **+ 5** ....

Total H = ...

I. Anomalies à la mammographie ou à l'échographie (de 0 à 10 points)

– microcalcifications ACR[1] 3 ou plus **+ 10** ....
– kyste(s) unique ou multiples **0**..
– nodule unique (fibro-adénome) ou multiples **+ 5** ....

Total I = ...

J. Activité physique sur 5 points (de - 5 à + 5)

– aucune (la marche à pied pour aller au travail
ne compte pas !) **+ 5** ....
– combien de fois par semaine : 1 fois **- 2** ; 2 fois **- 3** ; 3 fois **- 5** ....
– durée en minutes chaque fois :
moins de 30' **- 2** ; de 30' à 60' **- 5**...

Total J = ...

K. Cancer de la prostate de l'homme avec lequel vous vivez

– L'homme avec lequel vous vivez depuis plus de 5 ans est traité pour un cancer de la prostate (en général, la femme est atteinte du cancer du sein avant que son mari ne soit atteint du cancer

1. ACR = American College of Radiololgy recommande aux femmes dès 40 ans un dépistage annuel. L'Agence Nationale d'Accréditation et d'Évaluation en Santé préconise, quant à elle, un dépistage tous les 2 ans de 50 à 60 ans.

prostatique, mais on voit l'inverse aussi quand la femme n'a pas consommé THM ou pilule plus de 5 ans. Cela est une preuve supplémentaire de l'impact des mauvaises habitudes alimentaires du couple.)

– Non : **0** Oui : + **3**

Total K = ...

L. Cadre de vie (de 0 à 5 points)

– urbain : pollution estimée : ++++ : **+5** ; +++ : **+3** ; + : **0** ....
– rural : pollution estimée : ++++ : **+5** ; +++ : **+3** ; + : **0** ....

Total L = ...

M. Consommation de médicaments hyperprolactinémiants de (0 à 5 points)

– contre déprime, anxiété, insomnie, l'hypertension :
moins de 6 mois : **0** ; de 1 à 3 ans : **+ 3** ; plus de 3 ans : **+ 5** ....

Total M = ...

RÉSULTAT GLOBAL = TOTAL GÉNÉRAL
RISQUE MAXIMUM = 100 ou + ...

Si votre score est élevé, cela ne veut pas dire que vous allez avoir obligatoirement un cancer du sein, une récidive ou un cancer à l'autre sein.

Vous devez alors changer les habitudes dangereuses pour votre santé : arrêter le tabagisme, mieux vous alimenter, faire du sport, réduire votre stress, arrêter les prises d'hormones selon les indications présentes dans les autres tableaux de ce livre.

Mode de questionnaire : informatisé ou sur papier ?

Une expérience similaire a été réalisée par d'autres équipes[1] au moment de la consultation pour mammographie.

« *Une étude randomisée a cherché à évaluer comment ce type d'investigation était reçu, notamment par les femmes âgées, peu familiarisées avec l'informatique. Elle a porté sur 160 femmes qui, après avoir donné leur consentement pour participer à l'étude, sont venues à leur rendez-vous de mammographie ; parmi elles, 86 ont été tirées au sort pour un questionnaire électronique (GQE) et 74 pour un questionnaire papier (GQP).*

Le GQE disposait d'un aide-mémoire électronique étalonné pour que chaque questionnaire ne pût être lu que par la seule femme qui le remplissait, et téléchargé dès la fin de la consultation sur un ordinateur portable.

Les réponses étaient binaires, obtenues par des coches, sans texte libre et la moitié pouvait être préremplie, autorisant à sauter des réponses. Les femmes devaient donner leur avis sur la facilité d'emploi du questionnaire, et les réponses ont été examinées en fonction de l'âge (plus ou moins de 60 ans), le niveau d'éducation, et leur connaissance préalable ou non de l'informatique.

Les femmes soumises au GQE étaient un peu plus jeunes et plus familiarisées avec l'informatique que celles ayant rempli le GQP.

Dans l'ensemble, la facilité d'utilisation du GQE a été reconnue par 70 % des femmes (vs 56 % pour le GQP). Les femmes ayant utilisé les 2 types de questionnaires se déclarent "à 90 % pour" le GQE, cette proportion étant à peine diminuée après 60 ans. De plus, il y avait significativement moins de données manquantes (4,6 % vs 6,2 %) dans le GQE.

Le questionnaire électronique a donc la faveur des femmes, quel que soit leur âge, et améliore la qualité des données recueillies. »

---

1. Aiello EJ et coll. : « In a randomized controlled trial, patients preferred electronic data collection of breast cancer risk-factor information in a mammography setting ». Journal of Clinical Epidemiology 2006 ; 59 : 77-81.

46

LES ESSAIS AVEC LES ANTI-HORMONES : ANTI-ŒSTROGÈNES TAMOXIFÈNE, RALOXIFÈNE ET ANTI-PROGESTÉRONE, LE RU 486 PEUVENT-ILS PRÉVENIR DU CANCER DU SEIN ? NON ! QUANT À PRÉVENIR DES RÉCIDIVES : INCERTITUDES

Les antihormones synthétiques ne protègent pas du cancer du sein, peuvent protéger des récidives uniquement 20 à 25 % des femmes atteintes de tumeurs fortement hormono-dépendantes (RH +), mais peuvent avoir des effets négatifs sur la santé.

Les anti-hormones : anti-œstrogènes et anti-progestérone.
Elles ont des formules chimiques non stéroïdiennes très proches de celles des hormones et sont capables de se fixer à la place des hormones sur les récepteurs = RHormonaux

Les récepteurs sont présents surtout dans les organes hormono-dépendants : sein, utérus, ovaires.

Modes d'action comparés hormones/antihormones

– L'hormone liée au récepteur, active la croissance et la division cellulaire.

– L'anti-œstrogène lié au récepteur, paralyse le récepteur et a donc « effet cytostatique ». Il met la cellule « au repos ».

Le Nolvadex ou Tamoxifène ou Tamofène est le plus connu des anti-œstrogènes, il est utile uniquement dans les cas de tumeurs

du sein fortement hormonodépendantes et pourrait réduire les risques de récidives de 20 à 25 % dans les 10 ans qui suivent le diagnostic.

60 % des femmes atteintes de cancer du sein en consomment au prix de 1 000 € par an !

Il peut avoir des effets dangereux pour la santé :

– au niveau de l'utérus : épaississement de la muqueuse utérine, signe précurseur du cancer du corps utérin

– augmente les risques de cancer du corps de l'utérus potentiellement fatal (multiplié par 6,9)

– triplement du risque d'embolie pulmonaire

– risque accru d'attaque cérébrale, de cécité, de dysfonctionnement hépatique.

Effets désagréables dans la vie quotidienne :

– nausées et vomissements, et bouffées de chaleur

– sécheresse vaginale sévère et/ou leucorrhées[1].

Les effets du Tamoxifène pour prévenir du cancer du sein

Pour le National Cancer Institute des USA, le Tamoxifène serait éventuellement utile chez 0,3 % des femmes de moins de 40 ans, ayant des antécédents familiaux ; mais pas plus de 5 ans.

Mais ces résultats positifs n'ont pas été confirmés par les essais cliniques des études européennes.

Le Raloxifène ou Evista est un SERM = Selective Estrogen Receptor Modulator = modulateur

– réduction du risque de cancer du sein invasif (40 vs 70 événements, HR 0.56, IC 95 % 0.38-0.83, réduction du risque absolu 1.2 pour 1 000 femmes traitées pendant un an. Le bénéfice est principalement dû à une réduction du risque des cancers du sein invasifs avec récepteurs aux œstrogènes positifs.

– moins de complications de l'ostéoporose.

– **accidents cardiovasculaires :** le raloxifène était associé à une augmentation du risque d'accident vasculaire cérébral fatal (59 vs 39 événements, HR 1.49, IC 95 % 1-2.24, augmentation du risque

1. Pertes blanches.

absolu 0,7 pour 1 000 femmes/année) et une augmentation des accidents veineux thrombo-emboliques (103 vs 71 événements, HR 1.44, IC 95 % 1.06-1.95, augmentation absolue du risque 1.2 pour 1 000 femmes/année), **soit 3 fois plus de risques d'accidents thrombo-emboliques veineux et d'embolie pulmonaire**[1]**.**

– état grippal et bouffées de chaleur
– crampes et œdème périphérique des bras et des jambes
– leucorrhées (pertes blanches abondantes) et risques d'hépatite
– ne prévient pas du cancer du sein.
– pas de risque de cancer de l'endomètre

L'anti-progestérone : RU 486, dénommé « Mifegyne-Mifepristone »

Il a un fort effet stimulant sur la croissance d'une lignée cellulaire (lignée T 47D) cancéreuse du sein[2], mais inhibe le système immunitaire et a une activité antiglucocorticoïde.

Il ne peut donc être utilisé comme traitement du cancer du sein, même quand les récepteurs à la progestérone sont présents.

Serait efficace en tant que pilule du lendemain, ce qui est logique, du fait de son action abortive.

---

1. Barrett-Connor E *et al*. Effects of raloxifene on cardiovascular events and breast cancer in postmenopausal women. N Engl J Med 2006 ; 355 : 125-37.

2. Endocrinology, 124, 1989, pp. 2642/2644 et J. CLIN, Endocrinol. Metab. 69, 1989, pp. 1195-1199.

47

LES INHIBITEURS D'ENZYMES ANTI-AROMATASES ET ANTI-TYROSINE KINASE

Les Inhibiteurs de l'Aromatase

Ils empêchent la transformation des androgènes en œstrogènes, cancérigènes. Cette conversion, qui existe notamment dans le tissu graisseux, le muscle (rempli de gras), le tissu mammaire, le tissu graisseux sous-cutané, est une source non négligeable d'œstrogènes, une fois la ménopause installée, lorsque les ovaires ne fabriquent plus d'œstrogènes.

Ces anti-aromatases sont indiqués dans les cas de cancer hormono-dépendant, à récepteurs aux œstrogènes fortement positifs. Ils sont donc proposés en complément ou en alternative avec les anti-œstrogènes : Nolavdex, dénommé encore Tamofène ou Tamoxifène.

Leurs effets secondaires sont désormais bien connus, avec, en particulier, des douleurs articulaires ou ostéotendineuses et musculaires.

Les Inhibiteurs de la Tyrosine Kinase

Ils inhibent aussi le facteur de croissance EGFR et l'HER 2. Le plus utilisé en recherche clinique est le *lapatinib*.

Ces médicaments ont des effets secondaires non négligeables : diarrhée, rashs cutanés importants, en particulier du visage et des extrémités des membres.

Ils sont utilisés actuellement aux stades les plus évolués de la maladie cancéreuse et n'ont aucun intérêt dans le cadre de la prévention du cancer ou des récidives.

48

L'ALLAITEMENT MATERNEL INDISPENSABLE POUR LA SANTÉ DU SEIN ET DE L'ENFANT

Le lait maternel : que des avantages pour la santé de l'enfant et le sein de la mère

Pendant la lactation, la glande mammaire est un organe lymphoïde, donc qui est au service du système immunitaire du nourrisson.

Les avantages de l'allaitement se prolongent tant que bébé en veut (1 an, s'il le veut, ne peut qu'être bon pour lui.)

L'allaitement avant de partir le matin, au retour le soir : bébé se sentira plus proche de vous. Il est particulièrement conseillé si bébé est en crèche et/ou habite en zone urbaine (exposition aux maladies infantiles).

Une vache qui donne du lait a besoin d'herbe et d'ombre ! ! Une mère qui allaite doit manger des légumes et des fruits à volonté.

Vous retrouverez votre ligne beaucoup plus vite que si vous n'allaitez pas. Dans les heures qui suivent l'accouchement, la succion de bébé provoque la sécrétion d'une hormone nommée *ocytocine* et des contractions qui permettent à l'utérus de reprendre sa place et sa forme initiale.

Le développement cérébral de l'enfant allaité...

Dans une étude américaine[1], les chercheurs ont suivi 5 475 enfants d'une cohorte de 3 161 femmes, depuis 1979.

---

1. Der G et coll. : « Effect of breast feeding on intelligence in children : prospective study, sibling pairs analysis, and meta-analysis. » Br Med J 2006.

« L'étude prospective au cours de laquelle le QI des 5 475 enfants était évalué par le test PIAT (Peabody Individual Achievement Test) a retrouvé des résultats bruts en conformité avec ceux des travaux précédents, à savoir que l'allaitement au sein était associé à une augmentation significative de 4 points de QI. »

« Il est apparu aussi que l'intelligence maternelle (mesurée par un test de qualification utilisé par l'armée, le AFQT) était en soi un facteur déterminant d'allaitement maternel (p < 0,001). Ainsi, chaque élévation d'une déviation standard du QI maternel doublait les chances d'allaitement. Le niveau d'éducation avait, sur le taux d'allaitement, une influence allant dans le même sens, mais de moindre importance. »

« De plus, si la supériorité apparente des fonctions cognitives des enfants ayant été allaités au sein ne serait pas due à ce mode d'alimentation, elle le serait au fait que les femmes allaitant ont, a priori (et en moyenne), un QI plus élevé que les autres et qu'elles transmettent naturellement à leur progéniture (génétiquement ou de façon environnementale) cette capacité intellectuelle supérieure. Enfin, dans cette cohorte initiale, les auteurs ont isolé 332 paires de jumeaux discordants, c'est-à-dire ayant été nourris de façon différente (ce nombre de jumeaux paraît, d'ailleurs, extrêmement élevé pour un groupe de 5 000 enfants). Les résultats ont montré que chez ces couples de jumeaux discordants, il n'y avait pas de différence significative de QI. »

L'allaitement maternel accroît le volume pulmonaire de l'enfant dès l'âge de dix ans[1]

Un millier d'enfants allaités par leur mère ont passé à dix ans une spirométrie afin de mesurer leur capacité vitale forcée (CVF), leur volume expiratoire maximum seconde (VEMS) et leur débit expiratoire de pointe (DEP), et pour calculer leur coefficient de Tiffeneau (rapport VEMS/CVF). Comme ils étaient suivis depuis la naissance, il a été possible de les répartir en quatre groupes, selon qu'ils avaient

1. 1) Ogbuanu IU et coll. : Effect of breastfeeding duration on lung function at age 10 years : a prospective birth cohort study. Thorax 2009 ; 64 : 62-66. 2) Guilbert TW et coll. : Effect of breastfeeding on lung function in childhood and modulation by maternal asthma and atopy. Am J Respir Crit Care Med 2007 ; 176 : 843-848.

été allaités moins de 2 mois (n = 243), entre 2 et 4 mois (n = 142), au moins 4 mois (n = 374) ou pas du tout (n = 196).

Les différences moyennes de CVF, VEMS, DEP et VEMS/CV entre les sujets allaités plus ou moins longtemps et les sujets non allaités ont été évaluées avec des modèles linéaires généraux ajustés pour plusieurs covariables. Elles ne se sont révélées **significatives que si l'allaitement avait duré 4 mois ou plus.**

Comparés à ceux qui n'ont pas été allaités, les enfants nourris au sein ≥ 4 mois ont, en effet, une CVF nettement supérieure à dix ans (de 54 ± 21 ml, p = 0,01). Ils ont aussi un VEMS et un DEP plus élevés (de 39,5 ml, p = 0,05, et de 180,8 ml/s, p = 0,006, respectivement), mais un rapport VEMS/CVF similaire ; ce qui suggère que l'augmentation des débits résulte de celle de la CVF. Après ajustement sur la CVF, seul le DEP reste élevé (p = 0,04). L'interaction éventuelle d'un asthme, ou d'une atopie de la mère avec l'effet du lait maternel, est éliminée pour les trois durées d'allaitement. Il faut noter que toutes les mères étaient non fumeuses.

Ainsi, un allaitement prolongé accroît la capacité vitale des poumons à dix ans, sans favoriser une obstruction bronchique en cas d'asthme ou d'atopie maternels. Contrairement à ce que suggérait le travail de TW Guilbert et coll (2), des antécédents d'asthme ou d'atopie chez la mère ne semblent pas justifier un sevrage précoce.

Pour expliquer l'accroissement du volume pulmonaire, les auteurs invoquent le rôle de facteurs contenus dans le lait maternel ou, tout simplement, celui de la succion du sein. Téter au sein demande, en effet, un effort de succion plus intense et plus soutenu qu'au biberon, l'équivalent d'un « training respiratoire » !

La semaine mondiale de l'allaitement maternel (à la mi-octobre de chaque année)

– La coordination française (CoFAM) demande la prise en charge, par la Sécurité sociale, de 6 mois et plus pour les femmes qui en font le choix.

– Elle édite une *pochette Smam* disponible sur Internet www.coordination-allaitement.org

– Si les laitages de vache en excès peuvent être source de maladies de civilisation, c'est l'inverse pour le lait maternel, car il est utile d'abord à l'enfant par les Immunoglobulines A (IgA) qui le protègent des infections du tube digestif et qui stimulent son système immunitaire pour qu'il fabrique ses propres IgA.

Des précisions d'un site sur l'allaitement maternel

« *Tous les bébés humains reçoivent une certaine protection avant la naissance. Durant la gestation, la mère transmet des anticorps à son fœtus à travers le placenta. Ces protéines circulent dans le sang du nourrisson durant quelques semaines à quelques mois après la naissance, neutralisant les microbes ou les marquant pour la destruction par des phagocytes, des cellules immunitaires qui consomment et détruisent les bactéries, les virus et les débris cellulaires. Cependant, les bébés allaités gagnent une protection supplémentaire provenant des anticorps, autres protéines et cellules immunitaires du lait humain.* »

Réduction des risques de cancer du sein pour la maman

Pour la mère, les risques de cancer du sein, de l'ovaire, sont d'autant moins importants que la durée de l'allaitement est autour de 6 mois. Interviennent, pour réduire les risques de cancers, le nombre d'enfants et l'âge de la première grossesse, autour de 25 ans.

Comment se préparer à allaiter ?

Pour éviter les déconvenues de l'allaitement : crevasses, douleur intenable à la mise au sein.

– **Préparez vos bouts** de sein en les frictionnant entre deux doigts matin et soir, dès 6 mois de grossesse : cela les renforce et évite les crevasses. Ces frictions du mamelon stimulent la formation de prolactine par l'hypophyse.

À partir du 9e mois et jusqu'à l'accouchement uniquement, c'est-à-dire pas pendant l'allaitement, il est possible d'appliquer la préparation suivante qui va tanner le mamelon et limiter le risque de crevasses : baumier du Pérou, *Myroxylon balsamum* 10 gr, vaseline 40 gr et lanoline 40 gr. À faire préparer par le pharmacien *pour application externe 3 fois par semaine en couche épaisse*. Il faudra auparavant avoir fait un test de tolérance au creux du bras pour vérifier l'absence de réaction allergique.

– **La production de lait est suscitée par la succion** du bébé (l'argument : « il va vous abîmer les seins » est faux : l'allaitement est bon pour le sein).

– **Boire beaucoup** et dès que vous mettez bébé au sein : fluidité du lait, abondance.

– **Adoptez une alimentation riche** en légumes, fruits, crudités, pauvre en matières grasses ; pas trop de laitages ! ! ! Que boit la vache ? de l'eau ! ! et que mange-t-elle pour faire son lait ?

– **N'acceptez pas les médicaments** qu'on propose en maternités ; pas de « Parlodel » ! ! C'est une anti-hormone, « anti-prolactine », qui inhibe la lactation.

– **Refusez les « compléments »** type laits « 1er âge », trafiqués qu'on vous impose pour bébé, sous prétexte que vous n'avez pas assez de lait !

L'allaitement au jour le jour : minimum 3 mois, idéal, 6 mois

Inconvénients et dangers réels du refus de l'allaitement :

– Bébé malade, maman stressée, boulot difficile, absences imposées, visites répétées chez le pédiatre...

– Douleurs des montées naturelles de lait, que l'on coupe avec des médicaments

– **L'utérus rétrécira moins vite** (ventre gonflé, « bouées »...)

– **Refuser de prendre la pilule pendant l'allaitement** : les hormones passent dans le lait (le bébé n'en a surtout pas besoin) et réduisent la capacité du sein à fabriquer le lait. Choisir une contraception masculine mécanique.

Des preuves pour la prévention du cancer du sein :

– Le lait maternel est encore appelé « sang blanc » : il contient autant de globules blancs par ml que chaque millilitre de sang.

– **La durée de l'allaitement au sein est un facteur protecteur** : le risque de cancer du sein serait réduit de 50 % pour les femmes qui allaitent au moins 24 mois, par rapport à celles qui allaitent un à 6 mois[1].

– **La réduction du risque de cancer du sein est de 8 %** pour un enfant né et allaité au sein maternel 3 à 6 mois et, si possible, avant 26 ans.

– Seulement 57 % des jeunes mères allaitent.

1. Zogrados GC et coll. Common risk factors of breast and ovarian cancer recent review. Int. J. Gynecol. Cancer 2004, 14, 721-740.

Les facteurs de croissance du lait maternel

– **Facteurs de croissance tissulaires :** EGF (196 mg/l) + IGF (49mg/l) + Hormones thyroïdennes.

– **Facteurs neurotrophiques pour le système nerveux du bébé : NGF** « Nerve Growth Factor[1] » **+ les Neurotrophines : BDNF** « Brain-Derived Neurotrophic Factor » la neurotrophine-3 (**NT-3**) et la neurotrophine-4/5 (**NT-4/5**).

Les avantages pour bébé : conseils aux mamans qui doivent bien s'alimenter

Dès 1929, dans le JAMA, des chercheurs ont fait état des effets positifs, pour le développement cérébral de l'enfant, de l'allaitement maternel. Les 7 facteurs de croissance, « *Neurotrophic Factors* » du lait maternel sont évidemment les éléments nutritionnels responsables.

– **Mettez bébé au sein dès qu'il le réclame** : en plus, cela le calme et vous aussi !

– **Bébé est moins malade, protégé par les anticorps de la mère.** Même une tétée minime suffit, donc continuez tant que bébé le souhaite, même avec le boulot !

– **C'est bon, ça n'a jamais le même goût**. Avez-vous comparé le goût de votre lait et celui des laits en poudre ?

Les avantages pour la maman

– **Economie maximale :** 1 boîte de lait en poudre : plus de 15 € !

– **Pas d'engorgement au sevrage :** la production de lait diminue naturellement.

– **L'allaitement protège les tissus mammaires** du cancer, plus tard.

– **Surtout indiqué** si vous avez eu un nodule au sein (fibroadénome) ou un cancer du sein, il y a plus de 3 ans : allaitez du côté non traité.

– **Allaiter, c'est bon pour la ligne !**

---

1. Protéine constituée de trois sous-unités, dont l'une surtout est réellement indispensable à la protection des neurones (la sous-unité ß, elle-même formée de deux molécules identiques de 118 acides aminés).

– Quel régime privilégier ? Surtout pas trop de laitages, beaucoup de végétal « Bio » de l'Agriculture Biologique.

La phytothérapie de l'allaitement maternel

– Pour le stimuler[1] : Galactogil : 2 c à café avant les 3 repas, tous les jours sur un mois. En homéopathie : *Lac Caninum 4 CH, Ricinus 4 CH, Urtica Urens 4 CH ;* à la posologie de 3 granules de chaque sous la langue, plusieurs fois par jour.

En infusion : Galega sommités fleuries, menthe pouliot (et non poivrée) feuilles, ronce feuilles ; on alterne un jour sur deux avec 4 cuillerées à soupe pour un litre d'eau (verser l'eau bouillante sur les plantes, couvrir 10' puis filtrer) : Aneth, Anis, Fenouil, Carvi, Coriandre, Cumin fruits, *Crataegus Oxyacantha fleurs, passiflore parties aériennes, 25 g.*

En décoction : canne de provence rhizomes, éleuthérocoque, racines

– Pour le freiner ou le stopper : 50 g de rhizome de canne de Provence par litre d'eau, associé à *Lac Caninum 30 CH, Ricinus 30 CH, Urtica Urens 30 CH, 3* granules de chaque plusieurs fois par jour, jusqu'à l'arrêt total de la lactation.

Évidemment, éviter de prende la pilule micro-progestative pendant l'allaitement, le bébé n'en a pas besoin, surtout si c'est un garçon.

Ce que la Sagesse ancestrale nous apprend

En Afrique, une grand-mère, non encore ménopausée, ayant un dernier enfant de 8 ans, perd sa fille aînée enceinte, au moment de l'accouchement, mais son bébé est sauvé. La grand-mère met l'enfant à son sein. À force de succions répétées du mamelon de sa grand-mère, le lait vient et l'allaitement sera possible plusieurs mois. De tels faits sont aussi rapportés par des associations de soutien à l'allaitement maternel.

---

1. Voir le site de la *Leche League* et, en particulier, les feuillets du Dr Jack Newman et son livre *L'Allaitement, comprendre et réussir* (2006).

Les meilleures tisanes santé, B. Arnal-Schnebelen, Éditions Rustica, 2007, *Phytothérapie : la santé par les plantes*, collectif d'auteurs, sous la responsabilité de B. Arnal, M. Paris, P. Goetz, Éditions Sélection du Reader's Digest et Vidal, 2007.

49

CANCER DU SEIN PENDANT LA GROSSESSE
INTERRUPTION DE GROSSESSE ET RISQUES DE CANCER
ET
GROSSESSE APRÈS CANCER DU SEIN

Le laps de temps nécessaire à l'apparition d'un cancer du sein (plusieurs années au minimum) innocente la grossesse en tant que cause du cancer. Les facteurs de risques étaient préalables.

La grossesse n'est donc pas en cause dans le développement du cancer. Le plus souvent, elle retarde le diagnostic, car la tension mammaire de la grossesse ne permet pas de penser à l'éventualité du cancer du sein. La grossesse peut « cacher » le cancer du sein.

Cependant la grossesse, par ses taux hormonaux très élevés fabriqués par les ovaires, puis par le placenta, peut accélérer, aggraver et même révéler le cancer du sein.

L'interruption volontaire de grossesse n'est pas un événement anodin dans la vie d'une femme. Loin de nous l'idée de vouloir culpabiliser les femmes qui sont beaucoup moins responsables que les hommes ; nous ne pouvons cependant pas omettre les conséquences pour la santé, évidemment largement occultées par les spécialistes et la grande presse. Même une interruption involontaire a ses conséquences.

Une grossesse est d'autant plus souhaitée après les traitements pour cancer du sein que la femme est jeune, en âge de procréer. C'est une décision difficile à prendre pour les médecins, qui craignent toujours les risques d'une récidive qui mettrait en jeu le pronostic vital pour la maman.

D'une façon générale, une grossesse (première ou énième) est déconseillée ou, du moins, d'abord retardée d'au moins 2 années après la fin des traitements.

Un cancer du sein diagnostiqué pendant la grossesse

Fréquence

– 7 à 8 % des cancers du sein sont diagnostiqués chez des femmes enceintes de moins de 40 ans (âge moyen entre 32 et 38 ans).
- 1 à 3 cas pour 10 000 grossesses, soit 2000 femmes en France par an.

Diagnostic

– Dans 80 % des cas, découverte d'un nodule mammaire
- dans 10 à 15 %, déformation des contours du sein, ou inflammation du sein.
- mammographie ou échographie possibles en protégeant le fœtus
- cytoponction ou microbiopsie nécessaires pour affirmer le diagnostic.

– Les récepteurs hormonaux sont négatifs dans 70 % des cas (ils sont saturés par les hormones de la grossesse).
– Les ganglions sont atteints dans au moins la moitié des cas.

Les traitements sont possibles pendant la grossesse

– La chirurgie est possible pendant la grossesse, en choisissant les drogues anesthésiques les moins toxiques.
– La radiothérapie est théoriquement interdite, sauf en protégeant au maximum l'enfant.
– La chimiothérapie est interdite au premier trimestre, du fait des risques de malformation congénitale.

Pronostic selon le stade de la maladie au moment du diagnostic

– 20 à 60 % de vie sans récidive à 5 ans.
– 10 à 30 % de vie sans récidive à 10 ans

Accouchements

– sur 121 grossesses, 96 accouchements normaux, 2 prématurés,
– 4 fausses couches spontanées, 19 ITG (interruptions thérapeutiques de grossesses).

Interruptions de grossesse involontaires ou volontaires et risques de cancer du sein[1] ?

En France, on compte chaque année officiellement 220 000 interruptions volontaires de grossesses dont 16 000 chez les moins de 20 ans, et 6 000 chez les moins de 18 ans. Le taux d'interruptions de grossesses est stable à Paris et en France depuis une dizaine d'années.

– L'interruption précoce d'une 1ère grossesse multiplie par 3 ou 4 les risques de cancer du sein (Scott Somerville, de Harvard, dans une méga étude à partir de 24 recherches antérieures)

En 2007, 13 700 IVG ont été pratiquées à Paris, dont 30 % de médicamenteuses[2], dont on ne connaît pas les conséquences à long terme.

Une 1ère grossesse se terminant en fausse couche : augmente légèrement le risque K Sein.

Les autorités politiques françaises ont allongé de 10 à 12 semaines le délai légal pour recourir à l'avortement. La France a le taux d'avortements (220 000 déclarés par an) le plus élevé d'Europe.

Pour le rapporteur auprès du gouvernement, mon collègue le Pr Nisand, « *ce nouveau délai augmentera le nombre des avortements décidés pour des raisons d'eugénisme* ». Un journaliste rapportait : « *Aux USA, on tolère un délai de 24 semaines, soit 6 mois de grossesse. Un fœtus avorté vivant à la 23e semaine de grossesse a dû être réanimé pour appliquer la loi.* »

Quand aurons-nous un consensus mondial sur un sujet aussi sérieux ?

En Angleterre et aux USA, dès 1980, l'American Journal of Pathology démontrait dans une étude qu'un terme précoce mis à une première grossesse interrompt le processus de maturation définitif du tissu de la glande mammaire et empêche la mise en place de ses effets protecteurs, laissant des millions de cellules dans un état intermédiaire.

---

1. Voir notre livre *Prévenir les cancers du sein, Ensemble relever le défi*, Éd. F.-X. de Guibert, 1997, p. 144-146.

2. Cette forme d'avortement ne peut être pratiquée que jusqu'à 7 semaines d'aménorrhée, contrairement à la voie chirurgicale possible jusqu'à 12 semaines. Elle coûte 257,91 euros mais elle est prise en charge par la Sécurité Sociale et le système du tiers-payant. Elle est gratuite pour les mineurs et les non-assurés sociaux.

Les données les plus récentes affirment que « *l'avortement provoqué doit être inclus dans la liste des facteurs de risque du cancer du sein. Une grande méta-analyse américaine reprend tous les travaux (23) menés depuis 1957. Joël Brind et ses collègues de l'Université New Yorkaise de Buruch ont calculé, après avoir pris la précaution d'éliminer les facteurs de biais, qu'un avortement provoqué augmentait de 30 % le risque d'avoir un cancer du sein. Cette observation est évaluée indépendamment du nombre d'enfants, de la durée de la gestation, de l'intervalle entre l'interruption volontaire de grossesse et la première grossesse.* »

Si l'on applique ces données aux USA où le cancer du sein touche une femme sur 8 (contre 1 sur 12 au Royaume-Uni), cela signifie que, par année, aux 800 000 femmes qui font une IVG pour la première fois, correspondent 24 500 cas excédentaires de cancer du sein.

Pour les auteurs, « *l'effet de promotion du cancer du sein associé à l'avortement provoqué résulte de l'augmentation rapide des taux d'œstrogène et de progestérone durant le premier trimestre de la grossesse. Un avortement provoqué ne permet pas à ces effets négatifs d'être contrebalancés comme cela se produit au cours d'une grossesse menée à terme. En revanche, les femmes qui ont eu une fausse couche spontanée ne sont pas exposées à une élévation du risque de cancer du sein, car cet événement est généralement dû à des taux insuffisants d'hormones.* »

– Étude publiée en janvier 1996[1] : 6888 femmes de moins de 75 ans ayant un cancer du sein, en comparaison avec 9529 femmes témoins – l'IVG provoquée ou spontanée augmente les risques de cancer du sein de 12 % (avant la légalisation risque de + 35 %, après la légalisation + 12 % : pourquoi cette différence ? Stress de l'illégalité ?)

– Août 1996, l'*American Journal of epidemiologie* publie une étude portant sur 1302 femmes atteintes de cancer du sein, interrogées sur leur vie reproductive : 20 % de risques de cancer du sein chez les femmes ayant subi l'interruption de grossesse avant la 9e semaine de gestation.

Les auteurs concluent : « ***Les praticiens doivent informer les femmes qui entreprennent une démarche d'IVG, du risque potentiel qu'elles encourent au regard du risque de cancer du sein.*** »

---

1. Newcomb *et al.* JAMA 1996, vol. 275, 4, 283-321.

En mars 1997, le Collège national des gynécologues et obstétriciens français et la Fédération nationale des collèges de gynécologie médicale, avaient lancé 10 propositions pour stimuler la contraception, car « *il y a trop d'avortements dus à l'ignorance* ». Pour eux, « *bien informer pourrait diminuer de 50 % le nombre des IVG en France, comme l'a fait la Hollande. Il faut légaliser en France les techniques de stérilisation* ».

Ces bonnes intentions n'ont pas donné en 2010 de résultats probants pour faire baisser le nombre des interruptions volontaires de grossesse en France. Il est même probable que leur nombre va augmenter avec la généralisation progressive de l'interruption médicamenteuse, dont on ne connaît pas les conséquences pour la santé de la femme.

Il serait utile de changer d'abord les mentalités sociales qui, inconsciemment, donnent plus de valeurs à l'IVG qu'au don d'enfant.

Le concept d'abandon devrait être banni de nos langages et pensées pour être remplacé par le concept de don

Qu'une mère ne puisse pas assumer tout ce qu'elle souhaiterait pour la vie de son enfant est parfaitement compréhensible. Plutôt que de le faire disparaître, le don de son enfant doit être facilité et balisé légalement, en évitant, évidemment, toute forme de commerce, comme cela se fait dans d'autres pays avec la grossesse pour autrui.

Les près de 40 000 familles françaises[1] qui souhaitent adopter au moins un enfant ont les pires difficultés pour trouver un enfant adoptable dans leur propre pays – où 600 grossesses sont stoppées en moyenne chaque jour –, et sont souvent obligées d'aller à l'autre bout du monde chercher un enfant adoptable.

La loi française n'est pas encore adaptée à faciliter le don d'enfant. Le nombre d'accouchements *sous x* en France est dérisoire (500 par an) et en diminution régulière, comparé aux nombres des interruptions de grossesses. Cependant, le nombre de personnes recherchant leur origine est évalué à 400 000.

Le Conseil national d'accès aux origines personnelles (Cnaop) permet aux gens nés sous x d'avoir accès à leurs origines à leur majorité, si leur mère a accepté la levée du secret de son identité. La

1. Fait légalement « famille » en France, 3 états : le mariage entre un homme et une femme, la filiation et l'autortité parentale.

proposition *d'accouchement protégé* dans la discrétion pourrait augmenter leur nombre, en protégeant la mère jusqu'aux 18 ans de l'enfant, ce qui donnerait à la mère le temps de se préparer.

Il reste que la Loi française sur l'adoption nationale est encore beaucoup trop rigide et ne prend pas en compte les grandes capacités de générosité des familles adoptantes, dont certaines seraient prêtes à adopter pleinièrement un ou des enfants, en gardant un lien avec la mère ou les parents génétiques.

Grossesse après cancer du sein ?

– Un grossesse est formellement déconseillée pendant le temps du traitement du cancer et pendant au moins les 2 premières années qui suivent la fin du traitement.

– Elle reste possible, mais ne doit pas être programmée trop tôt après la fin de la chimiothérapie. L'accord du cancérologue est évidemment indispensable.

– Les risques d'une grossesses trop précoce sont : mort de l'embryon in utero, malformation congénitale...

– Les risques mutagènes sont maxima pendant la chimiothérapie et pendant les 12 mois qui suivent.

– S'il y a récidive du cancer du sein, celle-ci est, en général, loin de l'accouchement, le délai moyen est de 57 mois. Il est sans rapport avec la grossesse.

– Une grossesse 3 à 4 ans après la fin du traitement pour cancer du sein, n'augmente pas les risques de récidives. Les études de la littérature semblent rassurantes, mais il faut rester très prudent et ne pas pousser une femme à mettre en route une grossesse après avoir été traitée pour cancer du sein.

Nous restons très réservés, malgré les publications récentes qui semblent rassurantes, quant à la possibilité d'une grossesse après un cancer du sein.

Les études de la littérature semblent rassurantes, **mais il faut rester très prudent et ne pas pousser une femme à mettre en route une grossesse après avoir été traitée pour cancer du sein.**

Nous sommes franchement opposés à toute procréation médicale assistée après cancer du sein[1].

1. Nous avons en mémoire le cas d'une patiente de 40 ans qui a récidivé de son cancer du sein immédiatement après une procréation médicale assitée.

50

LES CONSEILS AUX FEMMES PORTEUSES D'UN DES GÈNES DU CANCER DU SEIN ET AUX GROUPES DE FEMMES À RISQUES

Les risques d'atteinte de l'autre sein ne sont pas négligeables (cancer du sein chez la mère, nombreux cancers du sein familiaux, plus particulièrement dans la branche maternelle) **et imposent la surveillance de l'autre sein. L'ablation controlatérale du sein reste une question majeure.**

Les malades atteintes de cancer du sein (KS), porteuses des mutations géniques BRCA1 et BRCA2, ont un risque important de développer un KS dans le sein opposé (environ 3 % par an, soit 30 % en 10 ans).

La mastectomie controlatérale préventive (MCP) réduit ce risque de 97 % et, en conséquence, est très pratiquée aux États-Unis.

Une étude a été menée dans 8 pays (Pologne, Norvège, Israël, États-Unis, France, Italie, Canada, Autriche)[1] *sur des femmes (de 25 à 80 ans) porteuses d'une mutation du gène BRCA, atteintes d'un cancer unilatéral et suivies au moins 18 mois. Au total, 1 022 femmes ont été incluses (après exclusion des cancers associés, des perdues de vue, et des dossiers incomplets). À 5 ans, 58 avaient développé un cancer controlatéral invasif (aucun cancer intra-canalaire in situ dans cette cohorte).*

Sur les 927 femmes suivies de 18 mois à 10 ans, pour évaluer les facteurs prédictifs d'une chirurgie prophylactique, 253 (27 %) ont fait l'objet d'une MCP après le diagnostic initial, dont 20 dans le

1. Metcalfe KA et coll. : Predictors of contralateral prophylactic mastectomy in women with BRCA1or BRCA2 mutation : the Hereditary Breast Cancer Study Group. J Clin Oncol., 2008 ; 26 : 1093-7.

même temps que la mastectomie pour le KS et 233 ultérieurement. Toutes les 253 avaient été traitées pour leur KS initial par mastectomie.

Les malades qui optent pour la MCP se distinguent des autres par leur jeune âge au moment du diagnostic (47 % des femmes « 40 ans vs 36 % des »40 ans). Mais le choix des femmes paraît surtout influencé par des facteurs culturels ; ainsi, aux États-Unis, 49 % des femmes ont demandé une MCP, vs 0 % en Norvège et 10 % en France (2 sur 20), soit 238 Nord-Américaines vs 15 Européennes et Israéliennes. Mais, si ces dernières sont moins enclines à faire le deuil de leur 2e sein, elles paient aussi un plus lourd tribut (11,7 %) au KS controlatéral que les Nord-Américaines (5,6 %). L'étude a ensuite tenté de déterminer (sur les seules 238 Nord-Américaines, vu le faible nombre des autres femmes) quels étaient les autres facteurs « conduisant » à la MCP.

Il apparait que les femmes qui ont subi une mastectomie sur leur premier sein sont davantage prêtes à sacrifier le second, que celles qui ont eu une tumorectomie (62 % vs 15 %) ; il en est de même pour celles qui ont subi une castration, alors que celles traitées par anti-œstrogène sont, au contraire, moins volontiers candidates à la MCP. Le facteur culturel, le type d'intervention initiale et l'âge sont donc les facteurs qui déterminent les femmes atteintes d'un cancer du sein, associé à une mutation génique, dans leur choix ou leur refus d'une mastectomie controlatérale préventive.

La surveillance clinique et radiologique régulière ne doit pas attendre le dépistage systématique

– en pratique : une mammographie numérisée et une échographie mammaire annuelles dès 30 ans et IRM mammaire annuelle ou bi-annuelle.

– avant 30 ans, échographie mammaire annuelle + - mammographie numérisée bi-annuelle.

Le sein de la jeune femme est dense et peu lisible à la mammographie ; nous avons toutefois eu des cas de cancer du sein avant 30 ans visibles à la mammographie.

Le Pr Lucien Israël[1] propose le dosage sanguin annuel du marqueur du cancer du sein (CA 15-3) et des autres marqueurs du cancer, de façon systématique chez toutes les femmes après 40 ans.

---

1. Entretien privé, novembre 2007.

Ce dosage est un peu anxiogène et n'est pas forcément fiable à 100 %, car il peut y avoir des taux bas (normaux) avec un cancer du sein évolutif. Par contre, tout taux au-dessus des valeurs normales doit être considéré comme anormal et doit faire suspecter un cancer du sein, même au début de son évolution.

Il pourrait être proposé aux femmes présentant des risques non négligeables.

La possibilité de grossesse et la surveillance

– Une grossesse précoce (avant 28 ans) grâce à l'élévation des taux d'hormones protectrices : (progestérone, œstriol, hormone gonadotrophique chorionique et prolactine), a un rôle protecteur.

– Une surveillance régulière et des conseils de prévention à suivre à la lettre (voir le questionnaire informatisé, question 45).

– L'ablation préventive des 2 seins et la reconstruction immédiate sont possibles.

Des traitements préventifs[1] ont été proposés entre 1999 et 2005 avec des anti-hormones

Essai thérapeutique sur 19 747 volontaires à haut risque (antécédents familiaux ou prédisposition génétique), 2 groupes :

– 20 mg de (T) Tamoxifène/jour ;

– 60 mg de (R) Raloxifène/jour.

1. Deux études, l'une en Angleterre suivie sur 5 ans, l'autre en Italie sur 9 ans, ont montré qu'il n'y avait pas de différence dans l'incidence du cancer du sein chez les femmes traitées préventivement au Tamoxifène et celles du groupe contrôle, recevant un placébo. La seule étude américaine qui avait montré l'inverse fut interrompue pour mettre toutes les femmes sous Tamoxifène, puis abandonnée quand davantage de cancers sont apparus. Chez les femmes déjà atteintes de cancer du sein, le Tamoxifène retarderait les récidives, mais il n'est plus indiqué chez les femmes atteintes de cancer in situ (CCIS).

Résultats de l'essai avec Tamoxifène ou Raloxifène : aucun effet préventif des cancers et malheureusement plus d'accidents cardio-vasculaires

– autant de cancers dans les 2 groupes : (T) = 163 (R) = 168 cas ;
– nombre de cas de cancers de l'utérus : (T) = 36 (R) = 23 cas ;
– embolie pulmonaire et phlébite : (T) = 100 (R) = 141 cas ;
– infarctus du cœur : (T) = 114 (R) = 126 cas ;
– attaques cérébrales : (T) = 50 (R) = 41 cas.

Enlever les 2 ovaires : ovariectomie bilatérale chez les femmes BRCA1 et BRCA2 pour prévenir le cancer des ovaires

– L'alternative à une surveillance clinique et radiologique rapprochée est la chirurgie radicale, comprenant l'ablation des seins, et celle des ovaires.

– Après ablation des 2 ovaires, on observe chez ces femmes une nette diminution du risque de cancer du sein, de 57 % pour les femmes BRCA1 et de 46 % pour les femmes BRCA2.

– **Le bénéfice est accru** si l'intervention est réalisée avant 40 ans et il pourrait être moindre après 50 ans.

– La protection est significative pendant les 15 premières années suivant l'intervention, mais non évidente au-delà (Journal of Clinical Oncology 2005, 23,7491-6)

L'ovariectomie bilatérale qui enlève les 2 ovaires pour supprimer la sécrétion hormonale est certainement indiquée chez les femmes proches de la ménopause (ou après 40 ans quand « la famille est au complet »), et sans aucun traitement hormonal substitutif en dehors d'une phytothérapie adaptée[1].

1. Nathalie, 43 ans, a vu ses deux sœurs aînées mourir d'un cancer du sein à six mois d'intervalle. Surveillée de très près, une minuscule image est détectée à la mammographie. C'était un tout petit cancer. Une chirurgie de la tumeur est pratiquée, puis une radiothérapie. Maman d'une petite fille de 3 ans, Nathalie insiste pour que lui soient proposées des solutions plus radicales. Une mammectomie sous-cutanée bilatérale suivie d'une ovariectomie bilatérale sont pratiquées après consensus de toute l'équipe. Elle est maintenant soignée par phytothérapie (sans phyto-œstrogènes) pour sa ménopause. Elle se sait guérie et se dit sauvée.

Les alternatives actuelles sont peu valorisées parce qu'elles n'ont pas fait l'objet d'études randomisées (par tirage au sort)

– Ni hormones contraceptives quelles qu'elles soient, ni antihormones..., même ces dernières n'ont fait leur preuve que négativement.

– Première grossesse avant 28 ans

– Allaitement pendant au moins 6 mois et plus, si possible.

– Idem pour les grossesses suivantes (pas avant que l'enfant précédent ne monte les escaliers tout seul et soit propre).

– Dépister par l'interrogatoire les situations d'hyper-œstrogénie relative par insuffisance en progestérone ; ce déséquilibre (très lié à l'émotionnel) peut être un facteur de croissance, promoteur de cancer du sein. Ce déséquilibre hormonal peut facilement se soigner par la phytothérapie (plantes à action progestérone) et l'homéopathie.

– Mammographie, échographie mammaire et IRM mammaire bien avant 40 ans

– Échographie pelvienne, de l'utérus et des ovaires

– Bonnes habitudes alimentaires : réduire le surpoids, s'il existe, par une meilleure alimentation

– Activités sportives régulières, au moins 30 minutes deux fois par semaine.

Évidemment, il faut laisser le choix à la femme, mais il faut que ses choix soient bien éclairés en termes de risques réels et que des conseils précis soient donnés.

51

QUAND FAUT-IL DEMANDER UNE CONSULTATION D'ONCOGÉNÉTIQUE ?

De plus en plus de femmes savent qu'un ou deux gènes du cancer du sein existent et veulent savoir si elles ont ou non tel ou tel gène.

L'examen est coûteux : 1032 €, mais peut être pris en charge par l'Assurance maladie lorsqu'il est indiqué, et doit être prescrit par un spécialiste, sur des critères bien définis.

Les critères pour demander la consultation d'oncogénétique.

Un score de 1 à 5 permet de justifier la consultation d'oncogénétique :

– **5 et plus**, la consultation est indispensable,
– **3 et 4,** la consultation est possible,
– **2 et moins,** son utilité médicale est faible.

– **BRCA a été identifié dans la famille : score 5**
– **Femme atteinte de moins de 30 ans : score 4**
– **Femme atteinte de 30 à 40 ans : score 3**
– **Femme atteinte de 40 à 50 ans : score 2**
– **Femme atteinte de 50 à 70 ans : score 1**
– **Homme atteint de cancer du sein : score 4**
– **Femme atteinte de cancer de l'ovaire : score 3**

C'est d'abord la personne qui a eu un cancer du sein ou de l'ovaire qui devra consulter, sous réserve de son accord.

Il existe une soixantaine de consultations structurées autour du Groupe Génétique et Cancer (GGC).

Ces consultations sont présentes dans tous les centres anticancéreux régionaux.

Lors de la première consultation, l'arbre généalogique de la patiente est réalisé, analysant les branches paternelle et maternelle, car la mutation constitutionnelle délétère peut être héritée du côté paternel, comme maternel.

La réalisation du test génétique nécessite le consentement éclairé, écrit, de la patiente.

Pour les autres membres de la famille, selon les résultats des tests génétiques, c'est à la patiente de les informer du risque potentiel et de leur indiquer l'intérêt d'une consultation d'oncogénétique.

Le test est réalisé à partir de 2 prélèvements sanguins indépendants. Les résultats des premiers tests sont obtenus après plusieurs mois.

Quand la mutation est identifiée, les résultats des tests chez les personnes apparentées sont obtenus en 1 à 2 mois.

En perspective, évoquons les risques éventuels de refus d'assurance par des groupes ne respectant pas l'interdit légal de toute discrimination, chez des personnes ayant le gène de tel ou tel cancer.

Des conseils de prévention et de réduction des risques de cancer des seins et des ovaires chez les femmes porteuses de la mutation BRCA1 ou 2.

– **Envisageable mais non recommandée : l'ablation des seins, ou mastectomie prophylactique, avec reconstruction immédiate,** peut être proposée chez des femmes de plus de 30 ans, ayant une espérance de vie d'au moins 15-20 ans.

– **Envisageable et recommandée après 40 ans : l'ablation des ovaires,** car le projet parental est en général terminé et le risque de cancer de l'ovaire est présent dans les 5 ans.

– **La surveillance clinique des seins 2 à 3 fois par an, dès 20-25 ans.**

Mammographie numérisée et échographie mammaire tous les ans à partir de 30 ans

– **L'échographie mammaire annuelle avant 30 ans** + - mammographie numérisée biannuelle selon la densité des seins

– **Une IRM mammaire** une fois par an, à partir de 30 ans.

– **Une échographie de l'utérus et des ovaires** une fois par an, si l'ablation des ovaires n'est pas envisageable. À la moindre anomalie, l'ablation des ovaires est obligatoire chez une femme porteuse du gène BRCA 1 ou 2.

52

COMMENT STOPPER PROGRESSIVEMENT LE TRAITEMENT HORMONAL DE LA MÉNOPAUSE, THS OU THM ?

Beaucoup de femmes nous interrogent quant à la meilleure façon de stopper le Traitement Hormonal de la Ménopause.

S'il y a risque imminent ou diagnostic de cancer du sein

Le THM doit être arrêté immédiatement, quelles qu'en soient les conséquences et les désagréments (bouffées de chaleur, sécheresse), car les œstro-progestatifs, seuls ou associés, sont des facteurs de croissance du tissu tumoral mammaire.

Les phyto-œstrogènes sous forme médicamenteuse, ou de lait ou d'extrait de soja sont aussi contre-indiqués.

Chez la femme non malade, donc potentiellement en « bonne santé », l'arrêt brutal peut être à l'origine de fortes bouffées de chaleur très gênantes, qui font que la femme ne les supportant pas, elle reprendra aussi vite le traitement interrompu.

Un schéma thérapeutique simple : un arrêt sur 3 mois en changeant ses habitudes alimentaires.

Dès la décision de l'arrêt, diminuer progressivement :

1er mois : réduire le traitement de moitié, en prenant les comprimés 1 jour sur 2. S'il s'agit d'un patch, le couper en deux, dans le bon sens, en vérifiant sous la lampe le bon sens de la coupe.

2e mois : prendre le même traitement un jour sur 3.

3e mois : prendre le même traitement un jour sur 4.

4e mois : stop définitif.

Le concept de sevrage du THS en association avec la phytothérapie[1].

Préparer l'alternative nutritionnelle progressivement sur 3 à 6 mois, associée à la phytothérapie

– diminuer progressivement les doses de THS, parfois sur 3 à 6 mois, en associant, dès le début du sevrage, la phytothérapie pour prévenir les manifestations de carences hormonales par réduction du THS.

– devant des bouffées de chaleur invalidantes, il y a lieu de conserver un THS à très petites doses, avec des molécules « les moins toxiques possible », soit les œstrogènes par voie externe (gel ou patch) et la progestérone micronisée naturelle (par voie vaginale ou orale).

« Le THM est mort »,

nous écrivait une femme, atteinte de cancer du sein, très remontée contre « *la médecine qui lui avait donné un cancer du sein.* »

Elle avait malheureusement raison et était d'autant plus furieuse qu'elle ne voulait pas de ce traitement. Son médecin spécialiste l'avait traitée de « retardée » et lui avait promis les pires maux, si elle ne le prenait pas... « *Des bouffées de chaleur épouvantables, insupportables, un vieillissement prématuré, avec la maladie d'Alzheimer en prime, des problèmes cardio-vasculaires et même un cancer...* » Tout ce qu'on lui avait promis qu'elle n'aurait pas. Elle avait été trompée complètement.

Il faut dire, à la décharge des médecins, qu'ils sont souvent encore manipulés par certaines firmes pharmaceutiques et qu'ils prescrivent en toute bonne foi, d'autant plus qu'ils ne savent pas faire autrement.

Certains « bricolages » avec les phyto-œstrogènes seuls, sans prendre en charge la globalité de la patiente, ni mettre en place un traitement phytothérapique complet de substitution, ont pu les décevoir et les faire revenir au mauvais traitement hormonal de synthèse.

Beaucoup de femmes ont été et sont encore culpabilisées par leur médecin, surtout les spécialistes, quand elles veulent arrêter le THM.

---

1. Présenté en juin 2003, Société Française de Gynéco-Pathologie, Lyon, publié en juin 2004, Reproduction Humaine et hormones, publié dans la presse grand public : Alternative Santé, juin 2004, Top santé, janvier 2005, *Santé Magazine*, avril 2006.

Leur intuition est juste. Leur sixième sens leur dit que ce n'est pas bon pour leur santé, d'autant plus qu'elles voient autour d'elles un nombre de plus en plus grand de femmes atteintes de maladies qu'elles ne souhaitent pas avoir.

L'arrêt du THM est donc absolument nécessaire et d'autant plus utile qu'existent aujourd'hui des alternatives au THM, qui ne présentent aucun danger, mais dont il faut respecter certaines règles de prescription.

Le protocole que nous proposons a été largement utilisé par les femmes et se fait en douceur. Il permet l'arrêt de toute prise d'hormones exogènes en 3 mois.

Les 2 alternatives, nutritionnelles et phytothérapiques, associées au début sont sans danger et très efficaces.

Des avis contradictoires chez les allopathes

Un des premiers en France – longtemps apôtre du THM, lié aux laboratoires pharmaceutiques –, à présenter le premier phyto-médicament à base d'isoflavones de soja à ses confrères, écrit à propos de l'arrêt du THM[1] suite aux recommandations de l'Afssaps.

– En décembre 2003 : « *Arrêtez le traitement de façon progressive... pendant un ou deux mois avant d'arrêter définitivement..., expliquez le pourquoi de cette suspension temporaire de traitement en rappelant les chiffres d'augmentation du risque de cancer du sein et en les relativisant à leur juste mesure..., prescrivez le THS à reprendre "au cas où" les symptômes réapparaîtraient..., expliquez pourquoi vous êtes partisan de l'abstention thérapeutique totale en cas de non reprise des symptômes et de l'absence d'un risque osseux* »[2].

1. En 2002, environ un quart des femmes ménopausées prenaient un traitement hormonal substitutif. Suite à la publication de l'étude WHI, un tiers des patientes ont arrêté leur THS, sans que, pour la plupart, aucun traitement alternatif ne leur soit proposé. Se retrouvant démunies face au retour des bouffées de chaleur ou autres désagréments, quelle autre alternative avaient-elles que de retourner demander au gynécologue de reprendre leur THS ? Ce serait alors leur responsabilité à elles et pas celle du médecin, qui serait en cause en cas de découverte ultérieure d'un cancer du sein ? **Ce type de « déresponsabilisation » est médicalement et éthiquement inacceptable.**

2. N° 59, en pratique, Comment réévaluer le THS : faites/ne faites pas, D. Elia, Genesis, déc 2003, n° 91.

– En décembre 2003, le même mois... : « *On peut dire qu'à ce jour, l'administration d'isoflavones semble être une des alternatives parmi les plus intéressantes* »[1]

– En novembre 2004 : « *Que toutes celles qui souffrent en silence depuis 2 ans de bouffées de chaleur et autres inconvénients reviennent au THS : merci pour leur qualité de vie* »[2]

Comment s'y retrouver face à tant d'incohérences ?

Une pression médiatique non éthique : « point de salut sans le THM ! »

Début 2006, sur France 2, en direct, lors d'une émission du matin, organisée à la gloire évidente de la reprise du THM : à la question bien filtrée d'une téléspectatrice : « *Comment se soignaient nos grands-mères quand elles avaient des bouffées de chaleur ?* », le spécialiste répond : « *Elles supportaient, tout comme elles supportaient les douleurs de l'accouchement* ».

Quelle grand-mère ignorait, en ce temps, les bienfaits de *Salvia officinalis*, la sauge salvatrice bien nommée ? Elles en avaient toutes dans leurs jardins ! Comment font les millions de femmes ménopausées sur terre, qui n'ont pas accès au THM de l'allopathie pour se soigner ?

Le sevrage individualisé du THM : phytothérapie et nouvelles habitudes alimentaires

Certaines femmes peuvent être dépendantes des hormones comme on peut l'être de certains somnifères ou anxiolytiques.

Le sevrage consiste, sous contrôle médical, à diminuer progressivement les doses de THM, en associant, dès le début du sevrage, des phyto-hormones pour prévenir les manifestations désagréables.

Il est important de prendre du temps pour faire ce sevrage et de compenser par de la phytothérapie et d'autres traitements alternatifs et complémentaires, tout en rééquilibrant la flore intestinale[3] par une

1. Tout sur les phyto-œstrogènes, Santé : comment ? 50 ans au naturel, D. Elia, Éd. E.D.D., décembre 2003.

2. Éditorial, D. Elia, Genesis, novembre 2004, n° 100.

3. Pour une flore intestinale équilibrée, il faut des fibres (prébiotiques) et de la vitamine C, présents dans les fruits et les légumes frais. Fibres et vitamine C facili-

saine alimentation, associée temporairement à des « *compléments alimentaires* ». Ceci permet d'augmenter les chances de réussir, sans dommage, l'arrêt du THM.

Devant des bouffées de chaleur invalidantes

On peut conserver un THM à très petites doses prescrites en continu, avec des molécules « les moins toxiques possible », soit les œstrogènes par voie externe (gel ou patch) et la progestérone micronisée naturelle (par voie vaginale ou orale).

Lors de la journée annuelle de la Société Française de Gynéco-Pathologie, à Lyon, nous proposions, avant l'heure, ce qui allait quelque temps plus tard, devenir un concept porteur au niveau marketing, « *le THM à la Française* », réputé moins dangereux que les autres[1]...

Le point de vue de l'Afssaps ne s'est pas modifié pour autant, qui rappelle en juin 2008 : « *Un THM peut être instauré si la patiente le souhaite, à la dose minimale efficace, et ce, tant que durent les symptômes, pour une durée la plus courte possible* »[2].

Cette communication a été publiée en juin 2004, dans une revue totalement allopathique : *Reproduction humaine et hormones*[3]

Puis la presse grand public a relayé l'information : *Alternative Santé juin 2004, Top santé janvier 2005, Santé Magazine avril 2006*[4] *et Prima février 2007.*

---

tent l'absorption du calcium végétal. Il est conseillé de faire régulièrement des cures de probiotiques (bactéries) pour équilibrer ou entretenir une flore intestinale de qualité.

1. Phyto-œstrogènes et métabolisme endométrial, R.Trevoux, C. Bennetau-Pelissero, Société Française de Gynéco-Pathologie, Lyon, juin 2003.

2. En octobre 2005, l'Agence française de sécurité sanitaire des produits de santé, l'Afssaps, a rendu public un rapport sur le THS : 3 à 6 % des cancers du sein sont attribuables au THS, 2 à 6 % des infarctus du myocarde, 6,5 à 13,5 % des accidents vasculaires cérébraux. L'Afssaps, dans un point d'étape en juin 06, actualise sa position sur le THM, nouveau nom du traitement hormonal de ménopause et reste sur sa position de 2005. Le terme THS est destiné aux femmes jeunes précocement ménopausées (suite à une ablation des ovaires, par exemple) qui vont recevoir un traitement hormonal substitutif.

3. Les applications pratiques des phyto-estrogènes, expérience personnelle d'une gynécologue phytothérapeute, B. Arnal-Schnebelen, Reproduction humaine et hormones, Année 2004, vol. XVII, numéro 2.

4. M. Laganier, Alternative Santé, juin 2004, n° 312, D. Pierrat, *Top santé*, janvier 2005, T04403, C. Jarrige, *Santé Magazine*, avril 2006.

53

QUELLE CONTRACEPTION CONSEILLER ?

1988, le Pr Lucien Israël, dans sa préface au livre « Amère pilule » du Dr Ellen Grant, de Londres :

« *En fait, s'agissant d'autres domaines de la médecine, il est vraisemblable que les produits entraînant de telles conséquences n'auraient jamais reçu l'autorisation de mise sur le marché (AMM). Des phénomènes culturels et politiques ont influencé les décideurs. Même s'il apparaît presque impossible aujourd'hui de bannir les pilules contraceptives, qu'au moins la vérité soit dite. Qu'au moins les choix des très jeunes femmes, qui décident de les utiliser, ne soient pas faits dans l'ignorance.* »

2005, le CIRC, Centre International de Recherche sur le Cancer classe les hormones du THS et de la pilule œstro-progestative comme produits cancérigènes de groupe 1, d'action certaine.

Pendant les vacances d'été, août 2005, une information capitale pour la santé des femmes est passée volontairement presque inaperçue.

Le CIRC, Centre International de Recherche sur le Cancer, classe la pilule œstro-progestative et le THS, comme produits cancérigènes de groupe 1, c'est-à dire d'action certaine : il s'agit du cancer du sein, du foie et du col de l'utérus. Ceci faisait suite à l'analyse de toute la littérature scientifique publiée sur le sujet, examinée par un groupe de 21 experts internationaux.

Aucune répercussion à ce jour : le grand silence, quelques articles goguenards, un article courageux, enfin[1].

1. Pilule, vraies questions et bonne surveillance, H. Hodac, *Santé Magazine*, juin 2006, n° 366.

2006

Mai 2006, au 9e Congrès de la Société Européenne de Contraception, pas un mot sur les risques de cancer du sein !

Août 2006, tous les gynécologues de France reçoivent un document d'un laboratoire commercialisant 9 pilules : « *Une femme sur deux utilise une pilule x, les pilules de ma vie.* » Cinq sont encore remboursées par la SS (dont l'ancêtre à 50 gamma d'EE éthinylestradiol, commercialisée en 1973, il y a 33 ans !). On peut lire en couverture : « *Une femme sur deux utilise une pilule x, les pilules de ma vie* ».

Les bouillonnements de l'adolescence

L'adolescence est devenue l'âge des premières relations sexuelles.

C'est une erreur sociologique grave, poussée par les médias, à l'origine de nombreuses ruptures affectives qui peuvent mettre en danger la vie du jeune, par dépression pouvant aller jusqu'au suicide.

À l'adolescence, le corps et l'esprit bouillonnent et le jeune, à la fois essaie de comprendre ce qui se passe dans son corps, et se retrouve sous le regard des autres, de son sexe, comme d'un sexe différent.

La formation des jeunes reste indispensable dans le milieu scolaire et le plus tôt possible, dès le primaire.

La contraception est très fortement médiatisée à cet âge, orientée essentiellement vers les filles, dans le cadre scolaire, comme par les médias soutenus souvent indirectement par les laboratoires pharmaceutiques qui veulent au plus vite faire des « consommatrices », sans leur préciser les moindres dangers.

Le seul objectif qui est donné aux adultes est la « *prévention des grossesses précoces* » qu'aucun adulte ne souhaite vivre avec un de ses enfants mineurs.

– Pour les garçons : le préservatif a le double rôle contraceptif et protecteur de MST ou IST (Infection Sexuellement Transmissible). Mais pourquoi ne pas leur apprendre à se réserver et à respecter les filles... ? Ce type de conseil nous a été reproché par les relais des laboratoires pharmaceutiques, en particulier par le Planning familial.

– Pour les filles : nous leur conseillons de savoir résister aux « mecs » qui souvent, à cet âge, ne« *pensent qu'à ça !* » C'est assez difficile de leur faire passer de tels messages car elles ne savent pas suffisamment ce que les « mecs » ont dans la tête et ont souvent des idées romantiques. Malheureusement, quand elles « *se sont fait avoir* », elles peuvent devenir sexuellement agressives envers les garçons qui, eux, n'y comprennent plus rien[1].

Les relations sexuelles à l'adolescence ne sont pas obligatoires pour connaître la vie et l'amour ! Elles stimulent les pulsions animales, telles qu'on peut les voir dans des films de plus en plus nombreux[2].

Avant le début de l'été 2009, le *Quotidien du Médecin* avertissait les médecins généralistes qu'ils auraient à dépister, à la rentrée, 200 000 cas d'infections à Chlamydia, source majeure d'infertilité féminine.

À l'âge adulte : des grossesses selon les désirs des couples et en particulier des femmes.

– **Femmes** : la pilule est encore le moyen contraceptif n° 1, en moyenne pendant 11 ans. Les récentes déclarations officielles confirmant enfin la « *cancérogénicité* » des produits qui sont présents dans la pilule : les œstrogènes, et aussi les progestatifs, font que, dès que toutes les femmes seront informées, la tendance s'inversera.. Les femmes consomment en moyenne la pilule (toutes formules confondues) pendant 11 ans, ce qui est énorme et elles commencent seulement à en mesurer les véritables dangers.

Vient ensuite le stérilet

Le stérilet est souvent *hormonal,* c'est-à-dire à la progestérone. Il peut fonctionner de 2 façons : action contraceptive (il empêche la rencontre du spermatozoïde et de de l'ovule dans la trompe utérine), action antinidatoire (dans la première semaine d'une éventuelle grossesse, quand la rencontre ovule-spermatozoïde a eu lieu, il empêche la nidation de l'œuf humain au fond de l'utérus). La présence de l'hormone progestérone sur le stérilet est destinée à être absorbée chaque jour à petites doses, ce qui induit une forte baisse du flux

1. Voir l'excellent film « Juno » sorti aux USA en 2008.

2. *Les Derniers Jours du monde,* comédie catastrophe d'Arnaud et Jean-Marie Larrieu sorti en août 2009, qui montre bien, face à une catastrophe planétaire, les réflexes de vie d'une humanité primitive où le héros n'a pas d'autre porte de sortie qu'une *dernière extase sexuelle*.

sanguin des règles. De plus en plus de gynécologues le posent aux femmes qui ne sont pas informées des modes d'action et de leurs risques. Quand ils le présentent, ils appuient sur l'avantage majeur : « *Vous serez moins ennuyées avec les règles...* ».

Le stérilet au cuivre est une bonne alternative à la pilule. D'autres femmes qui se connaissent bien, et à condition qu'elles aient un cycle régulier, peuvent utiliser les diverses méthodes de contraception naturelle (repérage du moment de l'ovulation).

– Hommes : il est le grand absent de la contraception humaine. Les laboratoires et les chercheurs se sont peu intéressés à lui, considérant que la contraception est un sujet et un souci essentiellement féminin.

Autour de la ménopause

– Femmes : c'est une époque difficile pour la femme qui, en général, a terminé sa famille et ne souhaite plus « *tomber enceinte* ».

La contraception la plus utilisée est le stérilet (nous déconseillons, sauf exception, le stérilet hormonal qui a, contrairement à ce que dit le laboratoire, très peu d'indications). C'est à cet âge que peut se poser l'indication de la ligature des trompes, mais pourquoi pas la ligature des déférents ?

– Hommes : il reste le « *bon vieux préservatif* » qui garde ses adeptes. **Il est utilisé par 20,9 % des couples.** À l'âge où la femme ne désire plus agrandir la famille, il semble logique de proposer davantage aux hommes qui, souvent, n'ont jamais pris la moindre responsabilité contraceptive, la ligature des déférents. Elle est facile à réaliser (sous anesthésie locale et sans hospitalisation) et elle n'a aucune conséquence sur la puissance sexuelle, en dehors de la stérilité.

Sur le plan pratique pour les femmes

La vie des femmes est en danger, comment la préserver sans être rétrograde :

– si cela fait plus de dix ans, lui conseiller un autre mode de contraception.

– par principe, la prescrire le moins longtemps possible au cours de la vie.

– proposer un autre mode de contraception, si le tabagisme est trop important.

– préférer, a priori, le dosage minimum en œstrogènes : soit les comprimés à 15 gamma d'Éthynilestradiol, soit l'anneau vaginal.

Ne pas oublier que des carences en vitamines et minéraux sont induites par la prise au long cours de toute pilule œstro-progestative.

Des compléments alimentaires sont alors absolument indispensables en vitamines E, C, B2, B6, B9, B12 et minéraux ou oligo-éléments, magnésium, zinc, chrome, sélénium. Une meilleure assimilation par l'organisme de ces hormones, notamment au niveau hépatique, peut être favorisée par une préparation homéopathique : *Folliculinum 9 CH, Progesteronum 4 CH, Nux vomica 7 CH, Thuya 7 CH, 3 granules de la préparation sous la langue après avoir pris la pilule.*

Il faut ajouter *Lac caninum 15 ou 30 CH*, en cas de seins douloureux, gonflés, *Testosterone propionate 15 ou 30 CH*, s'il existe un climat d'hyperandrogénie (acné, pilosité excessive, du fait de l'utilisation métabolique par l'organisme des progestatifs, transformés en partie en hormone mâle).

En cas de prise de contraception progestative

Elle n'est pas sans danger quant aux risques de cancer du sein et d'accidents cardio-vasculaires et, évidemment, interdite s'il y a eu une seule de ces 2 maladies.

4 types d'administrations des progestatifs existent : *1) contraception micro-progestative ; 2) implant progestatif ; 3) contraception macro-progestative ; 4) stérilet progestatif.*

Il faut savoir proposer un stérilet traditionnel (au cuivre) en limitant l'abondance des règles par des anti-hémorragiques et en ajoutant du fer biologique mieux assimilé[1], même aux nullipares, selon des conditions bien précises.

1. Le mieux est *Supraminéral* des laboratoires Nutergia à Capdenac, en Aveyron (05 65 64 71 51), à raison de 2 bouchons par jour, dès le petit-déjeuner.

Lisez vous-même la publicité du laboratoire qui se moque des dégâts de santé des produits qu'il met sur le marché. Où est l'éthique ?

– *Le point de vue de l'observance,* « pour moi, qui n'aime pas les ruptures, ma pilule m'accompagne tous les jours », publicité pour la pilule à 15 gamma, sans conteste la moins dangereuse pour la santé, car la moins dosée en œstrogènes, se donne (faussement) en continu. En effet, pendant 1 semaine, la femme prend une pilule qui ne contient pas d'hormone !

– *Le point de vue de l'équilibre,* « pour moi, qui suis bien dans ma vie, ma pilule respecte mon rythme », publicité pour une pilule à 20 gamma d'Éthynilestradiol donnée en schéma classique, soit 21 jours avec un arrêt de 7 jours. De quel équilibre, de quel rythme s'agit-il ? Que veut-on faire croire à la femme ?

– *Le point de vue de la confiance,* « pour les questions sérieuses de la vie, je suis attachée aux valeurs sûres », publicité pour une pilule à 30 et 40 gamma d'Éthynilestradiol (EE), à deux paliers, remboursée par la Sécurité sociale (c'est écrit en rouge), mise sur le marché en 1975, il y a 31 ans !

– *Un point de vue d'expérience,* « pour moi, qui commence une histoire, ma pilule a déjà la sienne », publicité pour une pilule à 30, 40 et 30 gamma d'EE, plus de 20 ans de recul. Il s'agit effectivement d'une pilule mise sur le marché en 1985, remboursée par la Sécurité sociale. Ceci veut dire que la jeune fille qui commence une histoire de femme va prendre une pilule qui était une minipilule, il y a 21 ans et qui n'est plus une minipilule... Cette pilule va lui être prescrite sous prétexte qu'elle est remboursée par la Sécurité sociale. C'est inacceptable pour son avenir !

– *Un point de vue d'expérience,* même chose pour une autre pilule à 30 gamma, remboursée par la Sécurité sociale, plus de 20 ans de recul, écrivent-ils. Certes, elle a été mise sur le marché en 1974, c'est-à-dire il y a 32 ans.

– *Le point de vue d'une normodosée,* remboursée par la Sécurité sociale, cette pilule préhistorique à 50 gamma, et qui est prescrite larga manu aux femmes du Maroc et d'Algérie, sûrement en partie responsable de ces chiffres impressionnants de femmes atteintes de cancers du sein. Est-ce cela la norme ? **Cette pilule ne devrait plus être commercialisée, elle est dangereuse pour la santé des femmes.**

Reprenons la phrase de 1988 du Pr Israël « *Des phénomènes culturels et politiques ont influencé les décideurs.* » Appliquons la même phrase en 2006 et rajoutons des enjeux commerciaux considérables qui ont influencé les décideurs et occulté les dangers pourtant officiellement annoncés.

La vie des femmes est en danger : alors, comment la préserver sans être rétrograde ?

– faire calculer à la femme que l'on rencontre pour la première fois, le nombre d'années de prise de pilule œstro-progestative ; si cela fait plus de dix ans, lui conseiller un autre mode de contraception ; par principe, la prescrire le moins longtemps possible au cours de la vie.

– ne jamais prendre à la légère le danger de l'association pilule-tabac devant les patientes, informer sur les méthodes de sevrage tabagique, sur les risques vasculaires, proposer un autre mode de contraception si le tabagisme est trop important.

Le Pr L. Israël avait totalement raison en 1993, dans « Destin du Cancer ».

Il a été confirmé dans la dernière étude observationnelle française E3N sur les progestatifs de synthèse : « *La prescription prolongée de progestéroniques isolés pour syndrome prémenstruel, congestion mammaire, mastoses diverses, terrain familial à risque, fibrome utérin, voire dans le suivi de cancers du sein, devrait absolument cesser* », rajoutons : dans la contraception progestative. Il poursuit : « *Nous ne pouvons qu'inciter les lecteurs de cette note, à recourir aux sources mentionnées, dans l'espoir qu'ils se convaincront rapidement de remanier leurs habitudes de prescripteur. Malgré l'absence de certitude, il faut se montrer aussi économe de progestérone que d'œstrogènes, d'abord dans les situations à risque, mais même dans celles qui ne paraissent pas l'être et au cours desquelles, à la longue, un effet néfaste pourrait être induit.* »

En pratique, les femmes doivent savoir

– que les progestatifs de synthèse sont impliqués, comme les œstrogènes, dans l'augmentation du risque de cancer du sein.

– qu'une femme atteinte d'un cancer du sein ne doit pas prendre de contraception progestative de quelque type que ce soit, ni de traitement progestatif pour mastose, fibrome, endométriose... Les phyto-progestagènes peuvent être prescrits sans danger dans ces indications, mais pas les phyto-œstrogènes.

– qu'une femme surveillée pour des seins à risque doit éviter de prendre des progestatifs de synthèse, trop longtemps ou trop dosés, alors même, paradoxe, que ces molécules sont sensées la traiter pour sa mastose...

– que la contraception progestative n'est pas sans risque, ni au niveau carcinologique, ni au niveau cardio-vasculaire.

– que le **stérilet hormonal (MIRENA) au lévonorgestrel** (progestatif de synthèse) ne devrait être réservé qu'aux femmes présentant des règles très abondantes. Malheureusement, il est proposé à des femmes de plus en plus jeunes qui pourraient bénéficier d'un stérilet au cuivre, ne perturbant pas le cycle menstruel.

Il ne devrait pas être posé à tout bout de champ, parfois sans même prévenir les femmes qu'il stoppe les règles dans la moitié des cas (mais quelle est donc cette mode de vouloir stopper les règles des femmes !) Il devrait être réservé aux femmes souffrant de règles abondantes, responsables d'anémie. Il permet, parfois, d'éviter d'enlever l'utérus dans certaines pathologies utérines et présente, de ce fait, un grand intérêt dans ce type d'indications. Il ne doit, en aucun cas, être posé à une femme atteinte d'un cancer du sein.

Que reste-t-il comme contraception ?

– la contraception locale : préservatif masculin = *Condom (*honte au préservatif féminin = *Fémidom),* diaphragme, ovules spermicides.

– la contraception du couple, qui accepte de prendre un petit risque de « grossesse »... Billings, Ogino, retrait...

– reste le stérilet traditionnel (au cuivre) : en limitant l'abondance des règles par des anti-hémorragiques en phytothérapie, homéopathie, allopathie... – en ajoutant du fer biologique mieux assimilé – qu'il est possible de proposer aux nullipares, un stérilet selon des critères bien précis : bilan avant la pose (échographie pelvienne, bactériologie, frottis de dépistage, bilan biologique, recherche des MST) – pose sous anesthésie locale, avec préparation par homéopathie et antispasmodiques, voire acupuncture – suivi trois fois par an – consultation en urgence au moindre problème. **Le stérilet est utilisé par 21,9 % des femmes.**

– chez les couples ne souhaitant plus d'enfant : ligature des trompes ou des déférents pour l'homme. Il y a lieu d'encourager la contraception définitive qui permet à la femme de retrouver son cycle et de vivre sa féminité au rythme naturel de ses hormones : soit la stérilisation tubaire par les voies naturelles, par pose de micro-implant d'obturation tubaire sous hystéroscopie, appelée méthode « *Essure* » : anesthésie courte, hospitalisation quelques heures ; soit la stérilisation tubaire par pose de clips sur les trompes par voie coelioscopique : anesthésie plus longue, une nuit d'hospitalisation, risques de la coelioscopie, incisions..., **soit inviter le mari à prendre ses responsabilités par son acceptation de la** vasectomie sous anesthésie locale.

54

FAUT-IL FAIRE UN BILAN AVANT DE PRENDRE LA PILULE ? OUI, IL DEVRAIT ÊTRE SYSTÉMATIQUE

Aucun laboratoire ne précise la nécessité de ce bilan, car rien n'est imposé légalement en ce domaine.

Les dernières publicités des laboratoires ne précisent absolument pas les dangers. L'un d'entre eux a même le culot de souligner : « *Un point de vue d'expérience – Plus de 20 ans de recul – Remboursé par la Sécurité sociale* ».

Pourtant les laboratoires savent parfaitement les dangers, comme ils les savaient avec le Distilbène. Nul doute que de retentissants procès les attendent, quand les femmes auront été correctement informées des risques qu'elles encourent et comprendront les pourquoi de « *l'Épidémie des cancers du sein* ».

Vérifier l'absence de tabagisme

C'est élémentaire, mais il faut le rappeler aux médecins généralistes, comme aux gynécologues.

Nous proposons que, dans les cas où la jeune fille ou la femme « fumeur » veut à tout prix ce moyen contraceptif, il lui soit demandé, par le prescripteur, de signer une décharge en cas de risque de cancer du sein ou du col de l'utérus.

« Je soussignée... certifie avoir été totalement avertie des risques de cancers, du sein ou de l'utérus, liés à la consommation de la pilule et du tabac et décharge mon médecin de toute responsabilité si je suis atteinte par ces affections, en plus des risques de maladies cardio vasculaires, de thromboses veineuses et embolies ou d'accidents vasculaires cérébraux. »

Ce type d'attitude rejoint celle des assurances ou mutuelles qui ne veulent plus couvrir tous les risques liés à des comportements (haute montagne, vol à voile, parapente, sports extrêmes...) ; à des états biologiques particuliers (hypercholestérolémie, séropositivité aux virus de l'hépatite, du sida), ou seulement à l'âge, exigeant alors des assurances complémentaires...

Le coût de la santé est devenu si important qu'il est logique que la société s'organise de plus en plus vers la prévention et, à partir de là, vers la responsabilisation de ses membres. Cela exige une information de qualité, identique pour tous.

Ce qui a été mis en place, selon le principe des *bonus-malus,* dans le domaine des assurances automobiles, peut être imaginé et proposé dans le domaine de la santé publique, en faisant très attention de ne pas aggraver les disparités sociales en matière de soins.

Vérifier l'état cardiovasculaire et veineux

Combien de femmes savent que les hormones de la pilule augmentent de manière significative les risques veineux ou artériels, sous forme de phlébites et embolies pulmonaires, ou accidents cardiovasculaires ? Parmi ces derniers, les accidents vasculaires cérébraux ne sont pas si rares, comme les infarctus du cœur. C'est à la pilule que l'on pense en premier face à de tels accidents, souvent très graves, chez les femmes jeunes.

Vérifier l'état neurologique

Évidemment, toute anomalie neurologique, du système nerveux central ou périphérique, d'origine vasculaire ou d'origine inconnue, devrait être une contre-indication à la consommation de la pilule.

Vérifier les capacités de coagulation du sang : le bilan de thrombophilie

La thrombophilie se définit comme une situation d'hypercoagulabilité, de formation de caillots dans tel ou tel vaisseau. Celle-ci peut-être liée des déficits en facteurs de la coagulation : facteur II, facteur V, Leiden antithrombine, protéine C ou protéine S qui sont des facteurs de risque reconnus dans la survenue de thromboses veineuses.

Les contraceptifs oraux augmentent aussi le risque d'accident vasculaire cérébral ischémique (spasme) d'origine artérielle (AVC), alors que l'association entre thrombophilie constitutionnelle, en dehors de l'hyperhomocystéinémie (l'homocystéine est dérivée de la cystéine, acide aminé essentiel proche de la Méthionine), et accidents artériels, est controversée.

– Une équipe italienne a analysé[1] la prise de contraceptifs oraux dans une cohorte de 119 patientes de moins de 45 ans, adressées pour bilan de thrombophilie **après un premier accident vasculaire cérébral (AVC).**

– La présence d'autres facteurs de risques vasculaires confondants a été évaluée de manière complète : âge, hypertension artérielle (HTA), surpoids, diabète, intoxication tabagique, hypercholestérolémie. Le bilan de thrombophilie a comporté la recherche de la mutation Leiden, le dosage de l'ATIII (Antithrombine III), des protéines C et S, et le dosage d'homocystéine.

– Les patientes ont été comparées à une cohorte contrôle, mais il faut noter qu'une HyperTension Artérielle ou une hypercholestérolémie ont été retrouvées plus fréquemment dans la cohorte de patientes que dans la série contrôle. C'est logique, car la consommation de la pilule correspond à la prise des 2 hormones féminines, semblables à celles fabriquées par les ovaires à des doses au moins 20 fois plus grandes. Ces hormones ont une formule chimique qui a pour noyau central le cholestérol..., d'où un apport de cholestérol complémentaire à celui de l'alimentation.

– Tous les AVC sont survenus dans les 18 premiers mois de prise de contraceptifs oraux, en majorité de 3e génération. Les déficits en ATII, protéine C et S, et la mutation Leiden ou du facteur II, n'ont pas été retrouvés comme étant associés à un risque accru d'AVC.

– En revanche, le risque d'AVC était accru de 3,5 fois en cas d'hyperhomocystéinémie.

En cas de prise de contraceptif oraux, le risque d'AVC était significativement augmenté de 2 à 13 fois en cas de mutation Leiden, et de 2 à 6 fois en cas d'homocystéinémie.

---

1. Martinelli I et coll. : « Oral contraceptive use, thrombophilia and their interaction in young women with ischemic stroke. » Haematologica, 2006 ; 91 : 844-847.

La question de la recherche systématique de mutation Leiden, et surtout d'une hyperhomocystéinémie avant la prise de contraceptifs oraux, pourrait être posée dans des études prospectives.

Des risques de surpoids surajoutés par les excès en œstrogènes, responsables, en plus, d'hypothyroïdie

– Les œstrogènes en excès sont responsables de prise de poids[1] et d'œdème des membres inférieurs donnant le syndrome des « jambes lourdes ». La progestérone fabriquée par les ovaires, donc la progestérone naturelle (pas celle des progestatifs qui est exogène et synthétique), favorise la conversion des graisses en énergie et équilibrerait ainsi l'effet des œstrogènes en excès.

– Les œstrogènes en excès inhibent l'activité hormonale de la thyroïde, d'où souvent des symptômes d'insuffisance thyroïdienne sans baisse des taux des hormones T3 et T4. C'est la progestérone naturelle, fabriquée par les ovaires, qui protège de l'insuffisance thyroïdienne induite par les œstrogènes.

Tous ces dangers réels devraient imposer le bilan préalable qui deviendra certainement une obligation.

1. Pour les animaux de boucherie des élevages intensifs américains, les bœufs qui reçoivent les œstrogènes atteignent plus vite le poids d'un animal de boucherie et ont besoin de moins de nourriture.

Aussi, les femmes sous excès d'œstrogènes souffrent de surpoids et ne parviennent pas à maigrir, même si elles suivent un régime et font de l'exercice.

55

LES 40 MARQUES DE PILULES : LAQUELLE CHOISIR EN SACHANT LES RISQUES

L'équivalence pilule/veau aux hormones

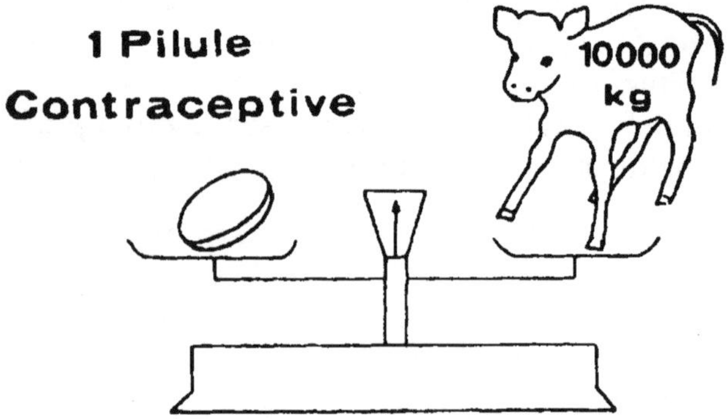

L'ingestion d'une pilule contraceptive faiblement dosée apporte chaque jour la même quantité d'hormone que celle contenue dans *100 kg de viande ou de foie de veau contenant 0,3 ppb d'œstradiol*. En prenant en considération que ces pilules sont habituellement à base d'éthinylœstradiol dont l'activité œstrogénique par voie orale est 100 fois supérieure à celle de l'œstradiol, l'équivalent hormonal d'une telle pilule est apporté par la consommation de 10 000 kg de viande, c'est-à-dire *la viande de 100 veaux* réunis. Dans un cas, le risque est librement consenti et socialement accepté, dans l'autre il apparaît imposé et est refusé par le consommateur...

« *Les anabolisants en élevage* »
in *Médecine et Nutrition*. 1985, t. XXL n° 5, 315-327.

Qu'est-ce que la pilule ?

La pilule contient des hormones non-naturelles qui sont synthétiques.

Elles sont apportées à l'organisme à des doses au moins 20 fois supérieures à ce que les ovaires fabriquent chaque mois pour assurer le cycle féminin.

Les hormones présentes dans la pilule œstro-progestatives sont des **produits cancérigènes de classe 1** (affirmation du Centre International de Recherche sur le Cancer, en août 2005, qui confirme des données scientifiques chez l'animal datant de 1932 !), utilisés isolément ou en association.

Comment agissent les hormones de la pilule ?

Elles mettent les ovaires au repos et apportent à l'organisme plus d'hormone qu'il n'en fabriquait avant la prise. Les sécrétions d'hormones naturelles par les ovaires sont réduites au minimum selon les dosages de la pilule. Avec les minipilules, les ovaires peuvent garder une petite sécrétion, ce fonctionnement à minima pouvant entraîner la formation de kystes sur les ovaires.

Les quantités d'œstrogènes apportés à l'organisme par la pilule

Les taux d'œstrogènes dans le sang féminin au cours d'un cycle artificiel sont de 10 à 50 fois plus d'œstrogènes introduits artificiellement dans le sang, que les taux normaux.

Les quantités de progestatifs apportés à l'organisme par la pilule : les taux de progestérone dans le sang féminin au cours du cycle artificiel sont de 10 à 100 fois plus de progestérone introduits artificiellement dans le sang, que les taux normaux.

Les doses d'hormones synthétiques apportées par les différentes pilules

– **Les quantités d'œstrogènes :** 10 à 50 fois plus d'œstrogènes introduits artificiellement dans le sang que les taux normaux.

– **Les quantités de progestatifs :** 10 à 100 fois plus de progestérone introduits artificiellement dans le sang que les taux normaux.

Les taux présents dans le sang ne sont facilement dosables, car ce sont les molécules naturelles fabriquées par les ovaires qui sont détectées en priorité.

Les risques de cancer du sein liés à la pilule sont aujourd'hui démontrés,

– par les études statistiques chez les consommatrices, par les méta-analyses et par les études les plus récentes chez les femmes ayant reçu les œstrogènes et les progestatifs du THS à la ménopause.

– **Qu'est-ce que le Risque Relatif (RR)** : il correspond au rapport entre l'incidence de la maladie chez les personnes exposées à tel ou tel facteur de risque, sur l'incidence chez les personnes non exposées au même risque. Quand il n'y a pas de risque, on dit qu'il est estimé à 1.

Tout ce qui est au-dessous de 1 traduit une réduction du risque et au-dessus une augmentation. Quand le RR est à 1,3, cela veut dire que le risque est augmenté de 30 % et quand RR = 2 ou 3, le risque est doublé ou triplé...

Quand on veut minimiser le résultat (cela est important pour les fabricants et les journalistes qui y sont directement ou indirectement liés), on parle de « risque relatif marginal ». C'est seulement le cas quand le risque est à peine supérieur à 1 : exemple 1,05, qui signifie que l'augmentation est de 5 %...

– **Risque de cancer du sein, pilule et antécédents familiaux.**

Grabrik (2000) RR = 3,3 (IC : 1,6-6,7) chez les sœurs et les filles sous pilule, de femmes ayant un cancer du sein dans un contexte de prédisposition familiale connue.

– Risque de cancer du sein, pilule et prédisposition génétique

RR = 1,2 (IC : 1,09-1,52)

Étude de cohorte prospective de 2002 **longitudinale 100 000 femmes** suivies consommatrices.

RR = à 1,6 (IC : 1,2-2,1)

En février 2006 : on parle de « sur-risque relatif marginal ! »

Une Méta-analyse de 54 études soigneusement choisies :

– sur-risque de 1,07 (1 étant le risque sans prise de pilule)

– chez les utilisatrices, risque à 1,24 (intervalle de confiance IC = 1,15-1,33)

– il diminuerait pour s'annuler 10 ans après l'arrêt du contraceptif... et au-delà, pas d'étude ?...

En clinique, le lien pilule-cancer du sein est certain

Plus la prise est longue, plus le risque de cancer du sein est important. Cela est aussi vrai pour les cancers de l'ovaire.

Beaucoup de cancérologues et de gynécologues croient encore que la pilule protège du cancer de l'ovaire[1] ! Ils partent du principe que la pilule, empêchant de nombreuses ovulations, les *traumatismes de l'ovulation* au niveau de l'ovaire étant moindre, les risques de cancer au niveau des ovaires diminuent.

Ils oublient, ne savent pas ou ne veulent pas savoir, les doses d'hormones apportées par les contraceptifs hormonaux pour bloquer les ovulations.

Au total, dans les faits, plus longue est la prise de pilule, plus grand est le risque. La durée moyenne de consommation des femmes françaises est de 11 ans de manière continue ou discontinue.

Après des consommations de plus de 7 ans, nous avons vu des cas de tumeurs bénignes du foie. Les dix derniers cas opérés concernaient des femmes de moins de 40 ans, ayant de volumineuses tumeurs de plus de 20 cm de diamètre dans le foie. Elles n'avaient jamais été averties des risques au niveau du foie. Dans ces cas, une intervention chirurgicale est nécessaire, car les risques de fissuration tumorale et d'hémorragies graves sont certains et imprévisibles au moindre traumatisme, ou quand la tumeur affleure la capsule du foie.

Les différents dosages de pilules

C'est l'éthynilestradiol (EE) qui est le produit le plus dangereux.

Il est dérivé du 17 bêta-estradiol, par l'adjonction d'un radical éthyl sur le 17ᵉ carbone de la molécule, dont la quantité est variable selon les marques de pilules.

L'ajout progestatif était destiné à neutraliser l'effet cancérogène de l'œstrogène. On sait aujourd'hui par les résultats obtenus avec le THS qu'il n'en est rien. La progestérone ajoutée est aussi cancérigène.

Les différents dosages de pilule sont destinés à être adaptés à toutes les femmes. Ainsi, les médecins généralistes ou spécialistes changent-ils de dosage au « petit-bonheur-la-chance », selon les désagréments observés, ressentis par la patiente.

---

1. La présence de récepteurs d'estrogènes et de progestérone dans les tumeurs ovariennes démontre le contraire.

– les normodosées contiennent 50 µg d'éthynilestradiol[1] par comprimé, soit une prise de 1,05 mg en un mois, associé à 0,50 mg de DL Norgestrel totalement biodisponible (il s'agissait de la norme en 1970 !)

– les normodosées biphasiques contiennent aussi 50µg d'EE.

– les minidosées monophasiques en contiennent 35 ou 15 µg.

– les minidosées biphasiques en contiennent 30 ou 40 µg.

– les triphasiques en contiennent 30/40/30 ou 35/35/35 µg

– les séquentielles en contiennent 50 µg

– la pilule du lendemain, c'est le Norlevo qui contient 750 µg par comprimé d'un dérivé de la progestérone, le levonorgestrel. Selon l'heure de la prise de cette pilule, son effet est contraceptif (dans les 7 heures qui suivent le rapport sexuel) ou antinidatoire, c'est-à-dire contragestif, si elle est prise au-delà de 7 heures après le rapport sexuel.

Les autres risques de la pilule (*Revue du Praticien,* 2000, tome 50, n° 4, p. 451-460)

En plus des jambes lourdes, des prises de poids, des baisses de la libido, des céphalées, migraines, vertiges...

– Risques d'hypertension artérielle chez au moins 5 % des utilisatrices.

– Risques d'accidents thrombo-emboliques veineux, tels que phlébites, multipliés par 3 à 5. Les femmes sous pilule ont 10 fois plus de risque de présenter une embolie pulmonaire que les autres.

– Risques d'accidents artériels multipliés par 3 ou 4 pour les accidents cardiaques (coronaires) ; par 4 à 9 pour les accidents vasculaires cérébraux.

– Risques pour le foie (adénome hépatique).

Quant aux 11 bénéfices, en plus de la contraception, cités dans l'article de la Revue du Praticien, un seul est constant et certain : la régularisation des cycles menstruels. Évidemment, puisque ce sont des cycles artificiels !

---

1. Ce produit en comprimé passe dans l'estomac, pour être absorbé par l'intestin, passer ensuite dans le sang et être capté en partie par le foie. Sa biodisponibilité n'excède pas 40 à 45 %. Cela veut dire que le foie en retient une grande partie, en particulier le radical éthynil, -CH2, d'où l'explication des tumeurs du foie, essentiellement bénignes, mais qui peuvent dégénérer, heureusement rarement, en cancer.

Les risques de cancer des ovaires liés à la pilule existent-ils ou pas ?

Ils sont logiques, car le fonctionnement ovarien est directement lié aux hormones. Cependant, les arguments en faveur de la protection sont plus médiatisés que ceux qui inquiéteraient les consommatrices de la pilule par l'augmentation des risques de cancer de l'ovaire.

Les laboratoires fabricants et les lobbies des hormones ont fortement médiatisé l'intérêt de la pilule pour protéger du cancer de l'ovaire, mais en revanche ne disent que très peu de choses quant aux risques démontrés accrus de cancer du sein. Ils n'hésitent même pas à affirmer l'inverse de la réalité scientifique, à savoir que *la pilule protègerait, d'une manière générale, du cancer.*

Les arguments en faveur du rôle protecteur de la pilule vis-à-vis du cancer des ovaires[1] sont curieusement hypermédiatisés

Le fait que les hormones exogènes de la contraception mettent au repos le fonctionnement ovarien a permis de conclure que cette mise au repos protégeait les ovaires de leur cancérisation, du fait de la diminution du nombre d'ovulations.

La grossesse joue, elle aussi, un rôle protecteur par ce même phénomène de la réduction du nombre des ovulations (9 de moins pendant la grossesse). Ce n'est certainement pas l'unique raison, mais elle convient bien à la publicité, qui consiste à dire : *ayez le moins d'ovulations possibles,* ce qui permet de justifier les nouvelles et futures contraceptions qui pourraient réduire les « règles » à minima et même les supprimer par la prise de la pilule en continu.

Ainsi, toutes les informations livrées au grand public vont dans le sens de la protection, par la pilule, d'une atteinte cancéreuse ovarienne.

---

1. On peut dire « cancer de l'ovaire », mais il est plus juste de dire « cancer des ovaires », car ils sont, en général, atteints tous les deux simultanément ou successivement. Pour ces raisons, le traitement chirurgical minimum consiste à enlever les 2 ovaires, c'est l'ovariectomie bilatérale à laquelle il faut ajouter l'ablation de l'utérus (hystérectomie) et du grand épiploon (épiploectomie), qui est une masse de graisse jouant le rôle de « *gendarme* » dans le ventre en cas d'infection et qui, en cas de cancer, répand le cancer partout dans le ventre, du diaphragme jusqu'au plus bas de l'intérieur du ventre, zone appelée *cul de sac de Douglas*.

Voici 3 sites Internet plus médiatiques que scientifiques. En effet, ils rapportent la même méta-analyse[1]. Il est important de voir comment elle est présentée, y compris par un journal sérieux comme le Lancet[2] qui se permet de donner, sans la moindre preuve, un nombre de cas de cancers de l'ovaire qui auraient été évités dans le monde.

Ainsi, fait-on croire que la pilule est un *puissant agent préventif du cancer.*

1. *La pilule prévient le cancer de l'ovaire – Les news Santé de...*

La pilule prévient le cancer de l'ovaire Prendre la pilule réduit de façon significative le risque d'apparition de cancer de l'ovaire.

« *Prendre la pilule réduit de façon significative le risque d'apparition de cancer de l'ovaire. Depuis son introduction, elle aurait permis de prévenir 100 000 morts de cancers des ovaires et 200 000 cas dans le monde. C'est le résultat d'une étude publiée cette semaine dans la revue médicale britannique, The Lancet.*

Cette annonce fait suite à l'analyse de 45 études épidémiologiques, réalisées dans 21 pays, auprès de 27 257 femmes atteintes d'un cancer de l'ovaire, ainsi que 87 303 femmes non atteintes. L'équipe, dirigée par Valerie Beral, Professeur à l'université d'Oxford (Royaume-Uni), a mis en évidence le caractère préventif de la contraception orale sur le cancer de l'ovaire. Selon les chercheurs britanniques, prendre la pilule pendant 15 ans réduirait de moitié le

1. Une méta-analyse consiste à rassembler les données issues d'études comparables et à les réanalyser au moyen d'outils statistiques adéquats. Elle regroupe les études pertinentes qui essaient de répondre à une question précise de manière critique et quantitative. *Avantage* : elle permet de réunir un nombre important de patients et d'événements et d'arriver à des conclusions plus solides que ne le permettaient les études individuelles. On tient compte, dans une méta-analyse, des résultats de l'analyse combinée, mais aussi de l'hétérogénéité des résultats des études individuelles. Évidemment, la méta-analyse a plus de poids si la tendance des essais individuels va dans le même sens, que dans des directions opposées. Limites : la méta-analyse n'est applicable que si différentes études utilisent des stratégies identiques et fournissent des données quantitatives semblables, ce qui est rarement le cas puisque deux essais ne sont jamais comparables en tous points, même lorsqu'ils répondent à la même question de départ. La variabilité entre les études se situe aussi bien au niveau de leur qualité et de la théorie qui supporte les hypothèses formulées, que de la conception des expériences et des méthodes statistiques qui permettent d'interpréter les résultats.

2. The Lancet 2008 ; 371 : 303-314.

risque de développer ce type de cancer. Il apparaît également que cet avantage persiste jusqu'à 30 années après l'arrêt de la contraception.

Plus de 100 millions de femmes utilisent ce moyen contraceptif dans le monde. L'étude indique que, dans les « prochaines décennies, au moins 30 000 cas supplémentaires de cancer ovarien seront probablement évités chaque année, en raison de l'utilisation de la pilule ».

Et le rapporteur de conclure par un hymne à la généralisation, sans à aucun moment faire état des dangers de cancers du sein : « *Dans un éditorial accompagnant cette étude, le Lancet souligne que les bénéfices de ces pilules l'emportent sur les risques (thrombose, maladie cardiaque, hépatiques...). La revue plaide ainsi pour un élargissement de l'accès à ces contraceptifs – sans ordonnance – pour profiter pleinement de cet effet préventif face au cancer.* »

Le cancer de l'ovaire atteint une femme sur 70 ; et le cancer du sein, entre une femme sur neuf et une femme sur huit.

2. *Pilule contraceptive : moins de cancers de l'ovaire, plus de...*

2008... La pilule contraceptive réduit les risques de cancer de l'ovaire, selon une étude publiée dans la revue The Lancet qui confirmerait de façon...

www.psychomedia.qc.ca/pn/modules. php ?name = News&file = article &sid = 5817 – 34k -

3. *Grâce à la pilule, 100 000 morts par cancer de l'ovaire évitées*

Dans les pays riches, selon l'étude, dix ans de recours à la pilule réduirait, avant 75 ans, l'incidence (nouveaux de cas) de cancers de l'ovaire de 12 pour...

www.vivrefemme.net/Grace-a-la-pilule,-100-000-morts-par-cancer-de-l-ovaire-evitees_a1251.html – 51k –

– **Les preuves de l'augmentation des risques de cancer des ovaires et du corps utérin (endomètre), liés aux œstro-progestatifs de la pilule, sont passés sous silence.**

Avant et autour de la ménopause, le THS (œstro-progestatifs) augmente les risques de cancer du sein, mais aussi des ovaires et du corps utérin (endomètre).

Dès 1988, Ellen Grant, dans son livre « The Bitter Pill » (édition française, voir p. 244), préfacé en français par le Pr Lucien Israël, précisait, p. 147 : « *On tire argument du fait que la pilule arrête l'ovulation et que les ovaires qui ne fonctionnent pas ont moins de chance de développer des kystes ou de devenir malins, mais les deux tiers des nouveaux cas de cancer de l'ovaire se produisent chez des femmes entre 55 et 80 ans, dont les ovaires ont cessé de fonctionner depuis longtemps.* »

– Les œstroprogestatifs présents dans le THM à la ménopause augmentent les risques de cancer du corps utérin (endomètre).

La littérature scientifique a montré, dès 1975, que le risque de cancer de l'endomètre augmentait avec la prise de THM. Cette augmentation du risque était liée au fait que les premiers THS étaient uniquement à base d'œstrogène. L'absence de progestérone a d'abord été considérée comme étant à la base de l'augmentation du risque constaté. À l'heure actuelle, ce type de traitement n'est prescrit qu'aux femmes ayant subi une hystérectomie.

L'imprégnation hormonale et spécifiquement œstrogénique que vit une femme au cours de sa vie (entre la puberté et la ménopause) conditionne en partie son risque de cancer du sein. Plus l'imprégnation œstrogénique est importante, plus le risque de cancer du sein augmente. La prise de THS prolonge cette imprégnation hormonale au-delà de la ménopause.

– Dès 2001, les résultats d'une étude prospective confirment le lien entre THM et cancer de l'ovaire[1].

L'étude a été menée par des chercheurs de l'American Cancer Society sur 211 581 femmes post ménopausées, de 1982 à 1996. Au début de l'étude, aucune d'elles n'avait eu d'antécédents de cancers ou subi une hystérectomie, ou une chirurgie ovarienne. En examinant les certificats de décès, les chercheurs ont constaté que 944 femmes sont mortes d'un cancer ovarien et 255 d'entre elles avaient rapporté utiliser un THM au début de l'étude.

« Après étude statistique des résultats, il apparaît que les femmes sous THM pendant au moins 10 ans auraient deux fois plus de risque de décéder d'un cancer ovarien que celles n'y ayant jamais eu recours. Cette augmentation du risque persiste plus de 29 ans après la cessation du traitement. »

Cette étude est la première concluant à un tel risque. La force de cette enquête épidémiologique est la taille de l'échantillon et le fait que les questionnaires aient été remplis alors que ces femmes étaient en parfaite santé.

---

1. JAMA. 2001 ; 285 : 1460-1465.

– **En 2003, une équipe marseillaise[1], confirme ces liens entre le cancer de l'ovaire et les prises d'hormones à la ménopause.** Le résumé de la publication est clair : « L'utilisation d'une œstrogénothérapie en période de ménopause est un facteur de risque de cancer de l'ovaire. Ce risque est proportionnel à la durée du traitement. Le risque de cancer de l'ovaire serait diminué mais non annulé, en cas de prise d'un progestatif associé. Ainsi, le THM œstro-progestatif pourrait augmenter le risque de cancer de l'ovaire. »

Une question de cohérence scientifique : oui, les œstro-progestatifs augmentent les risques de cancer de l'ovaire chez des femmes autour de la ménopause et de plus en plus jeunes.

Comment les mêmes hormones œstroprogestatives pourraient-elles être responsables de cancer du sein, des ovaires et du corps de l'utérus (endomètre), autour ou un peu avant la ménopause – à un moment de la vie de la femme où les seins, les ovaires et l'utérus sont naturellement au repos – et joueraient-elles un rôle protecteur contre les atteintes cancéreuses de ces organes comme contraceptif, sous le prétexte qu'en empêchant les ovulations, elles mettraient les ovaires, les seins et l'utérus au repos ?

Hors statistiques, nos expériences cliniques de cancérologue et de gynécologue nous montrent chaque jour que les hormones prises sous forme de THM ou de pilules contraceptives sont aussi dangereuses les unes que les autres quant aux risques de cancers des organes hormono-dépendants et qu'ils dépendent de la durée totale des consommations hormonales.

QUE FAIRE FACE AUX RISQUES DÉCLARÉS DE CANCER

En cas de dépistage du moindre risque de cancer, aux 3 niveaux, seins, utérus ou ovaires, tous les cancérologues sont d'accord pour stopper définitivement les moindres prises hormonales, que ce soit sous forme de pilule, de patch, d'anneau, d'implant, de stérilet aux hormones (le Mirena).

1. Blanc Bernard Vejux Nadège Agostini Aubert, Service de Gynécologie obstétrique, Hôpital La Conception, 147 Bd Baille, 13005 Marseille, France. Reproduction humaine et hormones, 2004, vol. 17, n° 3, pp. 239-240.

Le dépistage des risques de cancer qui imposent l'arrêt de la prise hormonale sont :

– au niveau des seins : fibro-adénome, dysplasie sévère, carcinome in situ, présence d'un des gènes du cancer du sein et des ovaires : BRCA1 ou BRCA2, une augmentation du taux du marqueur sanguin du cancer du sein.

– au niveau de l'utérus : une dysplasie grade III au niveau du résultat du frottis cervico-vaginal, des hémorragies génitales même minimes après l'arrêt des règles à la ménopause ou un épaississement anormal de l'intérieur de l'utérus à l'échographie de surveillance, ou une hétérogénéité de l'épaisseur de l'utérus.

– au niveau des ovaires : une anomalie suspecte au niveau d'un des ovaires visible à l'échographie : volume anormal, hétérogénéité

– au niveau du foie : une zone d'hyperplasie ou un adénome sur n'importe quel secteur du foie.

D'une manière générale, les œstro-progestatifs étant des hormones stéroïdes étrangères à l'organisme, donc exogènes, elles sont réducteurs d'immunité, donc jouent un rôle immunosuppresseur. En cas de découverte de risques sérieux de cancer dans n'importe quelle zone du corps, la prise hormonale doit être immédiatement stoppée.

Une dernière nouvelle surprenante, concernant le choix du partenaire !

La pilule contraceptive pourrait altérer la capacité des femmes à sentir le partenaire génétiquement compatible[1]. « *Les femmes seraient attirées, par le biais de l'odorat, vers des hommes génétiquement différents, afin d'assurer la diversité biologique favorable à l'espèce* », expliquent les chercheurs de l'université de Liverpool.

Or, selon les résultats de cette nouvelle étude : « *Les préférences de celles qui commencent à utiliser la pilule contraceptive vont vers les hommes dont les odeurs sont génétiquement similaires* », selon l'auteur, Craig Roberts.

« *L'étude a été menée auprès d'une centaine de femmes auxquelles il a été demandé d'indiquer leurs préférences concernant des*

1. Proceedings of The Royal Society, Biological Sciences, juillet 2008.

échantillons d'odeurs mâles provenant de 97 volontaires, avant et après avoir commencé d'utiliser la pilule.

Tous les parfums de la vie quotidienne (lessives parfumées, déodorants, eau de toilette, etc.), ainsi que la fumée de cigarette, ont été évités afin de ne pas perturber le bon déroulé de l'expérience.

Ainsi préservées de tout parfum pouvant interférer, les femmes étaient plus à même de sentir leurs partenaires : les gènes du complexe majeur d'histocompatibilité (CMH/MHC), impliqué dans les réactions immunitaires, jouent, en effet, également un rôle dans les odeurs dégagées par l'homme, par l'intermédiaire des bactéries de la peau. »

Quant à l'utilisation de la pilule après avoir été traitée pour un cancer du sein, c'est une erreur grave, une faute thérapeutique, car elle augmente considérablement les risques de récidives, même si, avec les minipilules, les ovaires gardent une petite sécrétion.

Le fonctionnement à minima peut alors entraîner la formation de kystes ovariens.

Ellen Grant rappelle ce morceau de sagesse écrit par **Benjamin Franklin en 1787,** qui est la parfaite devise de sa société de Clinique Écologique : « *Il y a une très grande différence entre un bon docteur et un mauvais docteur, mais très peu de différence entre un bon docteur et pas de docteur du tout.* »

Elle ajoute le texte du Dr Ralph Paffenbarger dans son article sur le cancer du sein, en 1977[1], qui rejoint la préface du Pr Israël : « *Ces médicaments contraceptifs puissants, disponibles sur ordonnance, entraînent une considérable activité métabolique, et l'on sait qu'ils sont carcinogènes dans les expérimentations chez l'animal. En rédigeant ces ordonnances, nous devons nous demander si Franklin nous classerait dans les bons ou les mauvais docteurs.* »

1. Paffenbarger R.S. *et al.* Cancer risk as related to use of oral contraceptives during fertiles years, 1977 Cancer 39, suppl. 1887. Pike M.C. *et al.* : Oral contraceptive use and early abortion as a risk factor for breast cancer in young women, British Journal of Cancer, 1981, 43, 72.

56

LES NOUVELLES PILULES

L'objectif des laboratoires pharmaceutiques et de leur marketing est de proposer sans cesse du nouveau, pour maintenir la consommation par le plus grand nombre de femmes et le plus tôt possible. **Les moyens utilisés pour faire passer les messages sont désormais bien huilés : les grands médias.**

Il n'y a pas de doute qu'une grande émission de télévision – sponsorisée de manière invisible –, soit régulièrement en préparation pour les grandes chaînes de télévision, en symphonie avec un matraquage publicitaire sur les radios et des pages entières dans les magazines, ciblés vers les adultes et, plus encore, les jeunes. Le maintien de la pratique l'exige.

Les espaces à envahir sont tous les groupes de jeunes, des milieux scolaires et associatifs, en précisant à leurs parents qu'il s'agit d'éviter les grossesses précoces, les maladies sexuellement transmissibles... Le nouvel argument fort est le suivant : « *Éviter l'oubli* ».

Moins de 4 % des femmes auraient recours à de nouvelles méthodes contraceptives permettant de limiter le risque d'oubli : anneau hebdomadaire rempli d'hormone, implant hormonal sous la peau... La pilule en continu va devenir à la mode... Nous l'annoncions dès l'année 2000 !

Les objectifs des laboratoires sont simples

– avoir le maximum d'utilisatrices jeunes

– leur faire croire que leurs mères étaient « ringardes » avec les anciennes pilules trop dosées et dangereuses

– leur mettre dans la tête que « *les règles, c'est pénible et certainement inutile* » et que si leurs mères les ont supportées, elles, « *les nouvelles générations, n'en veulent plus !* » ou, éventuellement, 1 fois par an ou une fois par saison.

Des publicités étonnantes

– le patch : « *Il annonce la couleur et colle aux fesses* »
– l'anneau : « *Il se fait oublier* »
– la pilule en continu : « *Une astuce au long cours* »
– l'implant : « *On l'a dans la peau* »

« *La diminution des doses d'hormones et les nouvelles voies d'administration contribuent à une meilleure tolérance et, ainsi, à une meilleure observance des femmes, ce qui permet de réduire les échecs de la contraception hormonale.* »

Session d'avril 2006, parrainée par les laboratoires Organon

« ***La réduction progressive des doses d'hormones :*** *15 µg d'ethinylestradiol aujourd'hui contre 50 µg hier, associée à l'utilisation de nouveaux progestatifs, limite l'exposition aux hormones et diminuerait les effets indésirables.* »

Notons que les complications vasculaires sont identiques pour tous les contraceptifs minidosés. En France, 5,1 millions de femmes en âge de procréer sont sous pilule. Cependant, 21 % des grossesses non désirées surviennent chez des femmes sous pilule, dont 38 % se terminent par une IVG.

Pour éviter la rupture du geste quotidien par oubli, les laboratoires ont inventé :

– le placebo (comprimé ne contenant pas d'hormones) pris lors de l'arrêt de 7 jours de prise hormonale pour déclencher les règles
– le patch hebdomadaire (inconvénient, il est visible, « *mais les sportives l'ont sur l'épaule ! Faites de même* »)
– l'anneau vaginal mensuel
– la contraception de longue durée : implant hormonal, dispositif intra-utérin avec ou sans hormones, mis en place pour 3 ans.

La suppression du cycle féminin = « *le confort sans règles* » « *des règles quand je veux, si je veux !* »

– Les implants hormonaux dès 15 ans !
– Le stérilet Mirena à la progestérone
– Les pilules non stop
– La « Seasonale » = 3 mois sans règles, prise 83 jours consécutifs, et arrêt une semaine pour déclencher les règles
– Une Jasmine, Jasminelle, Varnoline en continu
– « Anya », la nouvelle pilule minidosée : disponible depuis 2007.

Premier contraceptif oral minidosé à prise continue, sans fenêtre thérapeutique, ni intervalle placebo : 90 μg de Levonorgestrel + 20 μg d'Éthinylestradiol (3/318 participantes au test ont été enceintes en prenant le contraceptif 21j/mois).

Le magazine *ELLE* du 19 septembre 2005 veut-il entretenir l'épidémie de cancer du sein ? ? ?

Ou est-il mal informé ou sponsorisé de manière invisible ?

La pilule en continu : comment convaincre les médecins spécialistes ou généralistes sans dire un mot des dangers[1] ?

La prise sans interruption de n'importe quelle pilule œstro-progestative combinée monophasique est une technique bien connue pour reporter ou annuler toute période de saignement. Et si certaines femmes semblent tout à fait satisfaites par cette raréfaction menstruelle, nos connaissances sur les effets secondaires de cet artifice sont moins fournies qu'avec la classique posologie 21 jours/7 jours d'arrêt (cette posologie a pour effet de simuler un cycle naturel).

On peut, entre autres, se demander si cette exposition hormonale prolongée du gonadostat hypothalamique n'est pas susceptible d'en altérer le fonctionnement et induire des aménorrhées secondaires prolongées, à l'arrêt de cette forme de contraception.

C'est ce qui se passe avec la consommation de la pilule quand les règles ne reviennent pas et que la stérilité s'ensuit. D'où le grand nombre de stimulations ovariennes pour que les femmes commencent une grossesse tant désirée !

D'où, aussi, les nombreuses stérilités que l'on doit traiter par procréation médicalement assistée (PMA).

Lors du 54e congrès annuel des gynécologues-obstétriciens américains, Anne Davis et son équipe ont présenté les résultats de leur expérimentation pré marketing, qui a porté sur 187 femmes sous pilule combinée (90 mcg de lévonorgestrel et 20 mcg d'éthinylœstradiol), prise en continu pour une durée médiane de 364 jours.

« *Réapparition des menstruations et/ou gestations ont été observées dans les 90 jours suivant l'arrêt de cette pilule dans 99 % des cas (185 sur 187) et après ces 90 jours pour deux dernières patientes. Quatre femmes ont débuté une grossesse avant tout retour des règles. Cette publication confirme donc que la pilule combinée, y compris pour des durées de prise très longues, n'exerce pas d'in-*

1. Communication 54th Annual Meeting of the American College of Obstetricians and Gynecologists ; Washington D.C., USA : 6-10 mai 2006.

fluence persistante sur l'axe hypothalamo-hypophysaire. Cela nous permet de rassurer les patientes potentiellement intéressées par un espacement extrême de leurs menstruations. »

Évidemment, nous la déconseillons totalement, quelles qu'en soient les raisons, car le test a été réalisé sur seulement une année. Les dangers sur une plus longue période ne sont en rien évalués et pourtant ce produit a eu son Autorisation de Mise sur le Marché, confirmant ce que disait le Pr Lucien Israël, en 1988. Les intérêts économiques dépassent les intérêts santé...

Les toutes dernières pilules : celle de chaque jour et celle du « surlendemain »

« Qlaira » dite « pilule au naturel », une énorme pub en cours

Voici le nom de la nouvelle venue sur le marché de la pilule contraceptive. Disponible à partir de septembre, elle contiendrait des œstrogènes naturels (pas d'ethinyl œstradiol, mais 17 beta estradiol), là où les pilules traditionnelles étaient fabriquées à partir d'hormones de synthèses, moins bien tolérées par l'organisme. Cette nouvelle pilule pourrait permettre de diminuer le risque d'accident vasculaire. Aucune preuve n'est apportée sur le court ou moyen terme et à fortiori sur le long terme. Prudence, donc !

Chaque plaquette (de 28 comprimés pelliculés) contient, dans l'ordre suivant :

– 2 comprimés jaune foncé contenant chacun 3 mg de valérate d'estradiol ;

– 5 comprimés rouges contenant chacun 2 mg de valérate d'estradiol et 2 mg de diénogest[1] ;

---

1. L'estrogène contenu dans Qlaira est le valérate d'estradiol, un ester du 17ß-estradiol humain naturel (1 mg de valérate d'estradiol correspond à 0,76 mg 17β-estradiol). Cet estrogène diffère des œstrogènes que sont l'éthinylestradiol ou de sa prodrogue, le mestranol, utilisés dans d'autres pilules œstroprogestatives, par l'absence d'un groupement éthinyle en position 17 alpha. C'est ce radical qui est toxique pour le foie.

Le diénogest est un dérivé de nortestostérone doté d'effets non pas androgéniques, mais plutôt anti-androgéniques, équivalents à environ un tiers de ceux de l'acétate de cyprotérone. Le diénogest se lie au récepteur de la progestérone de l'utérus humain avec seulement 10 % d'affinité relative à la progestérone. Malgré

– 17 comprimés jaune clair contenant chacun 2 mg de valérate d'estradiol et 3 mg de diénogest ;

– 2 comprimés rouge foncé contenant chacun 1 mg de valérate d'estradiol ;

– 2 comprimés blancs de placebo Excipient : lactose (pas plus de 50 mg par comprimé).

La pilule Qlaira, développée par le laboratoire Bayer, représenterait une petite révolution dans le monde des contraceptifs. Depuis 50 ans, les pilules contenaient en effet des hormones de synthèse, plus ou moins bien tolérées et éliminées par l'organisme. Ce nouveau modèle est, lui, fabriqué à partir d'œstrogènes naturels (nous ne savons pas lesquels ?), identiques à l'hormone sécrétée par les femmes.

Déjà commercialisée en Allemagne, le prix de Qlaira devrait atteindre les 10 à 14 € par mois, soit un peu plus que les comprimés classiques. Les gynécologues se donnent trois mois pour évaluer l'intérêt de cette nouvelle pilule, et ses conséquences sur leurs patientes.

La « pilule du surlendemain » : EllaOne

Sur le principe de la pilule du lendemain, celle du « surlendemain » pourrait être prise 5 jours, suivant un rapport sexuel à « risque de grossesse »[1]. Elle a obtenu une Autorisation de Mise sur le Marché (AMM) en Europe, en mai 2009, et attend le dernier feu vert de l'Agence Européenne du médicament (EMEA).

Le Levonorgestrel, présent dans la « pilule du lendemain », bloque l'ovulation, mais n'est plus actif à partir du pic de LH (sécrétion qui déclenche l'ovulation). Le principe actif de l'EllaOne est l'*ulipristal acetate*, un modulateur spécifique des récepteurs à la progestérone (SPRM). Il bloque l'ovulation, mais reste efficace plus longtemps, jusqu'à la rupture du folliclule qui libère l'ovule. Cette phase du cycle est considérée comme celle où il y a le plus de rapports sexuels, du fait de la période de fécondité qui donne plus de désirs d'union amoureuse.

« *Par son action sur les récepteurs de la progestérone, EllaOne empêche les grossesses en interférant avec l'ovulation et peut égale-*

---

sa faible affinité pour les récepteurs à la progestérone, le diénogest a un effet progestatif puissant in vivo. Le diénogest n'aurait aucune activité androgénique (effet masculinisant), minéralocorticoïde ou glucocorticoïde significative in vivo.

1. Notons que beaucoup de médecins aujourd'hui parlent de « risques de grossesse » et de « chances de cancer », traduisant mal le mot « chance » qui, en anglais, signifie « probabilité de... ».

ment induire des modifications au niveau de la muqueuse utérine ». Cela signifie que cette pilule peut avoir des effets contraceptifs empêchant le spermatozoïde de trouver l'ovule pour le féconder et peut aussi être contragestive, c'est-à-dire empêcher la nidation au fond de l'utérus de l'œuf humain, première étape de la vie humaine.

Le dossier scientifique reste curieusement très incomplet, mais nous ne doutons pas que la commission d'agrément passera outre. Plusieurs données ne doivent pas rester sous silence. Nous vous les livrons textuellement :

– « *L'utilisation simultanée de l'ulipristal acétate et d'une contraception d'urgence (pilule du lendemain par le lévonorgestrel n'est pas recommandée.*

– Ellaone est contre-indiqué pendant une grossesse existante ou suspectée.

Les données disponibles concernant l'effet sur le foetus/nouveauné d'une exposition à l'ulipristal acétate pendant la grossesse, sont extrêmement limitées. Chez l'animal, les données concernant la toxicité sur la reproduction sont insuffisantes. Il n'a pas été déterminé si l'ulipristal acétate est excrété dans le lait maternel humain ou animal.

*L'ulipristal acétate est un composé lipophile qui pourrait, théoriquement, être excrété dans le lait maternel. Un risque pour l'enfant allaité ne peut pas être exclu. Après une prise d'*Ellaone, *l'allaitement n'est pas recommandé pendant au moins 36 heures. Les effets sur l'aptitude à conduire des véhicules et à utiliser des machines n'ont pas été étudiés.* Ellaone *peut avoir une influence mineure ou modérée sur l'aptitude à conduire des véhicules et à utiliser des machines : des sensations vertigineuses, légères à modérées, sont fréquentes après la prise d'*Ellaone, *somnolence et vision trouble sont peu fréquentes ; de rares troubles de l'attention ont été signalés. Les données de toxicité sur la reproduction sont insuffisantes en raison de l'absence de données pharmacocinétiques humaines et animales. En raison de son mécanisme d'action, l'ulipristal acétate a un effet embryoléthal chez le rat, le lapin (à des doses répétées supérieures à 1 mg/kg) et le singe. La sécurité pour un embryon humain est inconnue. Chez l'animal, à des doses suffisamment faibles pour maintenir la gestation, aucun potentiel tératogène n'a été observé.*

Quant au risque de cancer, voilà comment il est résolu : « *Aucune étude de carcinogénicité n'a été effectuée avec l'ulipristal acétate* ».

Encore une fois les femmes joueront, sans le savoir, le rôle de cobayes !

57

CONTRACEPTION MASCULINE DE LA PILULE POUR HOMME À LA VASECTOMIE OU LIGATURE DES CANAUX DÉFÉRENTS

Les seules méthodes disponibles comme contraception pour les hommes sont le préservatif et la ligature des canaux déférents, dénommée »vasectomie ». Elles assurent au maximum 30 % de la contraception des couples.

La pilule pour homme[1]

Objectif : bloquer la formation des spermatozoïdes, en maintenant la libido par une imprégnation chronique de testostérone.

Les spermatozoïdes sont formés en permanence et, pour qu'ils soient capables de féconder un ovule, il faut 72 jours.

Pour être efficace, il faut attendre au moins 2 mois et demi.

Dans 3 études : efficacité 95,7 %, fertilité maintenue chez 2,6 %.

Des effets indésirables existent : prise de poids et baisse du bon cholestérol HDL, risques de maladies cardiovasculaires...

Des recherches en cours... avec des inhibiteurs d'hormones.

Elle n'est pas encore vraiment au point.

Elle a pour objectif de bloquer la formation des spermatozoïdes, donc de supprimer les spermatozoïdes du sperme qui restera formé par le liquide fabriqué par la prostate (liquide prostatique).

Ce sont surtout des blocages de la formation des spermatozoïdes qui sont proposés, en maintenant une imprégnation hormonale chro-

1. Page ST et coll. : Advances in male contraception. Endocrine Reviews 2008 ; 29 : 465-493.

nique (par injection mensuelle ou gel) pour que la libido soit maintenue (alors que, pour la femme, l'objectif de la pilule est d'apporter des doses hormonales élevées qui bloquent le fonctionnement des ovaires, d'où des modifications de la libido).

La durée de la formation de spermatozoïdes capables de féconder un ovule est de 72 jours. Ainsi, la contraception masculine n'est efficace qu'après 2 mois et demi au minimum après le début de la prise du médicament.

Trois études totalisant 715 couples rapportent une efficacité de 95,7 %. Restent fertiles 2,6 % des hommes.

Les effets indésirables rapportés sont au nombre de 3 :

– prise de poids
– diminution du *bon cholestérol, le HDL*
– une augmentation du taux d'hémoglobine

Un essai de phase III est en cours avec 1000 couples chinois.

Afin d'augmenter l'efficacité contraceptive, l'association testostérone-progestérone a été utilisée avec succès, en particulier grâce aux implants progestatifs (bâtonnet imprégné d'hormones implanté sous la peau, sous anesthésie locale).

Les recherches en cours ont pour objectifs :

– d'inhiber la formation des hormones fabriquées par l'hypophyse destinées à stimuler la formation des spermatozoïdes, et ce avec les antagonistes de la GnRH, délivrés en comprimés ou sous forme d'implants à longue durée d'action.

– une immuno-contraception ciblant la production des spermatozoïdes ou inhibant leur mobilité (pour atteindre l'ovule dans les trompes de l'utérus).

Les hommes, donc, attendent leurs pilules et les femmes pourraient ainsi se libérer davantage de leur contraception et des méfaits.

La vasectomie, ou la ligature des canaux déférents, est l'alternative masculine à toute contraception féminine.

C'est une décision de couple.

Elle empêche les spermatozoïdes de rejoindre le pénis.

L'éjaculation contient désormais du liquide venant de la prostate, c'est donc du sperme sans spermatozoïdes.

Chaque année, aux USA, 500 000 hommes se font ligaturer les déférents.

Plus de 100 millions d'hommes dans le monde se sont fait ligaturer les canaux déférents.

Selon les pays, entre 2 et 10 % des couples choisissent ce moyen de contraception.

La vasectomie : définition et technique

C'est donc un moyen contraceptif spécifique à l'homme qui a été popularisé dans les années 60. Il consiste à sectionner les 2 canaux qui transportent le sperme et les spermatozoïdes des 2 testicules au pénis.

Cette méthode doit être considérée comme définitive, bien que la reperméabilisation des canaux soit possible et que les taux de grossesses restent faibles. Avant les ligatures, le sperme peut être conservé dans un laboratoire agréé, mais ne peut être utilisé que par l'homme qui a demandé la conservation.

La technique chirurgicale se fait sous anesthésie locale, à la différence de la ligature des trompes qui exige une anesthésie générale. Chez l'homme, le chirurgien réalise une petite incision au niveau de la partie haute des bourses, après avoir saisi entre deux doigts, de chaque côté, le canal déférent (il est du calibre d'une mine de crayon) et le sectionne entre deux ligatures. L'intervention ne dure pas plus de 15 minutes.

L'arrêt de travail n'excède pas la journée où l'acte est réalisé.

Aspect légal

C'est une décision de couple, mais seul l'homme signe le consentement.

Tous les autres aspects de la contraception doivent avoir été exposés au couple. Selon le texte de loi du JO du 7 juillet 2001, le médecin doit donner toutes les informations et peut refuser de réaliser la vasectomie, s'il pense, en conscience, ne pas rendre service au patient qui le demande.

Un délai de 4 mois est indispensable entre la première consultation et la date qui fixera les modalités de l'acte opératoire. Un consentement doit être signé par le patient[1].

1. Toutes ces précautions sont identiquement proposées aux femmes pour les ligatures des trompes.

Le patient type pour la vasectomie aux USA

Homme marié ou cohabitant avec une partenaire (90 % des cas), non hispanique et blanc (87 %), qui a suivi une formation scolaire secondaire (81 %) et qui a un salaire annuel de plus de 25 000 dollars (93 %).

62 % des hommes choisissent cette méthode pour sa sécurité et sa simplicité ; 50 % parce que c'est la méthode contraceptive la plus efficace.

C'est, dans un quart des cas, l'épouse ou la compagne qui donne l'idée ; dans 31 % des cas, la médecine ou la paramédecine.

Risques éventuels

– Risques classiques de toute intervention chirurgicale : infection, douleur localisée quelques jours...

– Pas de risque de cancer testiculaire ou prostatique

– Pas de risques de maladies cardio-vasculaires ou de vieillissement prématuré.

– Pas de réduction du plaisir sexuel, si le patient a bien pris sa décision.

Le risque d'échec

Il est de 1 à 7 pour 1 000 vasectomies. Probablement du fait de la reprise des rapports sexuels trop précocement. Il faut attendre au moins une semaine, idéalement 10 jours.

L'échec peut être dû aussi à un défaut technique, les déférents n'ayant pas été sectionnés, mais seulement »sclérosés ».

Un spermogramme peut être réalisé au 3e mois après l'opération. L'azoospermie est obtenue après 10 éjaculations chez 80 % des patients, chez 97,5 % des patients après 7 mois.

La reperméabilisation des canaux déférents est demandée par 5 % des patients (dénommée vasovasostomie), en général de moins de 25 ans, pour divorces et remariage, ou décès de l'épouse ou d'un enfant.

Un gène de l'infertilité masculine ?

Une anomalie génétique a été détectée et publiée en 2009, dans deux familles iraniennes souffrant d'infertilité masculine. Il s'agit de mutations portant sur CATSPER1. Elles affectent la mobilité du sperme et, ainsi, empêchent le spermatozoïde de pénétrer dans l'ovule.

À l'inverse, il est possible de trouver par cette voie le traitement d'une des causes de stérilité masculine.

58

L'ACTIVITÉ PHYSIQUE : MOYEN PRÉVENTIF POUR TOUS LES CANCERS

Une activité physique soutenue est un moyen préventif pour tous les cancers

Elle évite le tabagisme, car difficile de fumer et de pratiquer efficacement du sport.

Elle réduit le tissu gras en excès.

Elle améliore les fonctions hépatiques en réduisant la « *stéatose* »

Elle augmente la masse musculaire.

Elle améliore la fonction respiratoire et la fonction cardiaque.

Elle supprime la déprime, la mélancolie, l'anxiété et le stress.

Elle améliore le sommeil.

Surpoids et inactivité sont souvent associés...avec le diabète, la fatigue, certains cancers (sein et prostate – côlon-rectum).

L'activité physique réduit les risques de cancer du sein

– Selon une étude de « Women's Health initiative », **les femmes pratiquant 1 h 15 à 2 h 30 de marche rapide par semaine diminueraient le risque de cancer du sein de 18 % par rapport aux femmes inactives.**

La réduction du risque serait d'autant plus élevée que l'activité sportive est conduite dès l'adolescence et à l'âge adulte, et que le nombre d'années d'exercice augmente.

– L'étude E3N sur les facteurs de risques du cancer du sein auprès de 100 000 femmes depuis 1990 – Françoise Clavel-Chapelon – Inserm IGR, démontre que 5 heures hebdomadaires ou plus d'intensité soutenue = diminution de 38 % (même chez les femmes ayant des ATCD familiaux ou autres facteurs de risque de cancer du sein).

Les femmes qui font 14 heures ou plus de travaux ménagers légers par semaine **voient leur risque de développer un cancer du sein diminuer de 18 %, contre 38 %** chez les femmes qui pratiquent 5 heures hebdomadaires ou plus d'activités de loisirs à intensité soutenue, et ce par rapport aux femmes qui ne pratiquent aucune activité physique.

Cette relation est également valable chez les sujets présentant des facteurs de risque : antécédent familial, surpoids, n'ayant pas eu d'enfant, utilisatrices d'un traitement substitutif de la ménopause.

Elle favorise le contrôle du poids, de la prise alimentaire, de la tension artérielle, de la fréquence cardiaque...

Elle diminue les risques d'hyperglycémie, donc de diabète

Elle diminue aussi les risques d'hypoglycémie, si elle est bien gérée...

Elle favorise un sommeil réparateur.

Une durée insuffisante de sommeil est associée à un risque de surpoids chez l'enfant et l'adulte.

Quelques 74 000 femmes âgées de 50 à 79 ans ont été suivies durant cinq années en moyenne. Durant cette période, 1 780 événements cancéreux mammaires ont été dénombrés. Les analyses révèlent que **les femmes ayant débuté une activité modérée au moins trois fois par semaine, vers l'âge de 35 ans, présentent un risque diminué de 14 %** par rapport aux sujets les moins actifs.

Chez les jeunes filles, il n'est jamais trop tôt pour bien faire...

– sports d'équipe : volley-ball, basket-ball, football.
– sports individuels : jogging, patinage, équitation, natation vélo...

Activité soutenue = 6 fois la dépense d'énergie au repos

– jogging = 8 fois l'énergie au repos
– natation = 4-11 fois l'énergie au repos
– vélo = 4-10 fois l'énergie au repos
– arts martiaux = 10 fois
– squash = 12 fois

Une saine pratique du sport retarde la puberté, en faisant baisser le flux d'œstrogènes et réduit la vulnérabilité au cancer du sein. **Cela confirme la baisse de risque liée à une puberté tardive.**

Chez les jeunes filles, il n'est jamais trop tôt pour bien faire...
Une saine pratique du sport retarde la puberté, en faisant baisser le flux d'œstrogènes et réduit la vulnérabilité au cancer du sein. La puberté tardive réduit les risques de cancer du sein.

59

LIENS ENTRE PRÉVENTION DU CANCER DU SEIN ET PRÉVENTION DE L'OSTÉOPOROSE

Les liens entre prévention du cancer du sein et prévention de l'ostéoporose

– Les changements alimentaires associés à une activité physique soutenue sont les principaux conseils de prévention du cancer du sein et de l'ostéoporose.

– Le fléau du cancer du sein est bien plus grave que l'ostéoporose.

– L'ostéoporose avec risque de fracture est une maladie grave, une priorité de santé publique : 80 % origine génétique, 20 % maladie nutritionnelle, avec en plus le stress oxydatif.

– Marché publicitaire et médicamenteux de l'ostéoporose énorme, de niveau mondial, lié au vieillissement...

Les médicaments des métastases osseuses proposés en prévention de l'ostéoporose...

Les « Biphosphonates » ont été utilisés d'abord dans le traitement des métastases osseuses des cancers, puis proposés pour la prévention de l'ostéoporose à la ménopause ou à l'andropause.

Le plus souvent, les 2 médicaments prescrits en cancérologie sont le Zometa (acide zolédronique) et l'Aredia (pamidronate de sodium).

Mais ils peuvent avoir des effets indésirables majeurs sous forme de nécrose des os de la mâchoire, surtout en cas de soins dentaires.

Cette nécrose osseuse est évolutive et peut atteindre la totalité de la mandibule. Il n'existe à l'heure actuelle aucun traitement efficace. La concentration du principe actif dans l'os reste élevée pendant plus de 10 ans après la fin du traitement et les risques potentiels persistent.

À notre avis, ces médicaments prescrits en comprimés autour de la ménopause – à très grand renfort de publicité vers les médecins et même les patients – pour prévenir l'ostéoporose ayant pour nom ***Actonel, Bonviva, Fosamax, Fosavance,*** sont potentiellement dangereux (Woo SB et coll. Ann Intern Med. 2006 ; 144 : 753-761) et le grand public n'est pas averti.

Comment agissent les Biphosphonates ? Ils sont destinés à fixer le calcium sur l'os (dits inhibiteurs de la résorption osseuse) mais ils peuvent faire l'inverse. Une surveillance prolongée des patients exposés à ces médicaments, alors qu'ils n'en ont pas besoin, s'impose désormais.

Vu l'importance du marché potentiel dans le monde, lié au vieillissement de la population, de nombreux laboratoires commercialisent de tels produits, Biphosphonates ou Modulateurs des récepteurs aux œstrogènes (Evista ou Optruma).

OSTÉOPOROSE : tous les traitements et médicaments

(Le nom du(des) principe(s) actif(s) figure entre parenthèses)
ACLASTA® (Acide zoledronique)

ACTONEL	*(Acide risédronique)*
BONVIVA	*(Ibandronate)*
CLASTOBAN	*(Clodronate disodique tétrahydrate)*
DIDRONEL	*(Acide étidronique)*
EVISTA	*(Raloxifène)*
FORSTEO	*(Tériparatide)*
FOSAMAX	*(Acide alendronique)*
FOSAVANCE	*(alendronate Colécalciferol (Vitamine D))*
LYTOS	*(Clodronate disodique anhydre)*
OPTRUMA	*(Raloxifène)*
PROTELOS	*(Strontium (ranelate))*
SKELID	*(Acide tiludronique)*

Constitution du tissu osseux normal

– Le secteur cortical, fait d'os compact, représente 80 % de la masse osseuse, largement représenté dans l'enveloppe des os longs périphériques, où la structure de l'os est très dense, lamellaire, la matrice étant organisée en cylindres.

– **Le secteur trabéculaire, fait d'os spongieux,** représente 20 % de la masse osseuse.

– **Le renouvellement du tissu spongieux est sept fois plus rapide que celui de l'os cortical,** il est donc plus exposé aux influences hormonales, tant privatives (carences œstrogéniques de la ménopause) qu'additives (corticothérapie qui fragilise fortement le système osseux).

– **La cortisone est un « grand destructeur de l'os** ».

– **La composition est identique pour les deux types d'os** ; une fraction organique, l'osséine 30 %, composée de collagène en majeure partie ; et une fraction minérale 70 %, le tissu osseux, qui renferme plus de 99 % du calcium total de l'organisme.

– **Le remodelage osseux : phénomène permanent,** les ostéoclastes détruisent l'os à renouveler ; les ostéoblastes construisent l'os, ils secrètent une matrice ostéoïde faite de collagène et d'autres protéines, qui sera secondairement minéralisée. Chaque année, 25 % de l'os spongieux et 3 % de l'os cortical de l'adulte sont remplacés.

L'ostéoporose, une maladie grave : 10 000 morts/an en France

– C'est une maladie silencieuse jusqu'à la fracture, il y a donc nécessité de la dépister, les douleurs ne surviennent qu'au stade des complications.

– La déminéralisation est physiologique, inéluctable et commence dès la trentaine, elle est accélérée juste après la ménopause, puis elle ralentit.

– Le risque d'ostéoporose est fonction de l'importance du capital osseux, appelé *pic de masse osseuse*. Il se constitue depuis la vie intra-utérine jusqu'à la fin de la grande adolescence.

– L'ostéoporose associe deux types de perturbations : une diminution de la masse osseuse et une anomalie de la micro-architecture du tissu osseux, générant une fragilité de l'os et une augmentation du risque de fractures.

– Les suites des fractures par ostéoporose peuvent définitivement perturber la qualité de la vie : impossibilité de porter des charges, de prendre les transports en commun, de jardiner, perte de taille par tassement vertébral, douleurs, handicaps...

L'ostéoporose est une maladie nutritionnelle et du stress oxydatif, la prévention est donc en grande partie nutritionnelle.

Autres causes non nutritionnelles

Les pathologies thyroïdiennes, l'alitement prolongé, la prise répétée ou au long cours de corticoïdes, la ménopause précoce, l'anorexie-aménorrhée (toujours penser au dépistage de l'ostéoporose chez ces jeunes filles, ou grandes sportives sans règles pendant de longs mois), le stress...

Ostéoporose de type 1 ou 2

– La principale cause d'ostéoporose chez la femme est liée à la carence œstrogénique post-ménopausique. Survenant 5 à 15 ans après la ménopause, on parle **d'ostéoporose de type 1**, celle-ci concerne le tissu osseux spongieux (vertébral, extrémité inférieure du radius), avec des risques de fractures-tassements des vertèbres, de cyphose, de diminution de la taille, de douleurs et d'invalidité.

– **L'ostéoporose de type 2** touche hommes et femmes ; liée au vieillissement, elle survient après 70 ans, multifactorielle et touche les tissus osseux spongieux et compacts (vertèbres et fémur, notamment).

Le « gavage aux laitages » ne réduit pas l'ostéoporose !

– Des données publiées dans des posters (N° 3869 et 3902) en 2005, par la Société Européenne de Cardiologie (ESC), ont cherché à démontrer que les produits laitiers réduisent l'hypertension artérielle et la prévalence du « *Syndrome métabolique* », y compris de l'ostéoporose. – Ils sont plus que discutables. En effet, l'étude a porté sur 1072 hommes âgés de 45-64 ans issus de la cohorte française du projet Monica (Multinational MONItoring of Trends and Determinants en CArdiovascular Disease). Les apports en calcium et la consommation de produits laitiers (laits, fromages, yaourts) étaient estimés à partir d'un carnet alimentaire de 3 jours. – Quelle valeur peut-on donner à un tel travail sur 3 jours d'alimentation, probablement sponsorisé, directement ou indirectement, par le lobby des produits laitiers ? Les pays qui ont le plus grand nombre de femmes ostéoporotiques, les pays scandinaves, sont les plus gros consommateurs de laitages de vache !

Maladie négligée qui peut être prévenue
Les profils ostéoporotiques.

– Sur 10 millions de femmes ménopausées en France, 3,5 à 4 millions seraient ostéoporotiques ; 30 % des femmes de 50 ans ; 50 % des femmes de 60 ans (1/5 seulement est diagnostiqué). 40 % des femmes de 50 ans présenteront une fracture par fragilité osseuse (poignet, colonne vertébrale, fémur ou autres, soit 50 000 fractures du col du fémur ; 70 000 tassements vertébraux ; 55 000 fractures du poignet).

– Depuis le 1er juillet 2006, **l'ostéodensitométrie est remboursée à 70 % sur la base d'un tarif fixé à 39,96 €.** Le remboursement coûte 30 à 40 millions d'euros à la Sécu... Ce qui serait rentable par rapport au coût de 500 à 600 millions par an que coûte l'ostéoporose, d'après le ministre de la Santé, Xavier Bertrand, en octobre 2005. Il n'est pas certain que toutes les femmes en aient besoin, mais l'intérêt de certains spécialistes est de le leur faire croire[1] !

Selon les termes du *Journal officiel*, le remboursement s'adresse à tous les patients.

– **La population générale :** avec antécédent de corticothérapie (traitement à la cortisone) de plus de 3 mois consécutifs ;

– Antécédent de pathologie ou de traitement inducteur d'ostéoporose, comme l'hyperthyroïdie évolutive non traitée ;

– Antécédent d'une fracture sans traumatisme, diagnostiquée lors d'une radiographie.

– **La femme ménopausée** ayant des antécédents de fracture du col du fémur sans traumatisme chez un parent du 1er degré ;

– Ménopause précoce (avant 40 ans) ;

– Indice de masse corporelle inférieur à 19 (l'indice de masse corporelle normal varie de 20 à 25)

– Antécédent de corticothérapie de plus de 3 mois consécutifs.

Évidemment, l'objectif des laboratoires spécialisés est de faire croire à toutes les femmes (puis à tous les hommes) qu'ils ont besoin de médicaments, et au pouvoir politique que tous les médicaments de la prévention du vieillissement doivent être pris en charge par la Sécurité sociale... Tout cela est abusif, quand on sait que les alternatives écologiques ne coûtent rien !

---

1. N'en ont pas besoin les femmes toniques, sportives et qui s'alimentent correctement, sans trop de laitages et avec une forte tendance végétarienne.

– À l'arrêt d'un traitement contre l'ostéoporose, ou bien 3 à 5 ans après le premier examen, une deuxième ostéodensitométrie peut être nécessaire. Celle-ci sera à nouveau remboursée à 70 %.

– Un élément diagnostic, prédictif et de surveillance, est, lui, remboursé. Il s'agit du dosage sanguin et urinaire des C télopeptides de type I, C.T.X. marqueurs résorption osseuse (C.T.x[1]), marqueurs du remodelage osseux, qui apprécient la destruction de l'os par les ostéoclastes, cellules spécialisées pour détruire l'os, tandis que les ostéoblastes servent à reconstruire.

– Il faut permettre l'accès à la thérapeutique allopathique (biphosphonates, SERM, SAS, strontium, parathormone), par le remboursement SS, avant que la femme ne présente une fracture.

– Il y a lieu de mieux informer les femmes de la possibilité de diagnostic précoce, si elles ont **un « *profil ostéoporotique* »** (surpoids, activité physique réduite, nutrition désastreuse).

– **Le THS n'est qu'un dernier recours** en cas d'intolérance aux précédents médicaments, il n'est pas en soi un traitement de première intention de l'ostéoporose. Beaucoup de gynécologues se sont, pendant ces vingt dernières années, retranchés derrière la hantise de l'ostéoporose pour justifier, aux yeux des femmes, leur prescription à tout prix du traitement hormonal de la ménopause.

– La prévention de l'ostéoporose existe : « ***Il existe un consensus pour dire que l'ostéoporose est une maladie pédiatrique avec un enracinement génétique et que sa prévention repose sur une bonne minéralisation osseuse chez les enfants et les adolescents*** »[2].

– La prévention est donc du ressort de l'obstétricien (pour la nutrition de la vie intra-utérine), du pédiatre, du médecin généraliste, du gynécologue et du rhumatologue. À eux de parler de prévention de l'ostéoporose, en informant sur la nutrition et la nécessité d'une pratique sportive régulière chez la petite fille et l'adolescente, afin de

---

1. Les télopeptides sont de petites protéines libérées lors de la dégradation du collagène osseux. Ce sont de bons marqueurs de la résorption osseuse. Leur concentration dans le sang ou les urines est un reflet direct de la perte osseuse observée essentiellement chez les femmes en période de ménopause (ostéoporose) et chez les patients traités par de la cortisone au long cours. Les valeurs normales peuvent varier selon les laboratoires : les CTx dans le sang **chez** les femmes non ménopausées sont « 0,50 ng/ml. Les valeurs urinaires s'interprètent en fonction de la créatininurie : normales « 500 microg/mmol de créatinine. Les valeurs normales de NTx dans les urines sont comprises entre 40 et 60 nmol/mmol de créatinine.

2. Baudouin 1995, Apports nutritionnels conseillés pour la population française, A. Martin, TEC DOC 2001.

lui assurer un capital osseux suffisant (pour 20 %, puisque 80 % est transmis par la génétique), lorsqu'arrivera sa ménopause quelques cinquante années plus tard !

En matière de nutrition et d'ostéoporose, deux écoles s'opposent vivement

– **L'approche conventionnelle**, soutenue par les grands groupes commercialisant les produits laitiers, dont les experts sont introduits dans les commissions les plus officielles, et qui conseille la consommation pluri-journalière de produits laitiers, associée à la prise de calcium et vitamine D. Le matraquage[1] pseudo-scientifique, quant à lui, est destiné à la consommation de médicaments ayant une AMM (Autorisation de mise sur le marché) et qui sont beaucoup plus recommandés que des conseils simples et peu coûteux.

– **L'approche des médecines naturelles** recommande une alimentation diversifiée, riche en légumes (dont des protéines de soja) et fruits frais, poissons, végétaux marins, légumes et fruits secs, pauvre en produits laitiers, en privilégiant ceux de chèvre et de brebis et limitant ceux de vache.

La consommation quotidienne alternée d'eaux riches en minéraux (calcium, magnésium) en limitant le sel, le tabac, l'alcool, le café, qui sont des éléments péjoratifs pour la minéralisation.

Diminuer les protéines animales qui acidifient le milieu, tout comme les produits laitiers de vache[2], car l'acidification du milieu est un facteur de déminéralisation.

Aider à une meilleure gestion des stress est aussi un des éléments du traitement de l'ostéoporose, du fait de l'impact négatif du cortisol (fabriqué par la corticosurrénale stimulée chroniquement) sur la minéralisation.

Les traitements préventifs devraient permettre l'accès aux biphosphonates, SERM, SAS[3], avec le remboursement SS, même s'il n'y a pas encore eu de fracture.

---

1. « Santé, Mensonges et Propagandes, arrêtons d'avaler n'importe quoi », T. Souccar, I. Robard, Éd. du Seuil, 1994.
2. Le pH du lait est proche de la neutralité : 6,6 à 6,8. En consommer trop, c'est « forcer » la sécrétion acide de l'estomac à ph 4.
3. SERM = Selective Estrogen Receptor Modulator, SAS = Stéroïdes à Action Spécifiques.

60

LA PHYTOTHÉRAPIE POUR PRÉVENIR L'OSTÉOPOROSE

La phytothérapie ne guérit pas l'ostéoporose, elle participe à sa prévention.

La place de la phytothérapie[1]

La phytothérapie est insuffisante dans le traitement de l'ostéoporose avérée.

Elle est suffisante seule, en prévention en cas de déminéralisation physiologique.

Elle peut être prescrite en complément des thérapeutiques rhumatologiques afin de les renforcer dans leur efficacité, et parfois de les diminuer en cas d'ostéopénie qui réagit bien sous traitement.

Les plantes majeures

– le chardon marie, *Silybum marianum*, le Romarin, *Rosmarinus officinalis*, le thé, *Camelia sinensis*[2] et les 3 plantes de la circulation des minéraux (selenium, zinc, cuivre, manganèse) et des vitamines (A, C, E) en association[3].

---

1. Osifane, Bioptimum minéral osseux, disponibles en pharmacie.

2. La consommation prolongée de thé a un effet bénéfique sur la densité minérale osseuse, Archives of Internal Medicine (vol. 162), *Les secrets de santé du thé,* M. Edeas, Éd. Alpen, 2002.

3. Nutrithérapie, Nutriprévention, Nutrimédecine, M. Massol, PUF, 1998, 1999, 2000.

Du thé contre le cancer du sein

Des chercheurs américains du Centre « Moffitt » contre le cancer, de Tampa, en Floride, ont comparé les modes de vie et les soins médicaux reçus par 5 000 femmes âgées de 20 à 74 ans, ayant été traitées pour un cancer du sein, à un échantillon témoin de femmes en bonne santé. « *Ils ont constaté que la consommation de thé contribuait à faire reculer nettement le risque de cancer du sein, notamment chez les sujets jeunes. D'après leurs estimations, les femmes de moins de 50 ans qui ont l'habitude de boire au moins trois tasses de thé par jour ont 37 % de risque en moins de développer un cancer du sein. Pour le cancer lobulaire invasif du sein, le bénéfice passe à 66 %. Cette étude confirme les vertus anti-cancer du thé. Ses effets protecteurs contre la maladie viendraient des antioxydants contenus dans la boisson. Dans leurs conclusions, les chercheurs avancent ainsi l'hypothèse que le thé, qui est l'un des breuvages les plus consommés au monde, aurait un rôle intéressant à jouer en matière de prévention du cancer du sein.* »

– Les plantes de la circulation, le ginkgo, Ginkgo biloba, l'hamamelis, Hamamelis virginiana, le marron d'Inde, *Aesculus hippocastanum*.

– Les plantes reminéralisantes, la prêle, *Equisetum arvense,* l'ortie (feuille), *Urtica urens* et les bambous, *Bambusa div*., riches en silice, le lithotamne, *Lithotamnium calcareum, legaléopsis* douteux, *Galeopsis dubia,* la consoude, *Symphytum officinalis (*en dilution homéopathique D1).

L'apport de protéines végétales est tout aussi important que l'apport de minéraux[1], il est avant tout nutritionnel.

En compléments

Le traitement phyto-hormonal de la ménopause, TPHM, phyto-œstrogènes et phyto-progestagènes.

– Le soja, Glycine soja, tant par ses protéines que par ses isoflavones, molécules œstrogéno-mimétiques et anti-oxydantes, consommé dans le cadre d'une alimentation variée, a vraisemblablement une action de maintien de la minéralisation.

1. Ossopan, remboursé par la Sécurité Sociale, disponible en pharmacie.

– La luzerne, *Medicago sativa*, est à la fois un phyto-œstrogène et une plante minéralisante, mais son usage au long cours, à forts dosages, n'est pas recommandé.

– La supplémentation régulière, par cures, en prébiotiques et probiotiques, est indispensable, associée à une alimentation riche en fibres (fruits, légumes et légumineuses), afin de permettre un métabolisme optimal des phyto-hormones, certes, mais aussi de tous les nutriments, et plus spécifiquement du calcium et des vitamines D, K1, K2, C et B6.

– Un renfort soit nutritionnel, soit sous forme de compléments, en omega 6 d'origine végétale et omega 3 d'origine marine et végétale, ne pourra qu'être bénéfique sur le métabolisme cellulaire.

– L'apport de silicium sous forme de silicium organique per os ou oligo-élémentaire, silice colloïdale[1], est primordial. Le silicium intervient dans la stimulation des phases précoces de la calcification. L'augmentation de son statut se traduit par une augmentation des marqueurs de l'ostéogenèse.

En pondéral, l'apport de calcium et de vitamine D est une recommandation officielle. Le magnésium, et les vitamines K1, K2 (que l'on trouve en grande quantité dans les choux), B6, pourraient y être associés, de façon régulière[2].

D'autres possibilités

– en oligo-thérapie : en plus des oligo-éléments, zinc, cuivre, selenium, manganèse, pour leur pouvoir anti-oxydant et très impliqués au niveau du métabolisme osseux, on peut conseiller magnésium, fluor, phosphore

– la levure de bière, *Saccharomyces cerevisiae*, riche en vitamines B.

– pour leur action de restructuration du collagène : cuivre et silicium organique à nouveau, vitamine B6 dans levure de bière et germe de blé, Triticum sativum, insaponifiables d'huile de maïs, Zea maïs[3], d'huile d'avocat, Persea gratissima, et d'huile de soja, Glycine soja[4] (sans excès, du fait de la présence du soja, contre-indiqué quand il y a eu cancer du sein.

---

1. Dissolvurol, disponible en pharmacie.
2. Magné B6, remboursé par la Sécurité Sociale, disponible en pharmacie.
3. Insadol, disponible en pharmacie.
4. Piascledine, remboursé par la Sécurité Sociale, disponible en pharmacie.

– les produits marins par cures[1] : à base de corail, d'huîtres et Cure Marine de Nutrilys...

– ***« un remède de grand-mère »*** **:** faire tremper un œuf entier dans un verre rempli de jus de citron toute une nuit, et le lendemain matin, boire le jus de citron au cours du petit déjeuner. On peut aussi trouver des produits élaborés à partir des coquilles d'œufs...

– en homéopathie : en plus des souches spécifiques de l'ostéoporose, certaines spécialités sont tout à fait intéressantes en complément de l'allopathie et de la phytothérapie[2].

Sur conseil médical, les cures thermales et les thalassothérapies spécialisées peuvent être envisagées en cas d'ostéoporose avérée, avec ou sans complications.

1. Plasma marin hypertonique, disponible en pharmacie.
2. Sels calcaires Weleda, Sels de Schuessler, Rexorubia, disponibles en pharmacie.

61

LA DÉCOUVERTE ET LES RÔLES DES PHYTO-HORMONES

Des hormones dans les végétaux

– Les phytohormones ont des formules chimiques proches de celles des hormones naturelles ; ainsi elles peuvent se fixer sur les récepteurs hormonaux des cellules des tissus cibles.

– Les phytohormones peuvent être des précurseurs des œstrogènes, des androgènes, et de la progestérone, donc de toutes les hormones sexuelles, de la femme comme de l'homme.

– Elles peuvent êtres agonistes des œstrogènes chez la femme (agissant dans le même sens que les œstrogènes)

– Elles peuvent, dans certains cas agir, à l'inverse c'est-à-dire être des antagonistes des œstrogènes,

Attention de ne pas parler seulement des phyto-œstrogènes.

– Il y a phyto-œstrogènes, phyto-progestérones, mais aussi les phyto-testostérones.

– Les récepteurs d'œstrogènes (RE) ou de progestérone (RP) et de testostérone (RT) accueillent prioritairement les hormones endogènes avec une forte affinité au niveau des tissus cibles, sein, ovaire, utérus et os, neurones et prostate-testicule chez l'homme. Les récepteurs peuvent être leurrés par des composés exogènes (phytohormones, perturbateurs endocriniens de l'environnement) qui ressemblent suffisamment aux hormones qu'ils sont sensés reconnaître.

Phytohormones et récepteurs

– Quand on dose les récepteurs dans les tissus cibles, on ne peut les repérer s'ils sont *saturés* par l'hormone exogène et l'on ne sait pas combien de temps après l'arrêt du traitement hormonal, les récepteurs *libérés* sont à nouveau repérables, donc dosables.

– Si une femme consomme des phytohormones à des doses importantes dans son alimentation, il n'est pas conseillé de lui prescrire des anti-hormones en médicament et inversement.

– Les anti-hormones risquent d'empêcher le rôle positif des phytohormones ou, inversement, ce sont les phytohormones qui vont empêcher les anti-hormones d'agir comme on le souhaite. Alors, leurs effets peuvent être délétères et, au lieu d'être anti-hormonaux, ils peuvent correspondre à des effets hormonaux en certains sites, l'utérus, par exemple (risques de cancer du corps de l'utérus après 3 à 5 ans de consommation de médicament anti-œstrogénique).

– Les mêmes phyto-hormones chez la femme ont des actions féminines et féminisantes. Chez l'homme, ces phytohormones ne diminuent ni sa virilité, ni sa libido, ne font pas pousser ses glandes mammaires, ne réduisent ni ses testicules ni sa prostate. Elles n'ont pas d'actions aux doses alimentaires.

– Dans le Dictionnaire Vidal, il est précisé : « *L'anti-œstrogène possède un effet œstrogénique sur plusieurs tissus tels le corps de l'utérus et l'os... Et à l'arrêt du traitement, l'anti-œstrogène est encore présent dans l'organisme pendant 5 à 6 semaines et cela en raison de sa longue demi-vie.* »

– Fort heureusement, l'organisme masculin est capable de transformer les phyto-œstrogènes et phyto-progestérones en phyto-testostérone. Les mêmes phyto-hormones chez la femme ont des actions féminines et féminisantes. Chez l'homme, ces phytohormones ne diminuent ni sa virilité, ni sa libido, ne font pas pousser ses glandes mammaires, ne réduisent ni ses testicules ni sa prostate. Elles ont des actions typiquement masculines.

L'histoire de la découverte des phytohormones est étonnante

Les démonstrations chez l'animal de la présence d'éléments hormonaux ou à action hormonale dans les végétaux sont relativement récentes.

– En 1932, découverte d'un phénol « inactif » dans les urines de la jument. On l'a appelé l'équol, et c'est un dérivé dit « isoflavonique », pro-œstrogénique. On a cru initialement qu'il était inactif. On s'est rendu compte depuis qu'il était très œstrogénique, notamment sur l'os.

– En 1938, on découvre comment transformer la diosgénine contenue dans l'igname sauvage en progestérone. Mais l'organisme humain ne peut la convertir en progestérone, cela n'est possible qu'en laboratoire.

– En 1946, les pâtures riches en trèfle « *trifolium subterraneum* » et « *trifolium pratense* » déterminent chez des brebis australiennes impubères qui y broutent, une sécrétion de lait, et chez des moutons castrés également. La consommation très importante de ces molécules entraîne également des troubles de la fertilité chez les femelles. Ce phénomène s'est appelé la « maladie du trèfle ».

– En 1964, on détecte pour la première fois les phyto-œstrogènes par chromatographie, et ce sont des isoflavones qui sont extraits de ce trèfle souterrain. Ils sont au nombre de 6.

– En 1970, on voit aussi qu'une pâture riche en phyto-œstrogènes entraîne une chute des taux de progestérone plasmatique chez les femelles qui ne sont pas fécondées.

Cette action passe par une inhibition de la synthèse et/ou du relargage de la LH hypophysaire.

– En 1982, des béliers, sur des « pâtures œstrogéniques », produisent un sperme qui n'est pas altéré. Mais si ces béliers sont castrés, alors ils ont une *gynécomastie*, c'est-à-dire des glandes mammaires qui apparaissent et qui peuvent produire du lait (galacthorrée).

Cela veut bien dire que les phyto-œstrogènes n'ont pas d'effet œstrogénique chez le bélier normal. Par contre, si le bélier est castré, c'est-à-dire sans capacité de production des hormones mâles, du fait de leur insuffisance de sécrétion, puisque les testicules sont absents, alors les phyto-œstrogènes ont une efficacité de type féminine, œstrogénique.

62

PREUVES CLINIQUES ET EXPÉRIMENTALES DE L'INTÉRÊT DES PHYTOHORMONES DANS LA PRÉVENTION DES CANCERS

Des études épidémiologiques en Asie, en Inde et en Occident

– Chez les femmes asiatiques, grandes consommatrices de phytohormones et très faibles consommatrices d'hormones de synthèse (pilules et THS) : les risques de cancer du sein sont faibles (Yuan 1995). Voir la question : Cancer du sein au Japon et en Chine.

– Chez les femmes asiatiques, à l'adolescence, la consommation de phytohormones : risques de cancer du sein diminués chez les adultes ayant migré aux USA (Wu 2002). Cette protection disparaît à la deuxième génération, alors que les habitudes alimentaires s'occidentalisent.

– Chez les femmes indiennes, la consommation de phytohormones est corrélée avec une forte réduction du risque de cancer du sein chez les femmes non ménopausées (Dos Dantos Silva 2004).

– Chez les femmes occidentales non ménopausées, la consommation de phytohormones de soja a des effets peu clairs. Elle peut réduire les risques de cancer du sein chez les femmes ayant des récepteurs d'œstrogènes (Linseisen 2004) (Mc Cann 2004). Mais Touillaud *et al.*, 2005, montrent, au contraire, que la prise de polyphénols œstrogéniques augmente l'incidence des cancers du sein ER +.

Doses et temps d'exposition

– Avant la puberté : l'exposition phytohormonale à très fortes doses peut-entraîner un risque de puberté précoce, c'est un effet œstrogénique – **donc : pas de lait de Soja avant la puberté** + + + (Lee 2004).

Sinon, l'effet est plutôt protecteur des cancers du sein dans une alimentation asiatique. À noter que, dans ce cas, la consommation des phyto-œstrogènes de soja n'est significative qu'après 3 ans d'âge.

– Peu près la puberté, chez les asiatiques (Shu 2001 & Wu 2002), la prise de soja réduit le risque de cancer du sein, plus que la prise de soja à l'âge adulte.

– Les migrantes à l'âge adulte conservent la protection contre le cancer du sein.

– Les migrantes de 2e génération diminuent la consommation en phytohormones et les risques de cancer du sein augmentent.

On explique la différence entre les femmes asiatiques jeunes et occidentales adultes par le fait que les phyto-œstrogènes interagissent avec l'ADN des cellules et les empêchent de devenir cancéreuses. La prise d'isoflavones de soja lorsqu'elle commence tôt prévient les cancers du sein, notamment. Toutefois, si la prise d'isoflavones se fait alors que des cellules cancéreuses qui répondent aux œstrogènes sont déjà présentes, leur effet devient alors néfaste, comme l'est celui des œstrogènes endogènes.

Ainsi, chez les femmes atteintes de cancer du sein, les phytohormones peuvent stimuler les récidives, surtout pour les femmes ayant des cellules présentant des récepteurs d'œstrogènes.

De la même manière, les phytohormones en médicaments ou à fortes doses dans l'alimentation (soja) sont contre-indiquées chez les femmes traitées ou ayant été traitées pour un cancer du sein.

Un savoir expérimental sur les phytohormones

– La « Génistéine » par voie /s cutané chez la rate gestante = adénocarcinome utérin semblable à celui obtenu avec le DES (Distilbène) (Newbold 2001).

– La Génistéine est carcinogénétique chez le fœtus : il est donc déconseillé de consommer des phytohormones en excès pendant la grossesse.

– La Génistéine stimule la x de cellules cancer du sein MCF-7[1]- (Ju 2001) greffées chez « souris nude athymique ovariectomisée ».

– Deux substances phyto-œstrogéniques induisent la prolifération des cellules tumorales avec récepteur aux œstrogènes (RE) positifs mais restent sans influence sur les clones cellulaires RE négatif.

La génistéine semble plus efficace que l'apigénine[2], sans doute à cause de sa plus grande affinité pour le récepteur nucléaire aux œstrogènes. Comme pour l'œstradiol, ces deux phyto-œstrogènes provoquent une diminution de la synthèse du RE. Enfin, les auteurs ont montré qu'ils neutralisent les effets anti-prolifératifs du tamoxifène. Cela démontre bien qu'avec une alimentation phyto-œstrogénique forte, il ne faut pas associer la prise d'anti-œstrogènes, de même que la consommation excessive de soja (laits ou autres extraits) est contre-indiquée, car pouvant participer à l'apparition de récidives.

Exposition phyto-hormonale chez les Primates

– Chez le singe marmoset néonatal : on observe une augmentation du nombre de cellules testiculaires de Leydig de 74 % (Sharpe 2002), d'où une puberté masculine précoce.

– Chez les macaques adultes : on observe une diminution statistiquement significative du Cholestérol (Anthony 1996)

– Chez les macaques gestantes : c'est une diminution d'Estradiol (veines fémorales et circulation utéro-fœto-placentaire) associée à des modifications non significatives des taux de progestérone (Harrisson 1999) : donc pas de lait de soja en excès pendant la grossesse.

Les phytohormones n'ont pas d'effet contraceptif.

1. Cellules humaines en culture issues de tissu cancéreux du sein.

2. Seo H et coll. : « Stimulatory effect of genistein and apigenin on the growth of breast cancer cells correlates with their ability to activate ER alpha » Breast Cancer Res Treat 2006 ; 99 : 121-34.

63

LES PHYTOHORMONES DE TYPE PHYTO-ŒSTROGÈNES DANS LA PHYTOTHÉRAPIE ET DANS L'ALIMENTATION

Le mode d'action des phytohormones ?

– Les phyto-œstrogènes sont des « œstrogènes faibles », activité 1 000 à 10 000 fois moins forte que l'œstradiol.

• **le coumestrol** est 20 fois moins actif,
• **la génistéine**, 110 fois moins,
• **l'équol,** 250 fois moins,
• **la daidzéine,** 1 000 fois moins actif.

– Dans des modèles expérimentaux : hyper-production de mucus vaginal hostile aux spermatozoïdes + hyperplasie endométriale + légère hypertrophie de la glande mammaire.

– Leur fixation se fait préférentiellement sur le récepteur œstrogénique de type beta.

– Ils sont en compétition avec les œstrogènes naturels des ovaires ou les œstrogènes synthétiques de la contraception ou du THS.

– Malheureusement, ce sont les œstrogènes apportés ou fabriqués en excès qui gagnent cette compétition.

– Les phytohormones sont apportées par l'alimentation.

– Une flore intestinale en équilibre facilite le passage des phytohormones de l'intérieur du tube digestif dans la circulation sanguine.

Les phyto-hormones sont des molécules présentes dans plus de 300 espèces de plantes[1] : 4 familles dont 3 que nous consommons régulièrement.

---

1. Bennetau-Pelissero, C. (2001), *Les phyto-estrogènes dans notre vie quotidienne, Phytothérapie*, 13, pp. 3-10. *Les phyto-œstrogènes en 50 questions*, C. Bennetau-Pelissero, B. Arnal-Schnebelen, *Plantes et médecine*, 2003.

– Les isoflavones : soja sous toutes ses formes.
– Les lignanes : dans les graines, les céréales, lin, lentilles, pois chiches et de nombreux fruits. Ils ont une activité anti-aromatase.
– Les coumestanes : dans le soja et dans le choux de bruxelles.
– Les myco-œstrogènes, non alimentaires.

La flore intestinale est indispensable à l'absorption digestive des phytohormones

– Flore intestinale normale = 10 puissance 14 = cent mille milliards de micro-organismes = énorme potentiel enzymatique essentiel à l'absorption, à l'énergie pour le côlon.

– Rôles spécifiques : synthèse de vitamines B (12, B9 ou acide folique et K en particulier), d'acides gras essentiels pour l'énergie des cellules du côlon, dissolution des fibres alimentaires pour favoriser l'absorption des phytohormones au niveau intestin grêle terminal + côlon droit.

– La flore digestive peut produire (à partir de la flore anaérobie stricte du côlon) des acides gras volatils, à chaîne courte (acides propionique, butyrique, acétique) qui constituent la principale source d'énergie[1] des cellules du côlon.

– La flore intestinale est nécessaire au maintien d'une muqueuse colique saine.

– La flore digestive peut favoriser le renouvellement des cellules intestinales.

– La flore digestive peut favoriser le transit intestinal (transit lent en l'absence de flore).

– La flore microbienne de l'intestin, dans des conditions normales, fait partie des défenses anti-infectieuses de l'organisme. Elle réalise une barrière pour empêcher l'implantation et la multiplication de germes pathogènes dans l'intestin, qui risqueraient de passer dans le sang.

– En participant à la nutrition de l'organisme et à l'eutrophie intestinale (la bonne santé physiologique et anatomique de l'intérieur du tube digestif), la flore digestive fait partie du système immunitaire intestinal, en plus des organes lymphoïdes de l'intestin.

1. Comme le glucose est la source d'énergie principale des cellules nerveuses, les acides gras à chaîne courte sont la principale source d'énergie des cellules du côlon.

Modifier son alimentation pour que les phytohormones soient utiles, notamment avec les isoflavones de soja

– Pas de flore intestinale en équilibre sans des fibres dans son alimentation.

– Pas de fibres sans des fruits, des légumes et des légumineuses.

– La flore intestinale ne sera pas en équilibre avant une semaine à dix jours.

– Les modifications des habitudes alimentaires s'imposent donc à toute femme qui souhaite éviter le THS classique et utiliser au maximum les qualités hormonales, phytohormonales, de son alimentation.

Les phytohormones sont présentes dans des plantes à effets œstrogéno-mimétiques, mimant l'action des œstrogènes au niveau des récepteurs du 17 bêta œstradiol (récepteurs alpha et bêta).

L'œstrogénicité de certaines molécules n'est pas sans retentissement possible sur la santé de l'être humain, dans certaines circonstances. C'est la raison pour laquelle une commission d'experts s'est réunie en 2004 et a publié un rapport Afssa-Afssaps en 2005 qui présente un certain nombre de recommandations[1].

Ces molécules reconnues comme phyto-œstrogènes sont présentes dans plus de 300 espèces de plantes. On dénombre 4 familles principales.

Les isoflavones : la principale source alimentaire d'isoflavones est le soja, Glycine soja

La racine du kudzu, *Pueraria lobata*, contient des quantités importantes des mêmes isoflavones, sa fécule, similaire à la fécule de maïs, est largement consommée dans les pays asiatiques, mais pas encore dans nos pays. Les préparations alimentaires variées à base de soja contiennent toutes des isoflavones de soja douées d'une potentialité œstrogénique, qui implique de ne pas cumuler trop de prises de soja dans la journée[2].

---

1. C'est en tant qu'expert extérieur au groupe de travail que le Dr Bérengère Arnal-Schnébelen a été auditionnée par la commission, seul praticien phytothérapeute entendu par ce groupe d'experts. Sécurité et bénéfices des phyto-estrogènes apportés par l'alimentation. Recommandations, Afssa, Afssaps, mars 2005.

2. Bennetau-Pelissero C., Arnal-Schnebelen B., Lamothe V., *et al.*, ELISA as a new method to measure isoflavones in food and human fluids. Food Chem 2003 ; 82 : 645-58.

Le soja peut être présenté sous forme de graines, de farine, de jus faussement appelé « lait » (Tonyu), de crèmes dessert, de yaourt, de fromage frais (Tofu), de steak, de saucisse, de sauce, de nouille, de miso (pâte fermentée soja et sel), de base de substituts de repas. Les isoflavones ont des propriétés anti-oxydantes puissantes, ce qui élargit leur champ d'action.

Les lignanes : des graines aux fruits frais

Nombreuses dans notre alimentation : **les graines** de lin, les phytohormones issues de graines de céréales (froment, orge, blé), les pépins, **des légumineuses,** telles que les lentilles, les pois chiches, les cacahuètes, les concombres, et **des fruits,** comme le pamplemousse, la poire et la fraise.

Ces molécules alimentaires sont *in vitro* protectrices du cancer du sein, elles ont une action « anti-aromatase » que n'ont pas les isoflavones de soja[1]. L'aromatase (œstrogène-synthétase, P450arom) est une enzyme qui assure la conversion des stéroïdes en C19, donc les androgènes en œstrogènes ; c'est la seule voie de biosynthèse des œstrogènes.

Les anti-aromatases de synthèse sont employées en thérapeutique dans les suites de cancer du sein pour éviter les récidives.

– **Les coumestanes :** au niveau alimentaire, on trouve le coumestrol, qui est un phyto-œstrogène parmi les plus œstrogéniques, dans le soja et dans les choux de bruxelles.

– **Les myco-œstrogènes** résultent, en général, d'un stockage des denrées alimentaires dans de mauvaises conditions ; ce sont généralement des céréales, blé, maïs, orge... qui sont infestées par des *fuzarium*, nous éviterons donc de les consommer ! Ces phyto-hormones naturelles, assimilables par notre organisme, doivent s'intégrer au quotidien dans une alimentation variée, en vue de nous construire et de nous protéger des méfaits d'une alimentation désastreuse.

Parmi les phyto-œstrogènes traditionnellement utilisés, la luzerne

Medicago sativa dont on utilise la partie aérienne, est aussi anti-gonadotrope (anti-LH), reminéralisante, fortifiante, riche en calcium,

---

1. Activité anti-aromatase des flavonoïdes, phyto-œstrogènees et d'autres végétaux, R. Trevoux, C. Bennetau-Pelissero, B. Arnal-Schnebelen, L. Bermont, *Les avancées en phytothérapie*, Paris, 2001.

phosphore, fer, vitamines A et C. **Elle favorise la lactation[1].** Pouvant être, au long cours, responsable d'induction ou de réactivation de maladies auto-immunes, elle ne doit pas être donnée en cas de lupus érythémateux disséminé.

Les sauges, la sauge officinale, *Salvia officinalis,* la sauge sclarée, *Salvia sclarea,* les feuilles sont aussi anti-spasmodiques et anti-oxydantes.

Le saule blanc, *Salix alba,* les châtons sont de plus anti-spasmodiques, sédatifs utérins et sédatifs.

Parmi les phyto-œstrogènes du présent

Le soja, *Glycine soja,* est actif par le biais d'isoflavones contenues dans la graine ; ces molécules doivent subir une transformation au niveau digestif.

Pour un métabolisme optimum des phytohormones, la flore intestinale doit être de bonne qualité et le régime alimentaire riche en fibres.

Quelques précautions à connaître

– Attention au soja génétiquement modifié !

– Attention à la « mode » de purification des isoflavones de soja, il faut préférer un soja total, non purifié.

– Attention aux doses ingérées : pas plus d'1mg/kg/j d'isoflavones de soja.

– Attention aux dosages annoncés sur les produits destinés à traiter la ménopause, ils ne correspondent pas toujours à la réalité[2].

– Attention au cumul des doses avec le soja alimentaire[3].

---

1. Expérimentalement on s'est rendu compte que les boucs castrés, en pâture dans des champs de luzerne, pouvaient développer des glandes mammaires et celles-ci donner une galactorrhée.

2. C. Bennetau-Pelissero, B. Arnal-Schnebelen, V. Lamothe, P. Sauvant, L. Sagnc, M.A. Verbruggen, J. Mathey and O. Lavialle. ELISA as a new method to measure genistein and daidzein in food and human fluids. *Food Chemistry* (2003), 82, 645-658.

3. Sécurité et bénéfices des phyto-estrogènes apportés par l'alimentation, recommandations, Afssa, Afssaps, mars 2005, p. 370.

Selon l'Afssa et l'Afssaps : « *Il est recommandé que les produits alimentaires contenant des phyto-œstrogènes soient étiquetés de la façon suivante : Aliments à base de soja (tonyu, miso, tofu, yaourts et desserts au soja) : contient xmg d'isoflavones (famille des phyto-œstrogènes). À consommer avec modération (limiter la consommation quotidienne à 1mg/kg poids corporel). Déconseillé aux enfants de moins de 3 ans* »[1]. On aimerait que ces recommandations-là soient suivies d'effet...

– Attention à une contre-indication spécifique du soja : l'interaction avec la L.thyroxine ; donc, toute patiente traitée pour des problèmes thyroïdiens doit choisir un TPHM **sans soja.**

- **le kudzu, *Pueraria lobata :*** sa racine contient notamment les mêmes isoflavones que le soja, il est anti-oxydant et hépatoprotecteur. Il est très efficace au cours des cures de désintoxication alcoolique et tabagique.
- **le houblon, *Humulus lupulus,*** le cône renferme des molécules œstrogéno-mimétiques directement assimilables. Le houblon est aussi neuro-sédatif, anti-spasmodique.
- **le lin, *Linum usitatissimum,*** sa graine contient des lignanes œstrogéniques, des omega 3 et des fibres.

Les contre-indications des phyto-œstrogènes sont les mêmes que celles appliquées au THS et au THM[2]

– Les contre-indications absolues :

- la grossesse, même pendant l'allaitement pas de soja en excès
- tout type de cancer du sein
- autres cancers gynécologiques hormono-dépendants (adénocarcinomes) : utérus (endocol et endomètre), ovaire, mais après l'intervention, la contre-indication est levée.

---

1. Nous donnons comme conseils aux mamans, *pas de lait de soja avant la puberté,* car nous avons vu des cas de pré-pubertés précoces chez des enfants, filles comme garçons, nourris trop fortement au lait de soja depuis la naissance.

2. Après un article dans *Elle,* du 12 juillet 1999, dans lequel je disais qu'il fallait appliquer les mêmes contre-indications aux phyto-œstrogènes que celles des THS, le Dr B. Arnal a reçu un certain nombre de courriers contestant ses dires, dont un provenant d'un laboratoire de phytothérapie commercialisant un produit à base de soja. Fort heureusement, depuis, un consensus s'est fait autour de ces contre-indications.

– Les contre-indications relatives, appréciées en fonction de l'ancienneté, des modalités et de la gravité de la pathologie

- accidents thrombo-emboliques
- phlébite
- embolie pulmonaire
- accident vasculaire cérébral
- hypothyroïdie, traitement par L thyroxine®, ceci ne concerne que le soja.

64

LES PHYTO-PROGESTÉRONES OU PROGESTAGÈNES EN PHYTOTHÉRAPIE ET DANS NOTRE ALIMENTATION

Les spécialistes les ont dénommés « phytoprogestagènes »[1]

Ils sont contenus dans des végétaux mimant l'action de la progestérone. On dit qu'ils sont *progestérono-mimétiques*.

– Le gattilier, *Vitex agnus castus*,
– L'alchémille, *Alchemilla vulgaris*,
– L'achillée millefeuille, *Achillea millefolium*,
– Le grémil, *Lithospermum officinalis*,
– La mélisse, *Melissa officinalis*,
– La verveine, *Verbena officinalis*.
– Attention, le yam ou igname du Mexique, *Dioscorea villosa*, n'est pas une plante contenant des phytoprogestagène.

Des confusions

– Le yam ou igname sauvage, dit mexicain mais produit aux USA. Il a des propriétés anti-inflammatoires, antirhumatismales.

Ne pas confondre l'igname alimentaire sans diosgénine et le sauvage avec diosgénine.

– *Dioscorea villosa* et non *Dioscorea mexicana,* qui est une autre espèce ; il existe 600 espèces.

---

1. L'insuffisance en progestérone, B. Arnal-Schnebelen, *Vous et votre Santé,* n° 44, février 1997.

– *Dioscores villosa*, on utilise les radicelles, racines et rhizomes, il est le seul Dioscorea à la pharmacopée française (homéopathique).

– Les tubercules, *Dioscorea floribunda*, sont aussi utilisés dans l'industrie. Il faut 16 à 18 tonnes de tubercules pour obtenir 500 kg de diosgénine.

Dans l'esprit du grand public, une confusion – entretenue pour des raisons commerciales – s'est faite entre la progestérone « naturelle » (même celle-ci n'est pas vraiment naturelle, car obtenue par hémi-synthèse) utilisée par le Dr John R.Lee, douée de véritables effets thérapeutiques, et le yam[1].

Certains fabricants peu scrupuleux ont vendu, sur Internet, des crèmes à activité hormonale à base de progestérone naturelle, sous l'étiquetage « extrait de yam ». Il s'ensuivit un engouement pour le yam et l'explosion du marché (non contrôlé) de toutes sortes de compléments alimentaires à base de yam. Tout cela sans aucune preuve scientifique[2].

Les certitudes

– *Discorea villosa* et *Discorea floribunda* contiennent de la diosgénine, molécule précurseur d'hormones stéroïdes, ayant servi pendant 50 ans à leur production par hémi-synthèse dans l'industrie pharmaceutique (œstrogènes, progestatifs, testostérone, corticostéroïdes). D'autres végétaux sont actuellement utilisés.

– De grands intérêts commerciaux ont été en jeu. Le yam a été « marketé » comme une panacée hormonale, tant pour l'homme que pour la femme[3]. Ce qui n'est pas démontré scientifiquement.

– Le pouvoir hormonal de la diosgénine : aucun, tout au plus peut-on s'autoriser à écrire un phyto-précurseur d'hormones !

– Des études cliniques, avec des effets thérapeutiques, dont anti-oxydants, anti-inflammtoires, anti-rhumatismaux, de *Dioscorea villosa,* mais aucune démonstration d'une quelconque action hormonale (hormis placebo...).

---

1. *Équilibre hormonal et progestérone naturelle*, J.R. Lee, Éd. Sully, 1997. *Guérir la ménopause*, J.R. Lee, Éditions Santé pour tous, 1999.

2. *La santé par les plantes*, Collectif d'auteurs, B. Arnal-Schnebelen, Reader's Digest, 2003.

3. Laissant supposer que le corps transformerait la diosgénine dans l'hormone dont il aurait besoin, à la demande, ce qui ne repose sur aucune démonstration scientifique.

Les indications sont les mêmes que celles des progestatifs de synthèse, en dehors de la contraception.

La nature n'a pas mal fait les choses !

Il existe des phyto-œstrogènes et il existe aussi des phyto-progestagènes, c'est-à-dire des végétaux mimant l'action de la progestérone (progestérono-mimétiques).

La plante progestagène majeure est le gattilier, *Vitex agnus castus*, qui a été très étudié en Allemagne.

Des publications attestent de son action hormonale : chez l'animal, augmentation démontrée de la progestérone et rétablissement du rapport œstrogènes-progestérone + action anti-prolactine. Cette dernière propriété a pu expliquer des succès dans des cas d'aménorrhée et d'infertilités inexpliquées. Ce végétal est traditionnellement réputé anaphrodisiaque (sur les moines, pas sur les femmes aux posologies employées), emménagogue, sédatif, antispasmodique.

Il est dit anti-gonadotrope, c'est-à-dire qu'il régule l'hypophyse au niveau des hormones FSH et LH qui commandent les sécrétions ovariennes d'œstrogènes et de progestérone.

D'autres espèces de Vitex sont utilisées dans le monde, pour des usages anticonceptionnels (*Vitex negundo* en Inde) d'utilisation traditionnelle.

L'achémille, *Alchemilla vulgaris*, régularise le flux menstruel, limite la cellulite et calme les mastoses ; est sédative, anti-radicalaire, anti-hémorragique.

L'achillée millefeuille, *Achillea millefolium*, contient du lutéolol, est spasmolytique et calme les douleurs de règles.

Le grémil, *Lithospermum officinalis*, contient de l'acide lithospermique qui, chez l'animal, a des propriétés anticonceptionnelles ; il est anti-gonadotrope.

La mélisse, *Melissa officinalis*, contient aussi de l'acide lithospermique, elle est ainsi anti-gonadotrope. Elle a des propriétés anti-prolactine comme le gattilier, elle est spasmolytique et sédative. C'est une belle plante pour la femme.

La verveine, *Verbena officinalis*, qu'on ne doit surtout pas confondre avec la verveine odorante des jardins, *Lippia citriodora,* est très intéressante pour ses diverses propriétés : anti-gonadotrope, tonique, anti-dépressive, anti-migraineuse, résolutive sur la cellulite.

Ces plantes, comme celles contenant des phyto-œstrogènes, ne doivent pas être prescrites chez la femme enceinte ou allaitante. À la différence des phyto-œstrogènes, dans l'état actuel des connaissances les phyto-progestagènes sont sans danger chez une femme atteinte d'un cancer du sein, même évolutif.

Le wild yam ou igname du Mexique, *Dioscorea villosa,* n'est pas un phyto-progestagène. Il contient de la diosgénine, précurseur d'hormones stéroïdes ayant servi à leur production par hémisynthèse en industrie, et maintenant remplacé par des phytostérols d'autre origine végétale (notamment insaponifiable d'huile de soja, contenant stigmastérol et sitostérol). Cette plante est tout au plus une phyto-pro-hormone. Aucune démonstration n'a été apportée du caractère hormonal de cette plante.

Les indications de ces phyto-progestagènes sont les mêmes que celles des progestatifs de synthèse, en dehors de la contraception évidemment :

– avant la ménopause : en traitement de toutes les situations d'hyper-œstrogénie (troubles des règles, syndrome prémenstruel, mastose, règles abondantes, règles douloureuses, fibrome, endométriose légère, préménopause...), mais aussi certaines infertilités inexpliquées, peut-être par le biais d'une hyper-prolactinémie méconnue.

– après la ménopause : en association avec des phyto-œstrogènes dans le cadre du TPHM, traitement phyto-hormonal de la ménopause ; en prescription isolée en cas de cancer du sein ou autres contre-indications aux phyto-œstrogènes.

Le mode de prescription est identique à celui des progestatifs de synthèse : 10, 15, 20 jours par cycle ou en continu.

Prudence avec l'Actée à grappes noires, « Black Cohosh »

Vendue par Internet et très utilisée aux USA pour lutter contre les méfaits de la ménopause : elle contient plusieurs phyto-œstrogènes de la famille des flavonoïdes, avec des risques de complications, principalement hépatiques, faisant suite à la consommation des extraits de cette plante. Cette hépatotoxicité se manifeste le plus souvent par une simple perturbation temporaire des fonctions hépatiques, pouvant cependant aller jusqu'à l'hépatite toxique, voire l'insuffisance hépatique définitive[1].

1. Medicines and Healthcare Regulatory Agency (MHRA) Juillet 2006 « Black cohosh (Cimicifuga racemosa), risk of liver problems ».

65

LA PHYTOTHÉRAPIE DU SYNDROME PRÉMENSTRUEL ET DE LA MASTOSE

Le syndrome prémenstruel (SPM) touche environ 40 % des femmes, en période d'activité ovarienne.

Il correspond à un ensemble de modifications cliniques, psychiques et psychologiques, de caractère cyclique par rapport aux règles, c'est-à-dire survenant avant les règles et cessant avec la survenue de celles-ci. La durée du SPM est variable selon l'intensité du déséquilibre hormonal en cause.

La mastose

Elle correspond à un état congestif, douloureux, plus ou moins inflammatoire des seins, pouvant induire des nodules ou des placards nodulaires. Elle se manifeste généralement en phase prémenstruelle. Elle est donc améliorée après les règles, sauf dans les mastoses sévères. La mastose peut être un des symptômes du SPM. Elle peut aussi, tout comme le SPM, se manifester sous traitement hormonal mal équilibré, quel qu'il soit...

Le déséquilibre hormonal en cause correspond à une dominance en œstrogènes

Il génère un climat d'hyper-œstrogénie relative et d'insuffisance en progestérone. Il induit une perturbation de base qui est une augmentation de la perméabilité capillaire provoquant un œdème des tissus, responsable de la symptomatologie.

Les symptômes du SPM sont multiples, isolés ou associés, 150 ont été répertoriés, ils sont parfois même, variables d'un cycle à l'autre.

Les signes physiques sont dominés par la congestion et l'œdème

– douleurs et gonflements mammaires.
– ballonnements abdominaux, douleurs pelviennes.
– troubles urinaires : augmentation de la fréquence des mictions, aggravation des troubles de la continence, cystites.
– troubles des règles : caillots ou règles abondantes.
– troubles digestifs : nausées, vomissements, constipation, diarrhées
– divers : palpitations, douleurs ostéo-articulaires, acné, allergies, vertiges, migraines...

Les signes neuropsychiques sont fréquents

– irritabilité, agressivité, état dépressif, anxiété, insomnies, envie de manger... avec ses risques de surpoids difficile à réduire.

Le diagnostic ne passe pas par un bilan hormonal, tout à fait inutile, mais se fait par l'interrogatoire, face à la symptomatologie rythmée par le cycle.

Quelles sont les causes du SPM et de la mastose ?

Les troubles émotionnels[1] : tout stress non ou mal géré est susceptible de déclencher en cascade un grand nombre de dysfonctionnements tant hormonaux (gynécologiques, thyroïdiens, cortico-surrénaliens) qu'immunitaires.

Les causes nutritionnelles : trop de produits laitiers, de sel, d'acides gras saturés, de sucres rapides, de viandes, pas assez de légumes et fruits, de poissons et fruits de mer...

Les déficiences nutritionnelles[2] : magnésium, zinc, vitamine B6 + + +.

1. *Le syndrome prémenstruel, mythe pour les uns, réalité pour les autres*, R. Bergeron, D. Bourget, P. Tessier, J. Delage, Éd. L. Courteau, 1991.
2. *Vaincre le syndrome prémenstruel*, K.Vago, Éd. Albin Michel, 1995.

Les xéno-œstrogènes de l'environnement[1] : il s'agit de molécules industrielles (certains herbicides, insecticides, matières plastiques) provoquant des situations d'hyper-œstrogénie pathologique et favorisant les cancers œstrogéno-dépendants dont le cancer du sein chez la femme.

Les hormones de synthèse (pilules œstro-progestatives, progestatifs, THS, THM, stérilet à la progestérone, implant) peuvent être mal tolérées car correspondant souvent à des dosages qui inondent l'organisme d'excès hormonaux.

Les propositions thérapeutiques face à un SPM

La phytothérapie majeure

– les plantes progestagènes : le gattilier, *Vitex agnus castus*[2], l'alchémille, *Alchemilla vulgaris*, l'achillée millefeuille, ***Achillea millefolium*,** elles peuvent être prescrites comme un traitement progestatif allopathique, soit en continu, soit 10, 15 ou 20 jours par cycle.

– les plantes du stress sont nombreuses : la mélisse, *Melissa officinalis*, la passiflore, *Passiflora incarnata*, l'aubépine, *Crataegus oxyacantha* comme plantes anxiolytiques, sédatives ; le millepertuis, ***Hypericum perforatum***[3] en cas de dépression mineure ; il est possible d'associer des plantes toniques et adaptogènes comme le ginseng, Panax ginseng ou l'éleuthérocoque, ***Eleutherococcus senticosus*.**

– les omega 6 d'origine végétale : on les trouve dans les huiles de graines d'onagre, ***Œnothera biennis*** et de bourrache, ***Borago officinalis*.** Ces huiles peuvent être prises ensemble ou en alternance, au même rythme que les plantes progestagènes et la posologie dépend de l'intensité des symptômes, elle sera dégressive dès l'amélioration.

La phytothérapie d'appoint : selon la symptomatologie

– les plantes anti-hémorragiques (la bourse à pasteur, ***Capsella bursa pastoris*,** le viburnum, ***Viburnum prunifolium***).

---

1. *Xéno-estrogènes, phyto-estrogènes et stress cellulaire*, R. Marty, 2000.
2. Elusane Gattilier, en pharmacie.
3. Procalmil, Mildac, en pharmacie.

– les plantes anti-spasmodiques (la viorne obier, ***Viburnum opulus***, l'aunée, ***Inula helenim***).

– les nombreuses plantes de drainage et détoxication, des circulations, anti-oxydantes associées aux minéraux et vitamines anti-oxydantes (par exemple, ***chrysanthellum, Chrysanthellum indicum ssp. afroamericanum,*** associe ces trois dernières propriétés)[1].

– en application locale sur les seins douloureux, un mélange d'un gel phytothérapique pur contenant deux plantes progestagènes, l'alchémille et le gattilier, nous paraît plus adapté et naturel que le seul produit sur le marché à base de progestérone micronisée ; il n'est pas contre-indiqué en cas de cancer du sein[2].

Les compléments nutritionnels (voir question 80)

– magnésium, zinc, chrome

– vitamines B dont B6, B9, C et E

– prébiotiques et probiotiques sont indispensables au bon fonctionnement du métabolisme intestinal, donc à l'absorption non seulement des nutriments de l'alimentation, mais aussi des thérapeutiques naturelles ; ils doivent être associés à une augmentation de la consommation de fibres alimentaires par les fruits et les légumes (au moins 5 de chaque, par jour).

Les conseils spécifiques, essentiellement nutritionnels

– en plus de l'alimentation anti-oxydante[3] qui renforce la thérapeutique en apportant des omega 6 et 3 d'origine alimentaire :

- **stopper** café, tabac, produits laitiers, lipides saturés, sucres raffinés
- **limiter** les protéines animales, l'adjonction de sel
- **boire** des eaux riches en magnésium.

– pratiquer l'ostéopathie (dans le cas de la mastose, une douleur mammaire sur deux est liée à un problème ostéopathique, de dos, de cervicales, d'épaule ; il faut savoir qu'un cancer du sein ne fait jamais mal, sauf à un stade avancé au niveau du sein), la relaxation, le drainage lymphatique et faire régulièrement de l'exercice physique

1. *Chrysanthellum americanum*, P. Douderc, Phytotherapy, 1984, 10, 5-9.
2. Œmine Gel Vitex, en pharmacie.
3. *L'alimentation anti-oxydante*, S. Rafal, Éd. Marabout, 2001.

(pour éliminer les toxines, dont les pesticides, par la transpiration et le drainage manuel), démarrer une psychothérapie si nécessaire.

– en cas de SPM ou de mastose liés à la prise de traitements hormonaux (quels qu'ils soient), deux possibilités :

- stopper le traitement hormonal, observer le cycle, le traiter si besoin par des thérapeutiques naturelles.
- modifier le traitement hormonal, adjoindre des thérapeutiques naturelles pour espérer un meilleur vécu, si ces molécules sont indispensables.

– en dehors de toute prise d'hormones de synthèse, il est autant de syndromes prémenstruels que de femmes, donc autant de traitements, en sachant de plus, que d'un mois à l'autre, selon l'état de santé général, psychique, physique, selon la nutrition, le repos, la détente observés pendant le cycle, la symptomatologie peut varier.

Le traitement premier passe avant tout par la prise de conscience que doit faire la femme de la relation entre mauvaise gestion des stress, alimentation désorganisée et troubles hormonaux.

Tous ces traitements phytothérapiques du syndrome prémenstruel et de la mastose peuvent être prescrits, mais avec prudence, à une femme ayant eu un cancer du sein.

66

LA PRÉMÉNOPAUSE : PLACE DE LA PHYTOTHÉRAPIE

La fin de la période de fécondité de la femme se fait en trois temps de durée fort inégale. Les frontières sont floues entre chacun de ces états.

Employons les bons termes

– **La préménopause**[1] (et non la périménopause) est la période d'irrégularités menstruelles précédant la ménopause.

– **La ménopause** correspond à l'année qui suit l'arrêt apparent des règles.

– **La postménopause ou ménopause** confirmée, est la période allant au-delà de cette première année d'arrêt des règles jusqu'à la fin de vie.

– **La périménopause** correspondrait aux périodes entourant la ménopause, soit pré et post, puisque péri, particule grecque, signifie « autour ».

Le désordre hormonal de la préménopause est physiologique

Il correspond à un déficit en progestérone qui va s'installer progressivement ou s'aggraver, s'il était déjà présent et manifesté, sous forme notamment de syndrome prémenstruel ou de mastose. Ce

---

1. *Préparer la ménopause*, B. Arnal-Schnebelen, *Vous et Votre Santé*, n° 22, 1995.

déficit est en lien avec une diminution du capital folliculaire ovarien, il est programmé génétiquement, inéluctable et démarre 2 à 5 ans avant l'arrêt des règles, donc souvent dès 45 ans.

Cette insuffisance de sécrétion de la progestérone génère une situation d'hyperœstrogénie relative, inconfortable.

Les œstrogènes sont toujours secrétés de façon normale, alors que les ovulations se raréfient ou ont disparu, et ils ne sont pas contre-balancés par une secrétion suffisante de progestérone.

La carence hormonale provoque l'anarchie dans les symptômes

– **Il est impossible de prévoir** si le cycle à venir va être normal ou anormal ou si le traitement va être difficile à mettre en place et demande à être adapté.

Tant qu'il y a des règles, il n'y a aucun intérêt à pratiquer un bilan hormonal.

– **Les troubles des règles irrégulières constituent l'essentiel des perturbations de cette période.** Il y a apparition de cycles courts et de cycles longs, plus rien n'est prévisible. Ils peuvent s'accompagner d'une diminution du flux menstruel, mais le plus souvent, il s'agit de règles plus abondantes et/ou de saignements en dehors des règles. Parfois la perte de sang peut être permanente, et l'on ne distingue plus ce qui est cyclique de ce qui ne l'est pas.

– **Ce type de saignements peut être purement fonctionnel,** c'est-à-dire hormonal, lié au dysfonctionnement, mais peut révéler l'apparition ou l'aggravation du développement de fibromes utérins ou d'une hyperplasie de l'endomètre.

– **Il n'est pas nécessaire de se précipiter pour opérer les fibromes** qui vont régresser à la ménopause, il ne faut pas hésiter à faire un curetage (résection) de l'endomètre en cas d'hyperplasie car celle-ci peut être la voie vers un pré-cancer hormono-dépendant. Surtout si la femme a reçu un THS ou après traitement d'un cancer du sein, un traitement anti-hormonal type Nolvadex (tamoxifène ou tamofène) plus de 2 ans.

– **Des phases d'hypo-œstrogénie aléatoires et transitoires vont apparaître** pouvant générer arrêt des règles, bouffées de chaleur, sueurs, diminution du tonus physique, perturbation du psychisme, troubles de la libido. Ces phases seront de plus en plus fréquentes et longues, puis la ménopause s'installera, correspondant à l'arrêt définitif des sécrétions ovariennes, tant des œstrogènes que de la progestérone.

Ces phases transitoires d'hypo-œstrogénie imposent de bien informer les femmes, et de leur proposer un traitement à la demande en fonction de leurs symptômes.

Ainsi en préménopause, dans les mois qui précèdent l'arrêt définitif des règles, la femme peut vivre en alternance :

– des cycles normaux,

– des cycles en situation d'hyper-œstrogénie relative : seins gonflés, douloureux, règles rapprochées, abondantes...

– des cycles en situation d'hypo-œstrogénie : seins souples, absence de règles, bouffées de chaleur...

Ces diverses situations rendent les traitements un peu difficiles à mettre en place et imposent une bonne information préalable.

Le dépistage à la demande d'une pathologie thyroïdienne autour de 50 ans est tout à fait conseillé au même titre que celui de l'ostéoporose. Nous avons vu les liens thyroïde-cancer du sein. L'hyperœstrogénie peut avoir pour conséquence une hypothyroïdie.

Le traitement est simple : il convient de prescrire des phyto-progestagènes

– Il n'y a PAS lieu de prendre de phyto-œstrogènes sous peine de renforcer le climat d'hyper-œstrogénie. Il n'y a donc pas de place pour le soja en préménopause, contrairement à ce qu'on lit sur un certain nombre de boîtes. Certes, il est tentant d'élargir le marché aux femmes en préménopause, mais le déséquilibre hormonal n'est pas du tout celui de la ménopause et il existe des phyto-progestagènes efficaces !

– Toutefois, en phase d'hypo-œstrogénie transitoire (seins souples, absence de règles, bouffées de chaleur), il est tout à fait possible d'ajouter des phyto-œstrogènes aux phyto-progestogènes puis de les stopper à l'arrivée des règles.

– En cas de règles trop longues ou abondantes, des plantes antihémorragiques seront aussi, actives contre les douleurs de règles : Bourse à pasteur, *Capsella bursa pastoris*, hémostatique, veinotonique, stimulant du muscle utérin – Alchémille, *Alchemila vulgaris*, hémostatique, progestagène, veinotonique -Achillée millefeuille, *Achillea millefollium*, hémostatique, anti-inflammatoire, anti-spasmodique plus particulièrement au niveau pelvien – *Viburnum, Viburnum prunifolium,* hémostatique, spasmolytique du muscle utérin, sédative, anti-inflammatoire, veino-tonique.

La place de la phytothérapie à la ménopause et post-ménopause se situe à divers niveaux

– une phytothérapie hormonale de base que nous nommons traitement phyto-hormonal de ménopause physiologique, TPHM.

– une phytothérapie symptomatique des troubles de la ménopause : complémentaire, nécessaire en cas de bouffées de chaleur et/sueurs invalidantes, en cas de sécheresse vaginale, préventive en l'absence de risque osseux ou complémentaire en cas d'ostéopénie ou d'ostéoporose ; en prévention du vieillissement général.

Le désordre hormonal de la préménopause est physiologique : la réduction de la production de progestérone est première, la réduction de production œstrogénique est plus lente. Ces « réductions hormonales » sont programmées et inéluctables. C'est la fin physiologique du temps de fécondité de la femme.

Le « climat d'hyper-œstrogénie » relative, par rapport à l'hypoprogestéronémie se traduit par :

– l'anarchie au niveau des règles : cycles irréguliers, courts et/ou longs.

– des règles moins abondantes.

– l'aggravation ou l'apparition d'un syndrome prémenstruel, d'une mastose le plus souvent bilatérale.

– le développement de pathologies associées : fibromes, hyperplasie de l'endomètre, c'est-à-dire « petite prolifération » au niveau de l'intérieur de l'utérus.

Des phases d'hypo-œstrogénie aléatoires et transitoires sont donc possibles, elles rendent le traitement plus difficile à équilibrer.

– Rechercher une pathologie thyroïdienne.

Il ne faut pas oublier de conseiller le dépistage, au moindre signe (nervosité ou plutôt fatigue excessive et inexpliquée) d'une pathologie thyroïdienne (dosage sanguin de la Thyroxine = T4 et de la TSH = ThyréoStimuline Hormone fabriquée par l'hypophyse pour stimuler la thyroïde à fabriquer ses propres hormones, iodurie des 24h).

– Le traitement est simple **:** PAS de phyto-œstrogènes sous peine de renforcer le climat d'hyper-œstrogénie, donc pas de place pour le soja en préménopause.

Lors des phases d'hypo-œstrogénie transitoires : phyto-progestagènes + phyto-œstrogènes jusqu'à l'arrivée des règles.

En cas de règles trop longues ou abondantes : des plantes anti-hémorragiques et actives contre les douleurs de règles :

– Bourse à pasteur, *Capsella bursa pastoris* : les parties aériennes

– Alchémille, *Alchemila vulgaris* : les parties aériennes

– Achillée millefeuille, *Achillea millefollium* : les sommités fleuries

– *Viburnum, Viburnum prunifolium* : l'écorce.

Les phytohormones : alternatives écologiques au THS et THM

Actuellement, de plus en plus d'études tendent à remplacer les traitements hormonaux substitutifs de la ménopause par des conseils alimentaires contenant des phytœstrogènes[1].

– Les premières études randomisées sont positives en faveur des phyto-œstrogènes. De plus, l'acceptabilité de ces traitements est excellente, car les femmes s'orientent de plus en plus souvent à juste raison vers des traitements « écologiques ».

– Les phytœstrogènes sont d'autant plus proposées aux femmes en âge d'être ménopausées que les cancérologues craignent – aussi à juste raison- les risques de promotion de cancers hormono-dépendants avec les traitements hormonaux substitutifs constitués d'hormones artificielles aux formules chimiques comparables aux hormones naturelles. C'est ce qui a été démontré aux USA, et que les équipes françaises ont du mal à intégrer. Il en fut de même avec le Distilbène !

---

1. De plus, les protéines de soja ont un rôle préventif dans les maladies cardiovasculaires. 40 grammes de protéines de soja consommées quotidiennement diminuent progressivement le taux total de cholestérol et réduisent le risque de maladie cardiovasculaire, en ayant une influence positive sur le non-HDL et le HDL cholestérol.

– De plus l'alimentation végétarienne diminue l'excrétion des œstrogènes endogènes et augmente leur excrétion fécale. Les œstrogènes endogènes vont être gardés parce qu'ils sont d'origine endogène, mais tout ce qui vient de l'extérieur augmentera dans l'excrétion fécale.

– Les régimes riches en fibres diminuent les concentrations d'œstrogènes sériques.

– Les phytoœstrogènes inhibent in vitro la croissance des tumeurs mammaires par compétition avec l'œstradiol sur les sites de type 2. On a parlé de type Alpha ou de type Bêta, on parle aussi de type 1 ou de type 2 concernant les récepteurs.

Sur les cultures d'hépatocytes, cellules du foie, les phytoœstrogènes ont une activité œstrogénique qui est 1 000 à 2 000 fois inférieure à celle de l'œstradiol.

L'efficacité des phytohormones, pour réduire les bouffées de chaleur

– Chez 58 femmes ayant 14 bouffées de chaleur par semaine, une supplémentation nutritionnelle de farine de soja (45 grammes) ou de blé (45 grammes) réduit respectivement de 40 % ces symptômes avec le soja dès la sixième semaine de traitement, et de 25 % ces symptômes avec le blé, mais seulement en douze semaines.

– Chez 9 femmes recevant 160 mg d'isoflavones pendant 12 semaines, les bouffées de chaleur sont réduites de 50 %.

Ce laps de temps est certainement dû aux changements d'habitudes alimentaires et à l'obtention de l'équilibre de la flore intestinale qui demande plusieurs semaines.

Effet des phytohormones pour éviter l'ostéoporose

– La génistéine apportée pendant 4 à 6 semaines à des rats ovariectomisés (sans ovaires) a une efficacité sur la masse osseuse équivalente à l'apport de doses physiologiques d'œstrogènes. Ces résultats sont concordants in vivo chez l'animal, et in vitro sur des cellules osseuses (ostéoblastes) en culture.

– L'isoflavone chez des vieux rats ovariectomisés prévient les pertes osseuses après la ménopause, mais ne réduit pas ces pertes si elle est apportée quand on a constaté la perte osseuse.

– La génistéine est une isoflavone naturelle ayant une activité naturelle « tyrosine kinase inhibiteur ».

– Les inhibiteurs de l'enzyme tyrosine kinase sont capables de réduire l'activité des cellules osseuses dites ostéoclastes, très actives dans l'ostéoporose. Cette activité a été démontrée chez le petit animal in vivo et in vitro sur des cultures de cellules ostéoclastes.

– Contrairement aux protéines animales dont la digestion s'accompagne d'une importante excrétion urinaire de calcium, les protéines végétales ne provoquent qu'une excrétion modérée de calcium.

– Le coumestrol, en culture de fémur embryonnaire chez le poussin, stimule l'incorporation du calcium et la minéralisation. Voilà une des raisons qui permet de comprendre pourquoi les Japonaises, Thaïlandaises, etc, font beaucoup moins d'ostéoporose que les femmes américaines ou européennes

Ce phytœstrogène naturel inhibe donc directement l'ostéoporose.

67

LA MÉNOPAUSE N'EST PAS UNE MALADIE. C'EST UN PASSAGE DÉLICAT FACILITÉ PAR UNE PHYTOTHÉRAPIE ADAPTÉE

La ménopause n'est pas une maladie, c'est un phénomène naturel.

Il n'y pas de problème chez 50 % des femmes arrivant à la cinquantaine[1].

– Selon l'OMS, une femme est considérée comme ménopausée après un arrêt des règles d'une durée égale ou supérieure à un an et ne relevant pas d'une cause comme la grossesse ou la lactation[2]. La ménopause correspond à un arrêt de la fonction hormonale ovarienne entraînant la cessation des règles et non à l'arrêt de la fonction génitale et sexuelle ! Elle n'est pas l'arrêt de la féminité[3].

---

1. *La Ménopause*, B. Arnal-Schnebelen, Éd. Privat, 2002.

2. Attention, même avec un bilan hormonal montrant des taux de ménopause, FSH et LH augmentés (car les ovaires ne répondent plus aux stimulations des hormones « stimulines hypophysaires ») pendant les cinq années qui suivent les dernières règles, il est conseillé de faire attention devant des signes de réactivation ovarienne susceptibles de déclencher une « ovulation pirate » : mal aux deux seins, douleurs pelviennes comme des douleurs de règles, glaire cervicale. Nous venons d'avoir le cas d'une femme de 53 ans, tout juste grand-mère, « tombée » enceinte trois ans après ses dernières règles...

3. Une journaliste de *Elle*, dans un article très intéressant intitulé « Ménopause, levons le tabou », interroge des femmes connues qui témoignent de leur vécu : « Le mot fait encore peur, la ménopause, la fin de la féminité ? sûrement pas. Plutôt l'occasion d'une reconnaissance », F. Condat, *Elle*, 3 octobre 2005.

C. Bergeret-Amselek, *La femme en crise ou la ménopause dans tous ses éclats*, Éd. Desclée de Brouwer, 2005.

– **La ménopause correspond à l'épuisement** du capital folliculaire ovarien, à l'arrêt des sécrétions ovariennes, donc à une insuffisance œstrogénique et lutéale (en progestérone) physiologiques. Elle se déroule autour de 50 ans, plus ou moins deux ans.

– L'âge de la ménopause est programmé génétiquement tant pour les ménopauses normales, que précoces ou tardives.

– **La ménopause est avancée d'environ deux ans chez les fumeuses. L'absence de règles doit faire pratiquer un bilan hormonal et un test de grossesse.**

Certaines patientes vivent cette période sans aucun trouble, et s'accompagnent d'un traitement naturel minimal. Ce sont généralement des femmes gérant bien leurs stress, ayant une alimentation anti-oxydante et pratiquant une activité physique régulière leur permettant d'éliminer les toxines par la transpiration.

Le vécu de la ménopause

C'est aux femmes médecins[1] et aux patientes attentives à leur état de santé et bien-être, de transmettre à leurs filles et à leur entourage, le vécu positif de cette période.

C'est aux femmes médecins[2] en particulier de transmettre le vécu positif de cette période.

En effet, il pèse toujours au niveau du collectif, une image pesante et négative autour de la ménopause[3]. Il suffit de faire référence au terme « climatère »[4].

---

1. I. Borten-Krivine est une gynécologue militante, humaniste, elle est secrétaire générale de la Société française de gynécologie psychosomatique ; son livre *Médecin de Femmes, ce qu'entendent les gynécologues*, Éd. Albin Michel, 2004, se lit comme un roman.

2. Il ne faut pas négliger les avis parfois divergents existant chez les femmes médecins gynécologues. Évidemment la plupart des gynécologues ne voient pas, ou voient peu, les femmes atteintes de cancer du sein hormonodépendants suite à leurs prescriptions. Elles ne peuvent imaginer que leurs « prescriptions » puissent être à l'origine de cancer. Souvent elles s'en défendent vivement, cherchant toujours à rassurer les patientes. (*Pleine vie* de septembre 2006, « Ménopause : 5 femmes gynécologues défendent le traitement hormonal », p. 113-118).

3. Le poids est encore plus lourd chez les femmes (et hommes) d'Afrique du Nord, S.N. Guessous, *Printemps et automne sexuels, Puberté, ménopause, andropause au Maroc*, Éditions Eddif, 2000.

4. Mise au point sur le traitement hormonal de la ménopause (THM), Afssaps, juillet 2006. http ://agmed.sante.gouv.fr/htm/10/ths/thm.htm

« Le climatère désigne la période des changements endocriniens, physiques et psychologiques qui survient à la ménopause. Les troubles climatériques sont donc les troubles qui surviennent pendant cette période. Ils ne sont pas graves en eux-mêmes et ne présentent pas de danger pour la santé. Ce sont notamment des bouffées de chaleur, une sécheresse vaginale, des troubles urinaires, des troubles de l'humeur (irritabilité, anxiété), des troubles du sommeil (insomnie), une asthénie (fatigue). Ces troubles atteignent 60 à 70 % des femmes, mais leur intensité est très variable d'une femme à l'autre. Lorsqu'ils se manifestent, ils peuvent être pénibles et difficiles à supporter. Leur durée peut varier de quelques mois à plusieurs années ».

Si l'on prend le dictionnaire Petit Robert de 1985, on lit : « *climatère : étape de la vie, appelée aussi âge* critique, *marquant la fin de la période* génitale *active chez la femme* » et aussi « *climatérique : se dit d'une période qui présente un caractère* dangereux ».

Cette définition reste ambiguë car il ne s'agit pas de la « *période génitale active* » de la femme, mais plus simplement, de « *la fin de sa capacité à procréer, donc de l'arrêt définitif de sa fécondité* ».

Dans des écrits bien plus anciens, nous avons pu trouver la définition suivante du climatère : « *année dangereuse à passer et où l'on est en danger de mort au dire des astrologues* » ! C'est dire le poids de ce qui a pu s'inscrire au niveau de l'inconscient collectif des femmes et des hommes !

Les troubles perçus par la femme sont essentiellement :

– bouffées de chaleur + sueurs nocturnes + fatigue physique[1],
– troubles psychologiques : nervosité + état dépressif + insomnie + fatigue psychique + troubles de la mémoire,
– troubles des phanères : perte des cheveux, peau sèche, ongles cassant, sécheresse de la peau et des muqueuses,
– troubles sexuels du désir et du plaisir[2],

1. Notre définition des signes climatériques, qui semble élargie par l'Afssaps.

2. Un livre tout simple à la portée de toutes et de tout couple et dont le titre est bien mal trouvé : *Nous n'arrivons pas à nous entendre, mieux vivre sa sexualité*, F-X. Poudat, Éd. O. Jacob, 2000. Un livre difficile d'une psychanalyse lacanienne : *L'impensable désir*, M-C. Laznik, Éd Denoel, 2003.

– possible prise de poids localisée au niveau du ventre et des hanches[1],
– possible climat d'hyperandrogénie (légère masculinisation), avec chute des cheveux, pousse de poils inesthétiques, acné du visage,
– douleurs articulaires des grandes articulations comme des doigts.

Les troubles à bas bruit

– l'ostéoporose,
– les cancers hormonodépendants chez les femmes ayant reçu le THS,
– les troubles cardiovasculaires ou cérébraux chez les femmes ayant reçu le THS, ainsi que les troubles veineux (jambes lourdes, phlébite, embolies pulmonaires à bas bruit...).

Les plantes médicinales sont de véritables phyto-médicaments. La phytothérapie a été officialisée, branche à part entière de la médecine, par l'Académie de Médecine en 1986.

– Avec ses indications, contre-indications, ses risques, ses effets secondaires et les risques d'interactions[2] – avec des médicaments mais aussi d'autres végétaux.
– Prescription médicale par un thérapeute formé et expérimenté. La prise en charge de la ménopause ne se résume pas à la prescription isolée de phyto-œstrogènes et sûrement pas à la seule prise d'isoflavones de soja et encore moins en une prise quotidienne. Cette vue des choses serait complètement réductrice et desservirait par son absence de résultats,
– **La phytothérapie de la ménopause** ne se résume pas au simple traitement des bouffées de chaleur, mais se veut une véritable alternative au THS allopathique (THM). Sa place dans la pathologie de l'ostéoporose est limitée, tout au plus préventive ou complémentaire.

---

1. *Maigrir après 40 ans*, E. Menat, Éd. Alpen, 2006.
2. Trevoux R., Schnebelen J-C., Arnal-Schnebelen B., *Interactions entre des plantes médicinales et la médication traditionnelle*, Ac Reprod Hum, 2000 ; 8 : 28-32.

Associé à des conseils nutritionnels incontournables, elle participe à la prévention du vieillissement général.

Aujourd'hui, on a trop médicalisé allopathiquement la ménopause, du fait de l'immense marché potentiel, chez des femmes a priori en bonne santé.

– Le THM a fait des ravages, et il faut oser le dire, continuera à en faire si l'apport d'hormones exogènes est poursuivi.

La post-ménopause jusqu'à 100 ans et plus !

Elle peut durer entre 30 et 50 ans. Les effets de la carence hormonale, liés au vieillissement naturel de l'organisme, vont entraîner des effets à long terme. Il y a lieu de traiter la post-ménopause, longtemps, en dehors de tout signe climatérique, afin de tenter de ralentir le vieillissement général. La nutrition[1], associée à la pratique quotidienne d'une activité physique, est la première thérapeutique pour espérer apporter une prévention des maladies graves que sont notamment l'ostéoporose, les pathologies cardio-vasculaires, les cancers, les maladies d'Alzheimer et de Parkinson.

Les 3 secrets pour bien viellir !

– Manger mieux et meilleur, jamais seul... en particulier fruits et légumes frais pour les vitamines, fibres et minéraux ; légumineuses pour les phytohormones ; poissons et fruits de mer pour les protéines marines, les oméga 3 et les oligo-éléments ; arrosez vos salades d'huile d'olive et de jus de citron.. et boire en plus du thé vert, un verre de bon vin à chaque repas pour les polyphénols et le calcium.

---

1. *Changez d'alimentation*, H Joyeux, Éd. F.-X. de Guibert, 2002 et *Femmes si vous saviez – les hormones de la puberté à la ménopause*, Éd. F.-X. de Guibert, 2004. Le livre de J. Morelle, homme extraordinaire, le seul chercheur autonome disait-il, qui à 90 ans, a pu, pour sa plus grande joie, publier les résultats de ses travaux, puis s'est doucement éteint ; il nous a honorés de son amitié... : *L'oxydation des aliments et la santé*, Éd. F.-X. de Guibert, 2003. *L'alimentation antioxydante*, S. Rafal, Éd. Marabout, 2000.

– **Entretenir sa mémoire :** vous pouvez gagner des neurones[1] en faisant travailler votre cerveau ! Pas trop de télé, mais beaucoup de lecture, des mots croisés, des jeux vidéo et internet pour élargir votre culture...

– **Une activité physique régulière**, quotidienne, pour éviter l'ostéoporose, car tous les muscles doivent être entretenus comme tout le système osseux.

Les conseils du Dr Bon sens...

Même en l'absence de troubles, des conseils nutritionnesl sont utiles car ils peuvent prévenir les troubles précédents ou participer activement à leur réduction. Il faut changer ses habitudes alimentaires en *mangeant mieux et meilleur*.

La phytothérapie a une grande place, pour une prescription individualisée, modulable dans le temps, prenant en charge la globalité de la patiente.

1. Dans la revue « Nature Medicine » de novembre 1998 (*Neurogenesis in the adult human hippocampus*, pp. 1313-1317), des chercheurs de l'Institut de Neurologie de Göteborg en Suède et d'un laboratoire de génétique de Californie, ont démontré que de nouveaux neurones pouvaient apparaître dans la zone du cerveau humain qu'est l'Hippocampe, lequel joue un rôle essentiel dans les processus de mémorisation. Il suffit de stimuler sa mémoire. Le Professeur de Madrid, Ramon I Cajal, Prix Nobel de 1906, ne serait pas admis aujourd'hui en première année de médecine, car il avait introduit un dogme qui s'est révélé faux : « *Les structures nerveuses sont fixées et immuables ; tout peut y mourir, rien n'y peut régénérer* ».

68

L'INTÉRÊT DE LA PHYTOTHÉRAPIE À LA MÉNOPAUSE CONTRE LES BOUFFÉES DE CHALEUR ET LA SÉCHERESSE VAGINALE

Le TPHM (Traitement Phyto-Hormonal de la Ménopause) n'a rien d'artificiel ni de synthétique.

– **Le « Royal College of Obstetricians and Gynaecologists » RCOG,** sur les alternatives au THS, en septembre 2006, indique que les traitements alternatifs permettent une réduction de 50 à 60 % des symptômes de la ménopause, alors que le THS conduit à une diminution de 80 à 90 % des symptômes.

– **Les dosages hormonaux ne dosent que les hormones naturelles :** une femme qui prend un progestatif devrait avoir un taux de progestérone dans le sang plus haut que celle qui n'en prend pas. Pourtant le taux que l'on trouve dans le sang ne reflète pas cette réalité, car le progestatif n'est pas dosable par la même méthode que la progestérone naturelle. On parle de réaction croisée.

La place de la phytothérapie à la ménopause et post-ménopause[1]

Il faut distinguer :

– **une phytothérapie hormonale de base** que nous nommons traitement phyto-hormonal de ménopause physiologique, TPHM.

1. Phytothérapie et ménopause, B. Arnal-Schnebelen, *Réalités en Gynécologie-Obstétrique*, n° 94-Octobre 2004, 49-57. *Ce qui marche, ce qui ne marche pas en phytothérapie*, M, Paris, B. Arnal-Schnebelen, J-C Schnebelen, P. Bareau, Éd. J. Lyon, 2005.

Elle est souvent suffisante[1], peut parfois être complétée s'il persiste des bouffées de chaleur, par un traitement hormonal substitutif de ménopause à faibles doses THM (ex THS) et surtout de courte durée.

– **une phytothérapie symptomatique** des troubles de la ménopause, complémentaire, nécessaire en cas de bouffées de chaleur et/sueurs invalidantes et complémentaire, nécessaire en cas de sécheresse vaginale et des troubles qui en résultent. Elle est aussi préventive en l'absence de risque osseux ou complémentaire en cas d'ostéopénie ou d'ostéoporose et en prévention du vieillissement-général.

– **une phytothérapie générale de terrain** qui concerne plus la prise en charge globale de la femme (stress, circulations, drainage, immunité...).

La prescription

– Elle associe des phyto-œstrogènes et des phyto-progestagènes dans un souci de se calquer sur le cycle menstruel et sur le principe du THM[2].

– L'apport de prébiotiques et de probiotiques dans le cadre d'un régime riche en fibres alimentaires permet non seulement une meilleure tolérance, mais aussi d'optimiser le métabolisme des nutriments de l'alimentation et des thérapeutiques naturelles, qu'il s'agisse d'isoflavones de soja ou de calcium et de vitamines D et K1, fondamentales dans le cadre de la prévention de la déminéralisation.

Les indications[3] à la ménopause, soit TPHM d'emblée soit TPHM en association avec un THM pour en diminuer la posologie. Le TPHM est alors associé au protocole de sevrage d'un THM.

Les phases d'hypo-œstrogénie de la préménopause alternent avec des phases d'hyper-œstrogénie relative au cours desquelles on prescrit uniquement des phyto-progestagènes.

---

1. Complétée en homéopathie par une échelle d'hormones ovariennes, folliculinum correspondant aux œstrogènes (contre-indiqué en cas de cancer du sein) et luteinum correspondant à la progestérone.

Prise en charge phytothérapique de la femme ménopausée, B. Arnal-Schnebelen, *Phytothérapie de la recherche à la pratique,* 2000 ; 7 : 19-25. *Bien vivre la ménopause, Vous et votre santé*, n° 23, mai 1995.

2. Pourquoi ne vouloir donner que des phyto-œstrogènes ? Les ovaires sécrètent œstrogènes et progestérone, le THM contient des œstrogènes et des progestatifs !

3. Indications cliniques des phyto-œstrogènes, B. Arnal-Schnebelen, R. Trevoux, *Phytothérapie, de la recherche à la pratique*, 2000, 5-11.

– **La posologie est à corréler au poids de la patiente**, on ne va pas donner la même dose à une patiente de 45 kg et à une de 80 kg, c'est une lapalissade, et pourtant ce n'est jamais écrit. Elle sera appréciée individuellement en fonction de la clinique, de l'intensité des symptômes : bouffées de chaleur, sueurs, mal-être, fatigue, et d'une mesure objective de l'index hormonal sur le frottis cervico-vaginal.

– **La tolérance est spécifique de chaque femme.** Tout végétal est susceptible d'induire des intolérances. Des troubles digestifs ont pu être décrits avec le soja.

– **La vitesse d'action est rapide.** Fausse, l'idée que la phytothérapie ou l'homéopathie mettent du temps à être efficaces. Si le traitement s'avère insuffisant, il ne faut pas attendre plus de 2 ou 3 semaines pour le modifier ou le compléter.

– **Les résultats tangibles :** le TPHM permet dans la majorité des cas une diminution et au mieux une cessation des bouffées de chaleur et sueurs, un meilleur équilibre psychique, une amélioration du tonus physique, du sommeil, de la sécheresse cutanée et vulvo-vaginale, et parfois de certains troubles génito-urinaires. Il ne fait pas prendre de poids. Il n'a qu'une petite action préventive sur la minéralisation.

Les contre-indications du TPHM, comme du THS ou THM : toute patiente traitée ou ayant été traitée pour un cancer du sein ou une lésion précancéreuse.

La phytothérapie hormonale en cas de bouffées de chaleur et/ou de sueurs

– Les symptômes peuvent être invalidants, perturber le sommeil et parfois engendrer des fatigues intenses, voire des états dépressifs. Ils peuvent résister au simple TPHM physiologique, le recours au THM classique n'est toutefois par forcément immédiat. D'autres étapes sont envisageables et demandent un peu de patience.

– Les premières mesures doublent, voire triplent provisoirement la posologie du TPHM physiologique dont l'effet sur les bouffées de chaleur est dose-dépendant. Si cela n'est pas suffisant, on pourra modifier le TPHM dans sa formulation.

– Il faut être prudent avec le marché des phytomédicaments[1].

1. Il convient d'évaluer sérieusement l'activité de tous ces produits, mal-nommés « *compléments alimentaires* », qui sont, en fait, des phyto-médicaments. Les dosages affichés en isoflavones de soja ne sont pas toujours ceux retrouvés au laboratoire. « Puisque vous connaissiez ces dérives commerciales, ce "désordre", cette

Nous avons attiré l'attention des autorités de santé et des médias dès mai 1999 en appelant à la prudence avec les phyto-hormones[1].

On peut associer d'autres phyto-œstrogènes au TPHM physiologique afin de renforcer son action œstrogénique ou renforcer le TPHM physiologique par des phyto-progestagènes très antigonadotropes, comme le gattilier, *Vitex agnus castus*, mais aussi la mélisse, *Melissa officinalis*, qui est, de plus, anxiolytique.

En cas d'échec des thérapeutiques phyto-hormonales

Tout en conservant un TPHM physiologique, on peut proposer d'instaurer un traitement phytothérapique de l'anxiété avec des plantes à activité GABA-ergique, comme l'eschscholtzia, *Eschscholtzia californica*, la balotte noire, *Balotta nigra*, la passiflore, *Passiflora incarnata*, la fumeterre, *Fumaria officinalis*, la valériane, *Valeriana officinalis*, qui aident à une meilleure gestion des stress.

Près de la moitié des femmes souffrant de bouffées de chaleur disent le lien entre une émotion négative, rarement positive, et l'apparition du symptôme. Certaines ressentent une angoisse au plexus solaire (en plein ventre) en fin de bouffée.

On peut faire appel à des plantes à coumarines, décrites dans cette indication, le mélilot[1], *Melilotus officinalis*, l'aspérule odorante, *Asperula* odorat ; mais aussi ajouter un traitement phytothérapique circulatoire avec un grand nombre de plantes souvent anti-oxydantes, le ginkgo[2], *Ginkgo biloba*, l'hamamelis, *Hamamelis virginiana*...

"légèreté" dans la fabrication des phyto-œstrogènes, pourquoi ne pas les avoir dénoncées avant l'Afssa ? » nous reprochait un confrère allopathe dans la lettre du gynécologue : *Lettre du gynécologue*, Droit de réponse, H. Joyeux, B. Arnal-Schnebelen 304, septembre 2005.

Phyto-hormones, prudence, B. Arnal-Schnebelen, *Vous et votre santé*, n° 71, mai 1999. *Soja, à consommer avec modération*, B. Arnal-Schnebelen, C. Bennetau-Pelissero, Maxi 756, avril 2001. Le soja, B. Arnal-Schnebelen, *Votre Santé*, n° 19, avril 2001. Le soja, aliment, complément alimentaire ou phyto-médicament ? B. Arnal-Schnebelen, *Phytothérapie, de la recherche à la pratique*, n° 12, mai/juin 2001.

ELISA as new methods to measure isoflavones in food and human fluids. Bennetau-Pelissero C., Arnal-Schnebelen B, Lamothe V, Sagne JL, Verbruggen MA, Mathey J, Lavialle O., *Food Chem*, 2003 ; 82 : 645-58.

10 questions sur les phyto-œstrogènes, B. Arnal-Schnebelen, M. Robin, *Sud-Ouest*, novembre 2004.

1. Esberiven, disponible en pharmacie.
2. Tanakan, Ginkogink, disponibles en pharmacie.

Il peut être utile de prescrire diverses substances naturelles décrites dans cette indication : l'artichaut[1], *Cynara scolymus*, le pollen frais de saule[2], *Salix alba*, les omega 3 (huiles de colza, noix, poissons gras), les macérats glycérinés de bourgeons de framboisier, *Rubus idaeus*, de gui, *Viscum album*...

En cas d'échec de toutes les thérapeutiques naturelles, une allopathie de courte durée.

Le recours à d'autres thérapeutiques peut s'avérer nécessaire, tout en conservant toujours un TPHM physiologique. On peut aussi choisir l'allopathie avec des molécules non hormonales : **la bêta-alanine,** en sachant doubler les doses[3], la dihydro-ergocryptine A mésilate + caféine[4], parfois **un antihypertenseur** à petites doses après accord du médecin généraliste, clonidine[5].

Le véralipride (Agréal)[6] : certains usent de ce neuroleptique hyperprolactinémiant sans avertir les patientes des effets secondaires : prise de poids, somnolence, galactorrhée (écoulement de faux lait), troubles neuro-musculaires.

Ce médicament devrait être contre-indiqué chez les femmes ayant un cancer du sein et des seins à risque, il n'en est rien. Officiellement, la prise de ce médicament impose une surveillance mammaire, alors pourquoi le prescrire à une femme atteinte de cancer du sein ? Ce médicament a été retiré du marché en Espagne, en 2005[7].

---

1. Chophytol, Hepanephrol, disponibles en pharmacie.
2. *Ces pollens qui nous soignent*, P. Percie du Sert, Éd. G. Tredaniel, 2002.
3. Abufène, disponible en pharmacie.
4. Vasobral, disponible en pharmacie.
5. Catapressan, disponible en pharmacie.
6. Agréal, disponible en pharmacie : ce médicament impose une surveillance mammaire étroite.
7. « Quand des médicaments ont une balance bénéfices-risques connue depuis longtemps comme défavorable, tels le benfluorex (Mediator) ou le véralipride (Agréal), ils sont retirés du marché. C'est vrai en Espagne. L'Afssaps n'en dit rien, et ils continuent à être vendus en France », *Prescrire,* 2005 ; 25 (264) : 589. Près d'un million de boîtes d'Agréal ont été vendues en 2003 !

L'Afssaps fait actuellement toute une information contre un phyto-œstrogène, le cimicifuga, *Actea racemosa,* pour une suspicion de 2 cas d'hépatites non prouvés. La teinture mère a été retirée du marché, on ne peut plus prescrire que la dilution 1DH : « L'Afssaps a connaissance de 2 cas français d'atteinte hépatique, rapportés chez deux patients ayant reçu respectivement de la teinture mère de

En dernier lieu, on peut associer face au caractère invalidant des symptômes, de la tibolone[1], en informant des effets secondaires : prise de poids, risque augmenté de phlébite et risques de cancer du sein et du corps de l'Utérus. Ce traitement doit être arrêté progressivement avant le 3 ème mois, du fait des risques sur les seins et l'utérus.

Au maximum un THM sera proposé peu de temps pour passer un cap, avec de petites doses de 17 bêta-œstradiol par voie percutanée et de la progestérone semi-synthétique par voie orale ou vaginale, en recherchant la dose minimale associée aux thérapeutiques naturelles. Après quelques mois, il sera possible de tenter d'arrêter progressivement le THM, en s'adaptant à chaque cas.

Les mesures adjuvantes peuvent être parallèles à cette prise en charge phytothérapique. Il est possible de faire appel à diverses thérapeutiques ou techniques : homéopathie, oligothérapie (zinc-nickel-cobalt et zinc-cuivre), vitaminothérapie (E et B12), organothérapie, acupuncture, auriculothérapie, ostéopathie générale et crânienne...

Quelques conseils peuvent être donnés pour limiter les éléments déclencheurs : éviter l'alcool, la caféine, le tabac, certaines épices et apprendre à mieux gérer les stress par relaxation, yoga, sophrologie, hypnothérapie...

La phytothérapie hormonale en cas de sécheresse vulvo-vaginale

– La sécheresse des muqueuses vulvo-vaginale est directement liée à la ménopause, à l'arrêt de la sécrétion œstrogénique.

– Sans traitement, elle ne peut qu'évoluer peu à peu vers une atrophie des muqueuses, une perturbation de l'équilibre de la flore vaginale normale (de Döderlein) et des troubles de l'immunité locale, qui favorisent la colonisation par des germes d'origine intestinale dont le streptocoque B.

Cimicifuga racemosa et un complément alimentaire. Dans ces deux cas, les patients étaient traités par d'autres médicaments connus pour entraîner des perturbations du bilan hépatique. » Les officiels oublient-ils que déjà l'alcool de la teinture mère est un facteur toxique pour le foie ! Qui est toxique, l'alcool ou la plante ?

1. Livial, disponible en pharmacie.

– Ce dernier est récidivant, parfois de façon désespérante. La solution n'est pas de prendre et reprendre des antibiotiques par voie orale (qui peuvent de plus, induire des mycoses) mais d'arriver par le biais du rétablissement de la trophicité des muqueuses, à retrouver une flore de Döderlein qui empêchera la prolifération des flores intestinales pathogènes.

Les conséquences sur la vie de la femme au quotidien sont multiples et peuvent être désagréables et invalidantes, des troubles sexuels jusqu'à l'absence totale de désirs et de plaisir.

Les traitements de la sécheresse vaginale[1] : parmi les hormones allopathiques du THM, la tibolone serait la seule molécule à faire retrouver la libido, l'œstriol par voie orale et les crèmes, comme ovules hormonaux, sont contre-indiqués dans les cancers du sein (c'est marqué sur la notice) et pourtant encore prescrits...

Il est possible par des thérapeutiques naturelles d'obtenir des résultats tout à fait équivalents à ceux du THM et des traitements hormonaux locaux[2]. Il est essentiel de distinguer le traitement de fond de la sécheresse vaginale, des gels utilisés ponctuellement pour améliorer la lubrification lors du rapport sexuel[3].

Nous conseillons fortement des applications légères sur la vulve, d'Huile Biologique de Rose Musquée du Chili (Laboratoire Guéneau). Il y a aussi chez Weleda le mélange d'Huile d'amande douce et d'huile de Rose Musquée.

Le traitement par voie orale au quotidien peut être doublé sous forme de phyto-œstrogènes (dans le cadre du TPHM) ; l'huile d'onagre, *Œnothera biennis*, de bourrache, *Borago officinalis*, de germe de blé, *Triticum sativum* ou les insaponifiables d'huile d'avocat, *Persea gratissima,* de soja, Glycine soja[4], de maïs, Zea maïs[5] qui restaurent le collagène.

---

1. *Les troubles sexuels de la ménopause, place de la phytothérapie*, B. Arnal-Schneleben, C. Esturgie, Phytothérapie (2006) Numéro 1 : 3-8, Springer 2006.

2. *Étude de l'effet hormonal d'un phyto-œstrogène sur la sphère cervico-vaginale,* B. Arnal-Schnebelen, R. Marty, R. Monteil, Cahiers de Biothérapie, 2000 ; 165 : 55-8 ; 166 : 75-80.

3. On voit des femmes complètement atrophiées chez lesquelles un gel lubrifiant et non hydratant a été prescrit, juste pour que le rapport glisse mieux... (un pansement sur une jambe de bois !) Est-ce pour le confort du partenaire seulement ? Quel plaisir pour la femme ? Il faut rétablir une bonne trophicité de la muqueuse, puis appliquer un gel qui n'est parfois, alors, plus nécessaire, pour retrouver du plaisir. Comment une femme aurait-elle envie d'avoir mal ?

4. Piascledine, disponible en pharmacie.

5. Insadol, disponible en pharmacie.

Le traitement par voie locale en usage externe et interne, quotidien[1] : divers produits dont certains contiennent des végétaux adoucissants.

En usage interne, tous les produits peuvent en début d'application entraîner des brûlures (appel d'eau dans les cellules) ; il faut ne pas s'inquiéter mais changer de produit si cela dure ; diverses spécialités sans hormones sous formes de poires ou d'ovules sont sur le marché[2] avec ou sans paraben !

Plus naturellement, il est possible d'introduire dans le vagin, en l'ayant percée au préalable, une capsule d'huile d'onagre, de bourrache ou de germe de blé ou d'instiller, avec des poires à micro-lavements, de l'huile de graines d'argousier... Nous préconisons une composition d'ovules à base d'huiles essentielles[3]. Ces divers traitements s'utilisent en cas d'atrophie importante au quotidien, puis dès amélioration, l'utilisation est bi-hebdomadaire.

Lubrifier et hydrater

On distingue les produits uniquement lubrifiants et ceux qui assurent une double fonction, lubrifiante et hydratante[4]. Cette action nourrissante de la muqueuse ne peut s'obtenir qu'en cas d'usage quotidien. L'utilisation ponctuelle d'un gel lubrifiant, même hydratant, est tout à fait insuffisante pour régler le problème, c'est-à-dire redonner du plaisir et relancer le processus de désir chez la femme ménopausée.

---

1. Dans un geste quotidien après la douche, aussi automatique que de mettre de la crème sur le visage ! : Mucogyne, Monasens, usage externe et interne, Erygine, usage externe, disponibles en pharmacie.

2. Replens, Geliofil, Cicatridine, Phytosoya, Bactigyne, Gynophylus, Myleuca, Prevegyne, disponibles en pharmacie.

3. À conserver au réfrigérateur, Levure de bière vivante 0, 05g, Hydrolat de Calendula officinalis 0,25g, HE Lavandula angustifolia 0,01g, HE Cupressus sempervirens 0,01g, HE Salvia sclarea 0,01g, Witepsol, qsp un ovule de UN gr n° 12, à raison d'un ovule 2 à 3 soirs par semaine. Le pharmacien compétent prépare cet ovule dans un moule à suppositoire pour nourrisson, ce qui fait que cet ovule ne va pas couler et que l'observance va être maximale. Dans cette formulation, la lavande est anti-inflammatoire, cicatrisante, le cyprès œstrogénique et décongestionnant, la sauge œstrogénique. Aucune contre-indication en cas de cancer du sein.

4. Monasens, Taïdo, Saugella gel, Replens, disponibles en pharmacie.

Les gels à utiliser doivent être neutres, sans goût, sans vaseline et hydrophiles, en harmonie avec les sécrétions naturelles de la femme.

L'utilisation de vaseline est une hérésie, car celle-ci est hydrophobe.

Les doses à apporter en phytohormones sont-elles bien connues ? OUI.

– Au Japon et en Chine, la consommation quotidienne est d'environ 40 mg d'isoflavones.

– En Europe, la consommation n'excèderait pas 5 mg par jour.

– À doses pharmacologiques (très élevées), les effets œstrogéniques faibles ou les effets antiœstrogéniques sont supprimés. Une grande consommation est inutile.

Un dosage sanguin des hormones circulantes serait-il utile ? NON.

– Les dosages des taux hormonaux dans le sang ne sont que le reflet des fonctionnements ovariens et de l'hypophyse et des taux des hormones naturelles.

– Le dosage des hormones chez une femme sous THS peut induire en erreur, car il peut faire croire à un taux anormalement bas, alors qu'elle est artificiellement substituée en hormones.

Quelle phytothérapie pour le TPHM (Traitement PhytoHormonal de la Ménopause) ?

– Phyto-œstrogènes + phyto-progestagènes pour mimer le cycle menstruel.

– Prébiotiques + Probiotiques pour l'absorption digestive.

– Les indications dans les phases d'hypo-œstrogénie de la préménopause ; les contre-indications : tout risque formel de cancer du sein, ou K présent.

– La vitesse d'action : rapide sur 7 jours, plus nette sur 15 jours.

– Les résultats tangibles : diminution et/ou cessation des bouffées de chaleur et sueurs + meilleur équilibre psychique + amélioration du tonus physique, du sommeil, de la sécheresse cutanée et vulvo-vaginale, et parfois même de certains troubles génito-urinaires.

La phytothérapie ne fait pas prendre de poids + petite action préventive sur la minéralisation.

– Associée à une alimentation apportant une quantité suffisante de calcium végétal, elle participe efficacement à la prévention de l'ostéoporose.

Quelle phytothérapie hormonale complémentaire en cas de bouffées de chaleur et/ou de sueurs ?

– Ces symptômes peuvent être très invalidants et résister au simple TPHM physiologique, le recours au THM classique n'est toutefois par forcément immédiat.

Les premières mesures

– doubler, voire tripler provisoirement la posologie du TPHM et le modifier dans sa formulation.

– associer d'autres phyto-œstrogènes au TPHM physiologique afin de renforcer son action œstrogénique.

– renforcer le TPHM physiologique par des phyto-progestagènes très anti-gonadotropes (donc qui freinent les « bouffées pulsatiles » d'hormones hypothalamiques, au centre du cerveau[1]) : le gattilier, *Vitex agnus castus* : feuille et fruit – la mélisse, *Melissa officinalis* : feuille.

En cas d'échec des thérapeutiques phyto-hormonales, tout en conservant un TPHM physiologique, instaurer un traitement phytothérapique de l'anxiété.

---

1. **L'anxiété à elle seule peut déclencher une ou des bouffées de chaleur.** Faire croire à la femme que la ménopause est une période épouvantable de sa vie, qu'elle risque de vieillir vite et mal, est un des slogans des laboratoires repris en cœur par certain(e)s spécialistes. Un autre exemple de contre-vérité écrit par une universitaire gynécologue à Paris dans un journal people, *Pleine Vie,* en septembre 2006, pour que les femmes se remettent, nombreuses, au THS : « Il y a sans doute une petite augmentation du risque de cancer du sein, mais faire du sport diminue bien plus ce risque que ne l'augmente le THS. » Pourtant si le sport diminue les risques de cancer du sein, c'est de 18 % à 38 % pour les femmes qui font 5 heures d'activité physique par semaine, tandis que le THS augmente les risques de cancer jusqu'à 40 % ! Quelles femmes aujourd'hui ont une heure d'activité physique, qui les fait transpirer 5 jours par semaine ? **Aucune étude n'a démontré que le sport supprimerait les risques de cancer du sein liés au THS !**

– l'eschscholtzia, *Eschscholtzia californica* : partie aérienne
– la ballote noire, *Ballota nigra* : sommité fleurie
– la passiflore, *Passiflora incarnata* : partie aérienne
– la fumeterre, *Fumaria officinalis* : sommité fleurie
– la valériane, *Valeriana officinalis* : racine

On peut aussi faire appel à des plantes à coumarines :
– le mélilot, *Melilotus officinalis* : sommité fleurie
– l'aspérule odorante, *Asperula odorata* : aspérule odorante

Et ajouter un traitement phytothérapique circulatoire :
– le ginkgo, *Ginkgo biloba* : feuille
– l'*hamamelis*, *Hamamelis virginiana*, : feuille...

Mais aussi prescrire diverses substances naturelles :
– l'artichaut, *Cynara scolymus* : feuille
– le pollen frais de saule, *Salix alba*
– les omega 3 (huiles de colza, noix, poissons gras)
– les macérats glycérinés de bourgeons de framboisier, *Rubus idaeus*, de gui, *Viscum album*.

69

RÉSUMÉ DE L'ACTION DES PHYTOHORMONES EN CANCÉROLOGIE

Les effets *in vitro* dans des cultures cellulaires

On peut résumer les actions anti-cancer des phytohormones en 7 points.

1. Anti-oxydante : effet « antirouille » au niveau de la cellule (par augmentation du carotène plasmatique et de la vitamine C) et anti-radicalaires (lutte contre les radicaux libres qui abîment les cellules). Les phytohormones ont aussi des actions anti-oxydantes en inhibant en partie la peroxydation.

2. Anti-angiogénique, inhibant la microvascularisation, donc l'apport de sang à la tumeur. Les Isoflavones à des taux élevés, doubles de ceux trouvés par la consommation habituelle de soja (10 pmol/l), diminuent de 40 % la vascularisation tumorale en culture. La Génistéïne, à fortes doses, inhibe « in vitro » la prolifération des cellules endothéliales. Elle aurait une action anti-angiogénique, inhibant la vascularisation tumorale et ainsi la progression tumorale.

3. Apoptotique, mort de la cellule cancéreuse qui continuait à se multiplier anormalement. Elle induirait l'apoptose (la mort naturelle) des cellules cancéreuses humaines de cancer du sein, MCF 7 en culture, via le Protéine dite p53. De même chez la souris, la génistéine réduirait le nombre des métastases pulmonaires des mélanomes (tumeurs mélaniques de la peau) induits.

4. Inhibition de l'aromatase responsable de la conversion irréversible des androgènes à 19 carbones en œstrogènes à 18 Carbones dangereux pour la glande mammaire. Les phytohormones ont plusieurs rôles anti-enzymatiques : inhibiteur d'œstrogènes synthétases ou d'aromatases pour des cellules cancéreuses comme pour des cellules normales.

5. Inhibition de la Topo-isomérase de type I et II, de la Tyrosine-kinase et d'autres enzymes impliqués dans la cancérogénèse.

6. Les phyto-homones règlent aussi la cholestérolémie en inhibant la cholesterol 7 alpha hydroxylase, d'où leur rôle hypocholestérolémiant.

7. Action anticarcinogène : les catéchines, flavonoïdes du thé vert et du thé noir, inhibent l'activation d'un puissant carcinogène du tabac, la 4-méthyl nitrosamine. Les lignées cellulaires en culture de tumeurs coliques en présence d'isoflavonoïdes se multiplient moins, mais cela n'a pas été confirmé sur des cellules de cancer colique induit chez le rat.

Les études in vitro, en cultures cellulaires, sont aussi essentielles pour connaître les effets des doses importantes ou très élevées sur les cellules.

À des doses supra-physiologiques – donc nettement supérieures à la normale – on obtient l'inverse d'une protection cellulaire, une stimulation de la croissance tumorale.

Cela est important à savoir, pour éviter de consommer trop de médicaments. En pensant se protéger, on peut faire l'inverse.

C'est d'ailleurs ce qui a été observé dans les études chez les hommes à risque de cancer broncho-pulmonaire qui furent supplémentés largement avec de super doses de vitamines C ou de provitamine A.

Les supplémentations ont eu des effets inverses à ceux qui étaient attendus : une augmentation du nombre des malades atteints de cancer des voies respiratoires.

Les effets des phytohormones *in vivo*, surtout chez l'animal.

– Un rôle protecteur anti-athéromateux. Les phyto-hormones protègent les vaisseaux de leur « *encrassement* ». Dans un type particulier de souris, ils peuvent stimuler l'activité immunitaire, inhiber l'oxydation du LDL cholestérol et ainsi prévenir l'athérome.

– Leurs effets antiœstrogèniques jouent un rôle dans la prévention des cancers hormono-dépendants.

– Au niveau du tube digestif, ils inhibent la formation des acides biliaires 1 et 2 et peuvent ainsi protéger du cancer du côlon. La génistéine diminue les foyers précancéreux, adénomateux du cancer colique, chimiquement induits.

– Chez le rat, l'administration néo-natale de génistéine aurait un rôle préventif dans l'apparition de cancer chimio-induit, avec une augmentation du laps de temps d'apparition du cancer et une diminution de l'incidence et du nombre de cancers.

– Dans les cancers du foie : 2 nmol d'Isoflavones par kilo entraînent la suppression des premiers stades du cancer du foie induit par la di-ethyl-nitrosamine.

Chez l'animal existent des différences entre les espèces. Par exemple, chez le porc, la concentration plasmatique d'équol est, à consommation égale, 10 à 15 fois inférieure à celle des brebis et des vaches. Le porc conjugue, c'est-à-dire métabolise ou utilise moins l'equol que les ruminants.

L'efficacité des phytoœstrogènes n'est donc pas exclusivement sur les glandes hormonales ; elle s'étend en plus au tube digestif, aux maladies cardio-vasculaires, à l'immunité générale.

En 1992 déjà, la FDA américaine considérait le BBI (Bowen Burk Inhibitor), inhibiteur de protéases, isolé à partir du soja. Il s'agit d'un agent de chimiothérapie anticancéreuse, qui jouerait son rôle tant *in vitro* qu'*in vivo*. On soulignait son éventuel rôle préventif anticancéreux, mais aussi dans les maladies cardio-vasculaires.

Ses effets natriurétiques (élimination urinaire du sel) sont à opposer aux effets délétères des œstro-progestatifs artificiels de la pilule et des traitements substitutifs de la ménopause, qui sont des effets anti-natriurétiques. Les femmes le savent, parce qu'elles prennent souvent du poids, du fait d'une nouvelle répartition de l'eau dans leur organisme, qui est mal éliminée.

Deux activités des phytohormones utiles à la ménopause.

1. une activité cellulaire vaginale[1] accrue de 19 % avec une supplémentation en soja, prévenant donc la sécheresse vaginale ;

2. une activité tyrosine-kinase inhibiteur, qui réduit l'activité des ostéoclastes, donc diminue la destruction osseuse, et prévient l'ostéoporose en réduisant l'excrétion modérée de calcium. Un bon point pour prévenir l'ostéoporose.

---

1. Du fait de la modification de l'équilibre hormonal, la ménopause entraîne une atrophie des muqueuses du col et du vagin.

Voyons enfin les effets des phytohormones chez la femme et l'homme

– Une concentration élevée des métabolites des isoflavones est notée dans les urines des femmes consommant du soja et ayant un taux bas de cancers génitaux et mammaires. Quant aux dosages dans le sang de ces femmes, ils sont discordants.

– Les nouveaux-nés nourris au lait de soja ont des concentrations sanguines de Génistéine élevées, 10 fois supérieures à celles qui, chez l'adulte, ont une action hormonale. Chez le nouveau-né, le premier mois, les isoflavones sont absorbés par le tube digestif, restent inactifs et éliminés tels quels dans les urines.

– Dans les cancers du pancréas, on a montré un effet protecteur sur des cultures cellulaires de tumeurs pancréatiques, plus grand pour les cellules provenant de tumeur féminines, que celui observé pour des tumeurs provenant de cellules tumorales masculines. Cela montre que, dans les cancers digestifs, on découvrira des choses intéressantes dans les années à venir.

– On doit distinguer chez les humains 3 types de phytohormones selon leur métabolisation, c'est-à-dire leur devenir.

1. Les phyto-œstrogènes qui se lient aux Récepteurs d'Œstrogène (RE) sont surtout issus du soja, de la réglisse, du trèfle rouge.

2. Les phyto-progestatifs qui se lient aux Récepteurs de Progestérone (PR) sont surtout la réglisse, le thym, le trèfle rouge.

3. Les phyto-androgènes sont moins connus parce que les chercheurs se sont plus intéressés à la femme qu'à l'homme ; mais il est plus que probable que c'est le capital enzymatique de l'homme qui oriente les phytohormones vers les hormones mâles.

Pas de forte doses : les phytohormones des aliments sont prioritaires

Les actions anti-cancer des phytohormones sont en général dépendantes de la quantité apportée. À des doses supra-pharmacologiques, c'est-à-dire énormes, les phytohormones ont des actions négatives sur les organes cibles au niveau desquels elles agissent.

Aussi est-il contre-indiqué de consommer des phytohormones en comprimés à fortes doses, et indispensable de savoir précisément la dose de phytohormone présente dans les médicaments ou pseudomédicaments présentés au grand public.

70

L'INTÉRÊT DU JEÛNE POUR PROTÉGER LES CELLULES SAINES DE LA CHIMIOTHÉRAPIE

Les données ne sont qu'expérimentales, mais elles pourraient être transposées chez l'humain, pour l'aider à supporter mieux les chimiothérapies.

Chez les souris, une étude expérimentale a montré que le jeûne, deux jours avant la chimiothérapie, semble protéger les cellules saines.

Le Pr Valter Longo, de l'Université sud de Californie, a testé un jeûne de 2 jours avant des chimiothérapies à doses élevées délivrées à des souris.

« *Les cellules affamées entrent dans un état proche de la quiescence qui les protègent des effets délétères de nombreuses substances cytotoxiques. Ce phénomène dépend de l'inhibition de voies de signalisation cellulaire qui sont, au contraire, suractivées dans les cellules tumorales.*

L'ensemble de ces données a conduit Longo et son équipe à imaginer que la restriction en nutriments pouvait peut-être protéger les cellules saines, mais pas les cellules cancéreuses, des molécules utilisées en chimiothérapie.

Les chercheurs ont commencé par tester cette hypothèse dans des lignées cellulaires en culture, dérivant de cellules normales ou tumorales, d'origine murines ou humaines. Elles ont été cultivées dans des conditions standard ou dans un milieu appauvri avant d'être mises en contact avec du cyclophosphamide (CP). La dose de CP utilisée conduit à la destruction de 80 % des cellules saines cultivées dans des conditions standard.

L'expérience a confirmé les espoirs de Longo. Les cellules normales affamées ont vu leur résistance au CP multipliée par un facteur 4 (80 % de survie). La restriction en nutriments n'a eu en revanche aucun effet sur la survie des lignées de cellules tumorales. »

Les chercheurs ont alors décidé de tester le protocole *in vivo*, dans le modèle préclinique de la souris.

« *Les animaux ont été affamés pendant 48 heures avant de recevoir une très forte de dose d'étoposide (80 mg/kg, soit plus de deux fois la dose maximale chez l'humain). Le traitement a tué 43 % des souris contrôles nourries normalement, mais une seule des souris préalablement soumises à un jeûne de deux jours (sur les 17 traitées). De plus, si le jeûne préparatoire entraîne une important perte de poids, les souris affamées ont repris leur poids normal dans les quatre jours suivant la chimiothérapie. Chez les animaux contrôles survivants, la chimiothérapie a entraîné au contraire un amaigrissement significatif. Lors d'une dernière série d'expériences, les chercheurs ont utilisé des souris chez lesquelles l'injection de cellules tumorales humaines a conduit au développement d'un neuroblastome métastasé.* »

Là encore, il est apparu qu'un jeûne de 48 heures protège les animaux des effets secondaires de l'étoposide. Dans 50 % des cas, la survie des souris affamées dépasse de 10 à 20 jours celle des souris contrôles. Malheureusement, il semble que la privation de nourriture augmente aussi légèrement la résistance de cellules tumorales.

L'élimination complète des cellules tumorales devrait toutefois pouvoir être obtenue en procédant à plusieurs cycles de chimiothérapie précédés d'un jeûne. »

Le jeûne protège donc les souris contre la chimiothérapie

Les souris ayant été soumises au jeûne survivent tandis que celles qui sont normalement nourries décèdent ou perdent du poids et s'affaiblissent plus vite[1].

Des tests in vitro ont confirmé ces résultats in vivo.

On retrouve l'intérêt du jeûne pour la santé. Il permet de réduire l'apport calorico-azoté utilisé en excès et en priorité par les cellules qui construisent le cancer. Les cellules de la tumeur se comportent comme des voleurs détournant à leur profit les bons nutriments de l'organisme, ceux qui sont en stock et ceux qui lui sont apportés chaque jour.

1. American National Academic of Sciences, mars 2008.

On ne sait pas encore comment le jeûne agit positivement sur les cellules saines : leur mise au repos préalable à la chimiothérapie les rend-elle plus disponibles à la résistance aux drogues de chimiothérapie ?

Il s'agit là d'un nouveau concept en biologie du cancer qui mérite des essais cliniques.

71

LA PHYTOTHÉRAPIE POUR RÉDUIRE LES EFFETS SECONDAIRES DE LA CHIMIO ET DE LA RADIOTHÉRAPIE

Accompagnement des traitements du cancer par la phytothérapie

La place de la phytothérapie, mais aussi des autres médecines alternatives et complémentaires, se situe à plusieurs niveaux : avant la chirurgie, pour la préparer et mieux la supporter ; en accompagnement de la chimiothérapie, de la radiothérapie et de l'hercéptine, pour en atténuer les effets secondaires ; puis pendant plusieurs années, en association avec l'anti-hormonothérapie en vue d'une meilleure tolérance.

Ces thérapeutiques ont aussi eu toute leur utilité avant l'intervention pour préparer aux moments lourds d'anxiété que sont la micro ou la macro-biopsie, l'annonce des résultats de la biopsie, le repérage sans anesthésie juste avant l'opération (l'anesthésie locale par crème est tout à fait programmable) et, enfin, le couperet de la confirmation du diagnostic définitif.

Les médecines alternatives et complémentaires s'intègrent dans la stratégie globale de santé qui doit se mettre en place pour le présent et l'avenir, dès l'annonce de la maladie, afin de tenter d'éviter l'apparition de récidives et de métastases et de prolonger une vie en bonne santé le plus longtemps possible.

Elles relevent alors du domaine de la médecine préventive et doivent être associées, d'une part à l'instauration d'une alimentation de qualité, dans le choix des aliments et du mode de cuisson et de conservation et, d'autre part, à la nécessité, pour l'être touché, de faire un travail intérieur (quel qu'il soit) afin de retrouver sa verticalité par rapport à « sa » maladie et au milieu médical.

L'apport de la phytothérapie et des autres médecines alternatives et complémentaires vient en complément des thérapeutiques allopathiques du cancer[1], dont tous les protocoles doivent être respectés en terme de posologie ou de rythme. Ces traitements naturels peuvent limiter les effets secondaires des thérapeutiques lourdes, souvent responsables de retards et parfois d'arrêt des protocoles, certains en renforçant l'efficacité.

Place de la phytothérapie, avant et après l'intervention chirurgicale.

Une fois le choc passé, soutenir, encadrer, accompagner, aider la femme atteinte à retrouver la foi dans la vie et un meilleur moral, tout cela permettra de mieux aborder la lente remontée, étape par étape, de ce long cauchemar, puis le retour vers la vie... qui continue.

Il y a lieu de proposer très rapidement des plantes anxiolytiques et du sommeil si nécessaire (aubépine, passiflore, mélisse, eschscholtzia, valériane...) à fortes doses parfois, et ce dès les premiers doutes sur le diagnostic et jusqu'à la veille de l'intervention. Elles seront prolongées tant que nécessaire.

Le magnésium en pondéral avec de la vitamine B6, ou en oligo-élément, et les souches homéopathiques de l'émotionnel[2], comme *ignatia, gelsemium, arnica*... vont renforcer leurs actions.

Le grand intérêt de l'homéopathie est qu'il est possible de la donner même lorsqu'on doit rester à jeun. Il suffit de mettre les granules dans un peu d'eau dans un verre, de tremper le doigt et d'humecter le dessous de la langue avec le bout du doigt.

Juste après l'intervention, dès le réveil, un grand nombre de souches homéopathiques permettent un meilleur rétablissement physique et psychologique (opium, arnica, staphysagria, ipeca, nux vomica, chelidonium...) ; certaines seront prolongées plusieurs jours. Des plantes de drainage du foie et de la vésicule biliaire qui seront aussi intéressantes en cours de chimiothérapie (artichaut, *Cynara scolymus*, pissenlit, *Taraxacum dens leonis*, chicorée, *Cichorium*

---

1. Apport des médecines naturelles pour limiter les effets secondaires des chimiothérapies et radiothérapies, Dr E. Menat, *Phytothérapie* (2004), n° 5 : 149-152, Springer.

2. Voir un médecin homéopathe pour une consultation globale sur les constitutions et les diathèses, en sus du symptomatique.

intybus, chrysanthelle, *Chrysanthellum indicum,* fumeterre, *Fumaria officinalis*, chardon marie, *Silybum marianum,* romarin, *Rosmarinus officinalis*...) et des symbiotiques (prébiotiques et probiotiques), sont à démarrer dès que possible pour au moins deux semaines.

Place de la phytothérapie pendant la chimiothérapie

– **La plante de référence est le desmodium, *Desmodium adscendens*[1],** protectrice du foie lors des chimiothérapies. La forme traditionnelle qu'est la décoction[2] est efficace et plus économique. Son goût, pas forcément agréable en phase de nausées, peut faire préférer une forme liquide concentrée d'usage plus aisé. Il est habituel de commencer le desmodium deux jours avant, de le prendre pendant, puis de le poursuivre huit jours après la chimiothérapie.

– **Le gnidia**[3], *Gnidia kraussiana,* sous forme de teinture déterpénée protège les globules blancs, il limite leur chute, suite à la chimiothérapie. On conseille 60 gouttes de teinture, avant ou pendant le repas, durant les dix jours qui précèdent chaque chimiothérapie.

– **Le curcuma**[4], *Curcuma longa,* est une plante très anti-inflammatoire, anti-oxydante. Protectrice cellulaire, elle réduit l'entrée de certaines substances toxiques pour la cellule.

Des éléments scientifiques ont montré une synergie d'action/potentialisation de la curcumine du curcuma et de quatre médicaments de chimiothérapie (gemcitabine, paclitaxel, docetaxel, oxaliplatine). Il est donc possible de prendre du curcuma à dose thérapeutique (une à deux cuillères à soupe de poudre par jour) tout au long de la chimiothérapie avec ces molécules.

---

1. Plante africaine découverte par le Dr Pierre Tubery, http ://tubery.pierre.free.fr Association Solidarité Soutien aux malades, tél. 05 34 25 94 60.

2. 10 grammes dans un litre d'eau, faire bouillir pendant quinze minutes, boire dans la journée, chaud ou froid.

3. Autre plante africaine découverte par le Dr Tubery.

4. Le Curcuma, cours du Pr M. Edeas, président de la SFA, Société Française des Anti-Oxydants, D.U. de phytothérapie, Faculté de médecine Paris 13, 2005. Curcuma-Santé, Effets protecteurs à l'égard des polluants, Effets anti-inflammatoires et anti-mutagènes, État des connaissances scientifiques sur les extraits concentrés, conférence Dr G Gerber, France, 2009. Le curcuma, en prévention du cancer et en accompagnement du traitement, Dr J.L. Mouysset, 2008, www.guerir.frede

Par contre, administrée les mêmes jours de prise que les médicaments de chimiothérapie suivants (camptochécine, doxorubicine, méchloréthamine, cyclophosphamide, vincristine), la curcumine du curcuma est susceptible d'inhiber partiellement leur effet. Hors usage condimentaire, il convient donc de ne pas ingérer de curcuma, à visée thérapeutique, quatre jours avant et quatre jours après les cures de chimiothérapie, avec ces produits notamment, mais aussi par précaution avec tous les autres médicaments de chimiothérapie (hormis gemcitabine, paclitaxel, docetaxel, oxaliplatine).

Petite précaution en cas de prise d'anticoagulants et d'antiplaquettaires, il ne faut pas dépasser 300 mg de curcumine, soit une cuillère à soupe tous les deux jours, pour éviter le cumul d'action antithrombotique et éviter les saignements intempestifs. Il est conseillé de ne pas donner de fortes doses de curcuma à la femme enceinte.

En post-cure

– **la prise de curcuma pourra se poursuivre** à raison de deux cuillères à soupe par jour ou deux gélules de 300mg de curcumine, pendant plusieurs années. En cas de pathologies très inflammatoires, il est possible de prendre jusqu'à quatre cuillères à soupe par jour, soit 1200mg de curcumine.

– **Le poivre,** *Piper nigrum,* contient de la pipérine qui multiplie par vingt l'absorption de la curcumine par l'organisme. Cette molécule est essentielle et le poivre doit être ajouté à la prescription (à raison de 1 %). Il présente de plus, tout comme le desmodium et la chrysantelle, des propriétés protectrices du foie bénéfiques en cas de chimiothérapie.

– Le gingembre, *Zingiber officinalis,* contient une des molécules les plus actives contre les nausées[1]. Associé au poivre, il participerait à une optimisation du métabolisme du curcuma. Il peut être consommé de plusieurs façons : en décoction de rhizome séché concassé, ou en infusion longue de gingembre frais râpé, en gélules d'extrait seul ou en mélange[2], et aussi sous forme de gingembre confit débarrassé du sucre.

---

1. Autre truc efficace contre les nausées, respirer alternativement des huiles essentielles de menthe poivrée et de citron.

2. Dolupérine en pharmacie, associe curcuma, poivre, gingembre, 2 capsules par jour.

– Le pollen frais décongelé de ciste, *Cistus ladaniferus*[1], est un rééquilibrant et un protecteur de la muqueuse et de la flore intestinale que l'on peut associer à un extrait très concentré de propolis[2], sous forme d'unidose ; elle soutient les globules rouges et blancs pendant les chimiothérapies.

L'instauration d'un traitement immunostimulant par des plantes comme l'échinacée, *Echinacea angustifolia,* le ginseng, *Panax ginseng,* la griffe de chat, *Uncaria tometosa*, l'éleuthérocoque, *Acanthopanax senticosus* ou par des champignons comme le reishi *Ganoderma lucidium,* maitaké, *Grifola frondosa,* shiitaké, *Lentinus edodes* peut se faire dès l'annonce de la maladie et se prolonger au moins jusqu'à la fin des traitements lourds de chimiothérapie et de radiothérapie.

Oméga 3, thé vert, ginkgo, *Ginkgo biloba*, vitamines A, E, C, les B sans la B12, zinc, sélénium, magnésium, manganèse, glutathion, L cystéine, L carnithine, cœnzyme Q, lécithine, chlorelle... Il y a tant à proposer en fonction de l'impact spécifique de chaque médicament de chimiothérapie.

La muqueuse et la flore intestinales sont toujours bouleversées par la chimiothérapie.

La L glutamine, nutriment essentiel de la cellule intestinale, chlorophylle magnésienne, ainsi que symbiotiques (prébiotiques et probiotiques) sont à prendre systématiquement dans les dix jours qui suivent chaque chimiothérapie.

Une véritable entreprise de détoxication des cellules du foie doit être entreprise en profondeur, dès la fin de la chimiothérapie, au-delà du simple drainage phytothérapique. Il s'agit d'agir sur les deux phases de détoxication hépatique avec des nutriments spécifiques : la phase 1 au niveau des enzymes à cytochromes P450, la phase 2 au niveau des enzymes des diverses voies de conjugaison (sulfatation,

---

1. Pollenergie www.pollenergie.fr

2. Pollenergie, Propolis extraforte, une actidose trois fois par jour le temps de la chimiothérapie et de la radiothérapie. Nous conseillons aussi ÉNERGIE VITALE qui contient : Miel + Propolis + Gelée royale +Acérola + Papaye + Gingseng à commander directement à APIMAB à Clermont-L'Hérault, tél. 04 67 96 38 14, contact@apimab.com, mailto:contact@apimab.com, un Flacon de 145 g – 1 cuillerée à café pendant 1 mois chaque matin.

glucurono-conjugaison, glutathion-conjugaison, acétylation, aminoacido-conjugaison, méthylation...)[1].

La détoxication du foie, la restauration de l'intégrité de la muqueuse intestinale et de l'équilibre de la flore intestinale sont des clés fondamentales pour la santé présente et à venir. L'assimilation des micro-nutriments et la stimulation d'une grande partie du système immunitaire en dépendent.

Divers autres remèdes naturels peuvent être proposés au cours d'une chimiothérapie :

– L'homéopathie de terrain et symptomatique,

– Les isothérapiques (homéopathiques) des produits injectés permettent de les métaboliser plus rapidement, qu'il s'agisse des médicaments de l'anesthésie ou de chimiothérapie,

– Les RNO : il s'agit de fragments d'ARN de levures qui protègent globules blancs et plaquettes pendant les chimiothérapies,

– L'immunothérapie à doses infinitésimales : elle protège et stimule le système immunitaire[2],

– La sérocytothérapie : jadis remboursés par la sécurité sociale, ces médicaments constitués d'immunoglobulines spécifiques, sont issus de tissus ou d'organes et ont un effet régulateur sur les organes perturbés. Cet effet de régulation est appelé immunomodulation[3],

– L'acupuncture, l'auriculothérapie, l'ostéopathie...

La phytothérapie pendant la radiothérapie

Certains antioxydants comme la vitamine C, le thé vert, le ginkgo, *Ginkgo biloba*, préparé à partir des feuilles jaunes selon un protocole d'extraction spécifique, qui lui confère de plus des propriétés antifibrose, peuvent être pris tout au long de la radiothérapie.

Il semble préférable de conseiller des acides gras alkylglycérols issus d'huile de foie de requin ou d'huile de chimère plutôt que des acides gras polyinsaturés (oméga 6 ou oméga 3) pendant la radiothérapie.

Les alkylglycérols limitent notamment les effets secondaires de la radiothérapie, on les commence un mois avant à raison d'1,5g/j, on

1. Conférences Dr P. Maldiney : Détoxiquer pour survivre, Cancer : approche nutritionnelle et micro-nutritionnelle pratique, France, 2009.

2. *Pratique de l'immunothérapie à doses infinitésimales*, Dr L. Hervieux, Éditions Roger Jollois, 1999.

3. www.serolab.ch/f/prop_pharma.htm

les continue pendant les rayons à 3g/j, puis on les poursuit encore un mois à 1,5g/j.

Les plantes immunostimulantes précédemment citées peuvent être prescrites tout au long de la radiothérapie.

Les huiles de bourrache et d'onagre (oméga 6) aident à la cicatrisation cutanée, une fois la radiothérapie terminée.

Traitements locaux sur le sein et toute la région irradiée

Localement divers protocoles ont prouvé toute leur efficacité, malgré l'interdiction de la majorité des radiothérapeutes de mettre quoi que ce soit sur le sein après irradiation.

L'application d'huile essentielle pure de niaouli, *Melaleuca quinquenervia*[1], immédiatement, puis trois heures après, a largement fait ses preuves.

L'huile essentielle de Niaouli pure (en pharmacie, flacon de 60 ml) est à mettre immédiatement le plus vite possible après chaque séance de rayon et à renouveler 3 h après. L'application doit être large avec la main, épaule comprise et sternum, et cou.

Le gel pur d'aloès, *Aloe vera*, seul ou après l'huile essentielle, ne peut être que réparateur.

Divers autres remèdes naturels peuvent être proposés au cours d'une radiothérapie :

– l'homéopathie avec des souches spécifiques de la radiothérapie et de ses effets secondaires ;

– les 3 acides de Le Foll, dérivés de l'acide acétique par voie générale et locale ;

– le silicium organique par voie générale et locale (ERGYSIL GEL de Nutergia), plutôt après la radiothérapie ;

– des produits locaux à base d'huiles de poisson.

Après les traitements lourds de la chimiothérapie et la radiothérapie

Le médecin adapte la prise en charge naturelle de façon individuelle en fonction des réactions de chaque femme aux anti-hormones, qu'il s'agisse de tamoxifène ou d'anti-aromatases. Trois jours avant et dix jours après chaque injection d'herceptine, on peut proposer des

1. Travaux publiés du Dr AM Giraud-Robert.

probiotiques, des oméga 3, du coenzyme Q10, du curcuma-poivre à raison de 600mg/j.

En post-cure, il nous paraît indispensable de proposer des thérapeutiques au long cours, alternance d'anti-oxydants (végétaux, minéraux, vitamines), d'omega 3, de symbiotiques, de chlorophylle magnésienne, de curcuma-poivre... dans un souci permanent de la qualité de la nutrition.

72

SEVRAGE TABAGIQUE ET PHYTOTHÉRAPIE

De nouvelles compétences médicales avec la « tabacologie »

Le rôle du gynécologue[1], du cancérologue, comme de celui de tout médecin qui ne devrait pas être fumeur, est fondamental : l'ensemble de la clientèle est concernée, de l'adolescence à la ménopause.

La prescription de contraceptifs oraux ou de tout autre traitement hormonal (progestatif, THS ou THM) devrait s'accompagner d'une exhortation à arrêter de fumer et d'une large information :

– sur les risques liés au tabac et à son association aux hormones

– sur les moyens d'arrêter

– sur l'orientation vers des confrères susceptibles d'y aider (phytothérapie[2], homéopathie, acupuncture – méthode Chiapi[3] –, auriculopuncture, hypnothérapie...).

Le tabac interfère sur la ménopause par le biais de l'hypo-œstrogénie qu'il induit

Le tabagisme avance l'âge de la ménopause de 1 à 2 ans, il augmente le risque d'ostéoporose. Associé au THM après la ménopause, il majore fortement le risque d'accident cardio-vasculaire et de cancer du sein.

1. *Le Tabac, une plante qui tue*, B. Arnal-Schnebelen, Vous et votre santé, n° 43, janvier 1997. *La femme et le tabac. Histoire d'une mésalliance*, Dr A. Dollinger, Éd. F.-X. de Guibert.

2. *Arrêter de fumer grâce aux plantes*, F. Gigon, P. Bareau, Éd. Rustica, 2005.

3. *S'arrêter de fumer avec 1 séance d'acupuncture*, Y. Réquéna, Éd. Guy Trédaniel, 2004.

Les risques de pathologies liées au tabagisme passif sont multipliés par 2 ou 3 par rapport aux non-fumeurs.

Les risques de cancer du sein sont d'autant plus grands que le tabagisme est précoce et préalable à une première grossesse.

Le sevrage tabagique

La phytothérapie peut être un des moyens à proposer pour réussir le sevrage.

La dépendance se soigne aussi par un soutien neuropsychique, avec la phytothérapie, par des plantes régulatrices de l'humeur, anxiolytiques, sédatives, dont beaucoup sont aussi spasmolytiques : mélisse, *Melissa officinalis*, passiflore, *Passiflora incarnata*, eschscoltzia, *Eschscholtzia californica*, aubépine, *Crataegus oxyacantha...*

Parfois, si cela est nécessaire, seront prescrites des plantes utiles contre la dépression, millepertuis, *Hypericum perforatum*, griffonia, *Griffonia simplicifolia*.

On y associera le traitement de drainage, général et prolongé, de tous les tissus, tous les organes et les plantes toniques, adaptogènes : avec artichaut, *Cynara scolymus*, romarin, *Rosmarinus officinalis*, frêne, *Fraxinus excelsior*, piloselle, *Hieracium pilosella*, fumeterre, *Fumaria officinalis*, mauve, *Malva sylvestris*.

Les plantes toniques et adaptogènes, ginseng, Panax ginseng, éleuthérocoque, *Acanthopanax senticosus*.

Les plantes toniques sont surtout la gentiane, *Gentiana lutea*, kola, *Cola nitida*, thé vert, *Camelia sinensis*.

L'aide au sevrage

– des cigarettes contenant des plantes autres que le tabac, noisetier, *Corylus avellana,* papaye, *Carica papaya*, menthe poivrée, *Mentha piperita*, eucalyptus, Eucalyptus ssp.

– des plantes dégoûtant du tabac : Valériane, *Valeriana officinalis*, avoine, *Avena sativa*, plantain, *Plantago major*, kudzu, *Pueraria lobata*, maïtaké, *Grifola frondosa*.

Un soutien neuropsychique, par phytothérapie

Un bilan Bionutritionnel de type Iomet[1] sera utile pour repérer les carences éventuelles :

– le traitement des carences (oligo-éléments, vitamines) sera orienté avec notamment des plantes anti-oxydantes, associées à une alimentation anti-oxydante et à la pratique régulière d'une activité sportive ;

– le traitement des carences, notamment en magnésium, en zinc[2] et en vitamines B (levure de bière, *Saccharomyces cerevisiae*) est incontournable, il passe aussi par la prescription à fortes doses de complexes anti-oxydants, associant plantes, minéraux (selenium, zinc, cuivre, manganèse) et vitamines A, C, E ; les proanthocyanidols, extraits du pin, *Pinus pinaster*, du raisin, *Vitis vinifera* sp, la curcumine du curcuma, *Curcuma longa*, sont des molécules anti-oxydantes très puissantes.

Un soutien psychothérapique si besoin, avec la sophrologie, le yoga, et la relaxation.

D'autres thérapeutiques complémentaires : homéopathie, acupuncture, auriculothérapie, hypnothérapie, ostéopathie...

Les plantes de la circulation cérébrale, de la mémoire et de la concentration, ginkgo, *Ginkgo biloba*, petite pervenche, *Vinca minor*.

Une alimentation anti-oxydante et la pratique régulière d'une activité sportive sont au moins aussi importantes que les thérapeutiques proposées.

1 Voir « www.nutergia.fr ».
2. Granions de Zinc, en pharmacie.

73

LES PHYTOHORMONES DANS DES ALIMENTS ANTICANCÉREUX

Les phytohormones ou les produits à action semblable sont présentes surtout dans les légumineuses et les fruits.

Légumineuses : soja, lentilles, haricots, pois chiches

On peut les consommer crus ou germés, après les avoir fait tremper une nuit dans une eau filtrée.

Pour la cuisson, l'idéal est la vapeur douce[1] qui ne dépasse pas 95°C. Elle ne détériore pas les composés à action phytohormonale présents dans l'aliment.

Fruits : Vitamine C et Composés anticancéreux

Les Agrumes : pamplemousse, orange, citron, mandarine. Ils contiennent des quantités importantes de polyphénols, les « flavanones » qui participent aux effets antiscorbutiques de ces fruits. L'hespéridine fut anciennement appelée Vitamine « P » à activité anti-inflammatoire et anticancer.

Ces composés bloquent la croissance des tumeurs en réduisant la capacité de se reproduire et en modulant les systèmes de détoxication des substances cancérigènes. **L'orange** contient près de 200 composés différents dont une soixantaine de polyphénols et plusieurs membres d'une classe de molécules très odorantes, les terpènes.

---

1. *Tout à la vapeur douce*, Christine Bouguet Joyeux, Éd. F.-X. de Guibert, 2005.

Le pamplemousse, contient une molécule, la « desoxybergamottine » qui bloque une enzyme du foie laquelle augmente dans le sang les concentrations des composés anti-cancéreux.

C'est la consommation du « fruit entier » qui est la plus logique pour la santé : « un fruit frais à chaque récré... » dès la petite école.

Les petits fruits, framboise, fraises, myrtilles ont un potentiel anticancéreux

– l'acide Ellagique, molécule anticancéreuse puissante (elle prévient l'activation des substances cancérigènes en toxiques cellulaires mais est aussi un inhibiteur très puissant de 2 protéines cruciales pour le développement des tumeurs VEGF et le PGDF[1]), dans les grains de la framboise (90 %) et la pulpe des fraises (95 %). La variété de fraise « l'authentique d'Orléans », développée au Canada, en contient la plus grande quantité. Les framboises contiennent de l'acide Ellagique[2], comme les fraises, airelles (bleuets, au Canada) et myrtilles, canneberges, noix de pécan, cerises, poires, pommes, kiwis...

– les Anthocyanidines, classe de polyphénols responsables des couleurs rouge, rose, mauve, orange, et bleue des fleurs et fruits ayant une forte activité anti-oxydante[3] (capables d'arrêter la synthèse de l'ADN et donc la croissance des cellules, mais aussi d'inhiber l'angiogénèse par l'intermédiaire de la « Delphinidine », capable elle même d'inhiber l'activité du récepteur au VEGF associé au développement de l'angiogénèse à des concentrations proches de celles atteintes par l'alimentation.)

---

2. VEGF = Vascular Endothélial Growth Factor, PGDF = Platelet Growth Derived Factor.

2. Acide Ellagique en mg/portion de 150g (1 tasse pour les fruits) et 30g pour les noix : Framboises et mûres 22 ; Noix 20 ; Noix de pécan 11 ; Fraises 9 ; Canneberge 1,8 ; bleuets- agrumes-pêches- kiwis-pommes-poires-cerises... moins de 1 (selon USDA National Nutrient Database for standard reference).

3. Activité anti-oxydante de certains fruits et légumes par portion : valeur en unité de pouvoir antioxydant par rapport à un homologue de la vitamine E comme référence standard : Airelle sauvage 13 427 ; Canneberge 8983 ; Mûre 7701 ; Framboise 6058 ; Fraise 5938 ; Pomme 5900 ; Cerise 4873 ; Poire 3172 ; Kiwi 698 ; Fève rouge 13 727 ; cœur d'artichaut 7904 ; Asperge 1480 ; Oignon 1281 ; Patate douce 1195 ; Brocoli 982 ; Laitue 144 ; Tous ces chiffres sont tirés du livre des Dr Richard Béliveau et Denis Gingras, *Les aliments contre le Cancer*, 2006, Éd. Solar.

La malvidine des myrtilles a une forte activité anti-oxydante.

L'airelle (bleuet, au Canada) peut en contenir jusqu'à 500mg/100g. L'apport quotidien peut atteindre 200 mg chez les grands consommateurs de fruits.

– les Proanthocyanidines[1] sont des polyphénols complexes, assemblage de plusieurs unités d'une même molécule : la catéchine.

Elles ont un important pouvoir anti-oxydant[2]. La molécule inhibe la croissance de différentes cellules cancéreuses, notamment celles dérivées du côlon... Elles pourraient contribuer à contenir les micro-tumeurs dans un état latent en les empêchant d'acquérir les vaisseaux nécessaires à leur progression. Elles réduiraient aussi la synthèse des œstrogènes et, ainsi, contrecarreraient les effets néfastes de trop d'œstrogènes.

1. Teneur en Proanthocyanidines en mg/100g : Cannelle 8108 ; Cacao en poudre 1373 ; fève rouge 563 ; noisette 501 ; canneberge 418 ; Bleuet sauvage 329 ; Fraise 145 ; Pomme avec peau 128 ; Raisin 81 ; Vin rouge 62 ; Framboise 30 ; Jus de canneberge 13.

2. Jacques Cartier écrit, en 1535, dans son livre de bord, concernant son équipage : « La bouche devenait si infecte et pourrie par les gencives que toute la chair en tombait, jusqu'à la racine des dents, lesquelles tombaient presque toutes. » Il décrivait ainsi le scorbut ! Domagaya, un Iroquois qui avait accompagné Cartier en France lors de son premier voyage, lui révéla le secret d'une tisane faite à partir de l'écorce et des aiguilles d'un conifère canadien que l'on croit être le *Thuya occidentalis*, le cèdre blanc du Canada. Tous les marins furent rapidement guéris et on sait maintenant que cette guérison « miraculeuse » est due au contenu exceptionnel de cette « tisane » en proanthocyanidines, qui parvint à contrer les effets du manque en vitamine C.

74

CHANGER SES HABITUDES ALIMENTAIRES, VERS LA NUTRITION MÉDITERRANÉENNE OU ASIATIQUE

En Europe, mieux vaut vivre dans le sud : soleil + fruits + légumes + légumineuses + poissons et fruits de mer + vin + huile d'olive...

Soleil et vitamine D

– Les femmes du sud, plus exposées au soleil et à une alimentation méditerranéenne ont moins de risques de cancer du sein que celles du nord, grandes consommatrices de laitages et peu exposées au soleil. La vitamine D est fabriquée par la peau sous l'influence de l'ensoleillement.

– Les liens entre les taux dans le sang de la vitamine D et le stade tumoral du cancer du sein : à un stade peu avancé, les taux circulant de vitamine D (25[OH]D) sont plus élevés que celui des patientes ayant une forme avancée de cancer du sein.

– Quand la pigmentation cutanée est importante, le volume de la lésion cancéreuse mélanique est en général plus faible et les risques de métastases ganglionnaires sont moindres.

– La 1,25(OH)D facilite la différenciation et l'apoptose (mort cellulaire physiologique).

– In vitro, la vitamine D a un effet inhibiteur sur la prolifératrion tumorale.

Promouvoir la nutrition méditerranéenne

– Dans nos régions méditerranéennes, les fruits, les légumes de saison apportent les fibres – nécessaires au fonctionnement équilibré de la flore intestinale –, les minéraux et les oligo-éléments, comme le zinc, le selenium, et les vitamines A, C, E.

– Les antioxydants : le lycopène des tomates, la lutéine de la laitue, les polyphénols du vin rouge, les flavonoïdes du thé...

– L'huile d'olive contient de l'hydroxytyrosol qui est un antioxydant majeur. C'est un polyphénol qui protège la vitamine E contre l'oxydation.

– De plus, l'acide oléique de l'huile d'olive est fort utile pour transporter et fixer le calcium sur l'os. Il joue donc un rôle essentiel dans la prévention de l'ostéoporose.

– Ainsi, vitamine E[1] et polyphénols du vin, comme de l'huile d'olive, protègent les structures lipidiques de la cellule et du sang.

Voici les aliments contenant, pour 100 grammes, le plus de vitamine E :

Noisettes fraiches 22 mg, huile d'olive 9 mg, noix fraiches 5 mg, abricot sec 4,5 mg, kiwi 3 mg, myrtille 2,1 mg, avocat 1,85 mg, mangue 1,8 mg, œuf 1 mg, citron 0,8 mg, raisin 0,7 mg, pêche, poire, pomme 0,5 mg, framboise 0,3 mg, melon 0,1 mg.

La nutrition des pays du nord de l'Europe et de l'Amérique du Nord : les risques de cancer du sein augmentent dans l'assiette

– Une étude publiée en septembre 2006[2] a porté sur le suivi de 38 600 femmes âgées de 55 à 74 ans, entre 1993 et 2001.

– 764 cas de cancer du sein ont été découverts.

– Les plus grosses mangeuses (ration calorique > 2084 Cal/24 h) ont un risque relatif de cancer du sein de 1,25 par rapport aux plus modestes en terme de consommation calorique (< 1316 Cal/24h).

---

1. La consommation de vitamine E à la dose minimum de 50 mg par jour est très utile et conseillée pour éviter les récidives d'accidents cardio-vasculaires après infarctus.

2. Chang SC et coll. : Association of energy intake and energy balance with postmenopausal breast cancer in the prostate, lung, colorectal, and ovarian cancer screening trial, *Cancer Epidemiol Prev* 2006 ; 15 : 334-41.

– Le groupe à ration calorique élevée ayant, en plus, un Indice de masse corporelle élevé et une activité physique faible, a un Risque Relatif (RR) variant entre 1,27 à 3,45 par rapport au groupe sans excès.

Des menus pour la santé[1]

Le petit déjeuner type

2 fruits frais de saison + un grand bol de thé vert, sucré au miel, ou de lait frais pasteurisé ou de lait végétal (châtaignes, noisettes, amandes...) + 2 galettes de sarrasin avec du miel + une poignée fruits secs + un œuf mollet 5 jours par semaine.

– 10 h : un fruit frais + 1 verre d'eau ou jus de fruit frais pressé. En cas d'effort, une poignée de fruits secs.

Repas de midi

– Entrée : une assiette de crudités à l'huile d'olive et au citron.

– Une viande blanche ou poisson ou protéines végétales (légumineuse + céréales complète : riz complet, ou quinoa, petit épeautre, sarrasin..)

– Une viande rouge une à deux fois par semaine, parmi les 14 repas.

– Un légume de saison cuit à la vapeur douce + ½ verre de vin rouge de qualité (100 à 125 ml).

– Dessert : un ou 2 fruits frais de saison.

Goûter : un fruit + 1 verre d'eau ou une grande tasse de thé ou infusion.

Dîner léger

– Une grande salade mixte ou légumes ou soupe de légumes cuits à la vapeur douce + céréale complète ou légumineuse + salade verte, avec fromage de chèvre ou brebis.

---

1. Voir *Guide pratique de Gastronomie familiale, L'art et le Plaisir pour la Santé*, 2e édition, 2009 et *Tout à la Vapeur douce : 100 Nouvelles recettes*, Christine Bouguet Joyeux, Éd. F.-X. de Guibert, 2005.

– Dessert : 1 ou 2 fruits frais de saison + ½ verre de vin rouge de qualité (100 à 125ml).

Pourquoi 4 fois moins de cas de cancer du sein au Japon, par rapport à la France ?

Incidence et mortalité comparées au Japon et en France, par cancer du sein.

– Au Japon, l'incidence du cancer du sein est de 24,3 pour 100 000 femmes.

On comptait en 1997 une population de 125 400 000 personnes et le nombre de femmes décédées de cancer du sein était de 8393.

– En France, l'incidence du cancer du sein est de 90 pour 100 000 femmes. On comptait en 2000 une population de 62 614 000 personnes (Métropole et Outre Mer) et le nombre de femmes décédées de cancer du sein par an était de 11 637 en 2000.

Des habitudes alimentaires et de santé différentes en Asie

– Évidemment, il y a le soja, les poissons, le riz... mais aussi le ginseng[1].

Chez 1 455 Chinoises ayant un cancer du sein, les résultats indiquent que le taux de survie était supérieur chez les femmes qui prenaient régulièrement du ginseng avant que le cancer ne soit diagnostiqué. Aussi, celles qui ont consommé du ginseng après avoir reçu leur diagnostic ont eu une meilleure qualité de vie. Le ginseng asiatique (*Panax ginseng*) peut tonifier l'organisme des personnes fatiguées ou affaiblies, pour rétablir la capacité de travail physique et la concentration intellectuelle, et accélérer la convalescence. Les résultats de quelques études préliminaires indiquent que le ginseng asiatique et son cousin américain (*Panax quinquefolius*) auraient une action modulatrice sur le système immunitaire. Les scientifiques ignorent encore quels sont les mécanismes d'action du ginseng.

– Une consommation faible d'hormones, tant comme pilules que THM.

---

1. *Cui Y, Shu XO, Gao YT, et al. Association of Ginseng Use with Survival and Quality of Life among Breast Cancer Patients, Am J Epidemiol, 2006 Apr 1 ; 163 (7) : 645-53. Epub 2006 Feb 16.*

75

DIX CONSEILS ÉCOLOGIQUES DE PRÉVENTION DU CANCER DU SEIN ET DES RÉCIDIVES

1. « Manger mieux et meilleur »[1] avec une alimentation méditerranéenne et un mode de cuisson qui n'altère pas les aliments : la vapeur douce qui n'excède pas 95°C.

Manger des pommes pourrait aider à lutter contre le cancer, selon les recherches du **Pr. Liu de l'université Cornell d'Ithaca**.

Les pommes contre le cancer du sein

En donnant des morceaux de pomme à des rats, l'équipe du Pr. Liu a constaté un ralentissement de la croissance des adénocarcinomes, des tumeurs malignes qui représentent la plus forte cause de décès dans les cas de cancer du sein. Plus les rats mangeaient de pommes, plus la croissance de la tumeur ralentissait. Le Pr. Liu explique : « *Nous avons non seulement observé que les animaux traités avaient moins de tumeurs, mais aussi que les tumeurs étaient plus petites, moins malignes et croissaient moins vite par rapport aux tumeurs des animaux non-traités. 81 % des rats n'ayant pas reçu de pommes souffraient d'une croissance rapide des tumeurs, ce chiffre atteignant 57 % pour les rats recevant une pomme par jour et seulement 23 % pour les rats recevant six pommes par jour. Cette étude* ***pourrait montrer l'importance des éléments chimiques végétaux, comme les flavonoïdes ou les phénols, dont le « potentiel antioxydant et les activités antiprolifératives » jouent un rôle non négli-***

1. Voir, pour tous les aspects pratiques de ce mode d'alimentation, le livre de Christine Bouguet-Joyeux, *Guide pratique de gastronomie familiale*, Éd. F.-X. de Guibert, 2e édition, 2009.

***geable dans les cellules de l'organisme. Les pommes sont une source majeure de flavonoïdes**, comme les oranges, raisins, fraises, prunes et bananes.* »

2. Consommer des acides gras essentiels avec poissons et fruits de mer. Comme l'indique le Dr Chantal Thomas, gynécologue-nutrithérapeute, dans son excellent mémoire sur ce thème : dans certaines lignées de cancer du sein, les oméga 3 sont capables d'augmenter la quantité d'ARNm des gènes suppresseurs de tumeur BRCA1 et BRCA2, alors que les AGPI n-6 sont sans effet (Bernard-Gallon *et al.*, 2002). En revanche, la quantité des protéines BRCA1 et BRCA2 n'est pas modifiée (Bardon *et al.*, 2005).

On voit bien, ainsi, que la nutrition peut protéger d'une expression génétique délétère. C'est l'épigénétique au service de la génétique. L'inverse est évidemment aussi vrai.

Chantal Thomas apporte une preuve supplémentaire de la littérature scientifique : « Les cellules tumorales ont besoin d'un apport nutritionnel important et la néovascularisation joue un rôle clé dans la pathologie tumorale et métastasique. Les oméga 3 exercent des effets négatifs vis-à-vis de la progression tumorale, qui sont associés à une diminution de l'angiogenèse dans le cancer du sein (Rose *et al.*, 1999, Hardman *et al.*, 2002). Parmi les facteurs angiogéniques qui facilitent la prolifération des cellules endothéliales se trouvent les eicosanoïdes ». De plus, « les AGPI peuvent moduler l'activité des protéines kinases C, modulant ainsi la synthèse des protéines régulatrices du cycle cellulaire et de l'apoptose, de facteurs angiogéniques ou d'oncosuppresseurs tels BRCA1 et 2 (Bernard-Gallon 2002) ».

Contenu en mg des acides gras EPA et DHA des poissons
(pour une portion de 100 g de poisson cru)

Poissons	EPA	DHA	TOTAL
Maquereau de l'Atlantique	900	1 600	2 500 mg
Hareng de l'Atlantique	700	900	1 600 mg
Saumon de l'Atlantique	300	900	1 200 mg
Crevette	200	100	300 mg
Limande	100	100	200 mg
Eglefin	100	100	200 mg
Espadon	100	100	200 mg
Thon	100	400	500 mg

J. Am. Diet. Assoc., 1986, 86 : 788.

Les autres données sont moins probantes selon les modes de conservation et cuisson :

Teneur en oméga-3 chez les poissons et les crustacés
(Les quantités sont en grammes pour un morceau de 100 g)

Saumon, Atlantique, élevage, cuisiné, chaleur sèche	1,8
Anchois, Européen, conservé dans de l'huile, égoutté	1,7
Sardine, Pacifique, conservée dans de la sauce tomate, égouttée avec les arêtes	1,4
Hareng, Atlantique, salé	1,2
Maquereau, Atlantique, cuisiné, chaleur sèche	1,0
Truite, arc-en-ciel, élevage, cuisinée, chaleur sèche	1,0
Espadon, cuisiné, chaleur sèche	0,7
Thon, blanc, mis en boîte avec de l'eau, arêtes égouttées	0,7
Lieu noir, Atlantique, cuisiné, chaleur sèche	0,5
Poissons plats (flets et soles), cuisiné, chaleur sèche	0,4
Flétan, Atlantique et Pacifique, cuisiné, chaleur sèche	0,4
Haddock, cuisiné, chaleur sèche	0,2
Morue, Atlantique, cuisinée, chaleur sèche	0,1

Dans les fruits de mer, les oméga 3 sont présents mais en quantité moindre :

Moule, bleue, cuisinée, à la vapeur	0,7g/100 g
Huître, orientale, sauvage, cuisinée, chaleur sèche	0,5
Coquille Saint Jacques, espèces diverses, cuisinée, chaleur sèche	0,3
Clams et palourdes, espèces diverses, cuisinées, à la vapeur	0,2
Crevette, espèces diverses, cuisinée, à la vapeur	0,3

USDA Nutrient Database for Standard Reference.

3. La première grossesse est conseillée avant 28 ans, particulièrement autour de 26 ans. La moyenne, en 2001, est de 29,3 ans pour attendre son premier enfant et 31 ans en région parisienne. En 1980, c'était 26,8 ans. Aujourd'hui, on nous parle de grossesse à 60 ans, avec les techniques in vitro... Allaiter pendant au moins trois mois, 6 mois c'est mieux. Cela ne fait pas plaisir aux fabricants de lait, mais c'est une fonction écologique, qui n'a jamais abîmé le sein, et qui donne les meilleurs nutriments à l'enfant.

4. Allaitement maternel si possible pendant 6 mois (ce qui est recommandé par l'OMS), au minimum 3 mois avec prise en charge de ce choix de santé pour la mère et l'enfant par la Sécurité sociale.

5. Éviter les contraceptifs oraux avant une première grossesse. Cela pose le problème de contraception de la jeune fille.

Les publicités pour le préservatif devraient responsabiliser les garçons. Si l'on a inventé le préservatif féminin, c'est peut-être parce qu'on n'avait pas tout à fait confiance dans le masculin. Alors peut-être que masculin + féminin, cela permet d'obtenir 100 % d'efficacité. C'est dans tous les cas moins dangereux que les hormones. Il faut donc promouvoir une contraception non hormonale. Les laboratoires pharmaceutiques et certains lobbies féministes ne vont pas dans le même sens, mais il n'est pas certain que ce soit dans tous les cas dans l'intérêt des femmes.

6. Remplacer toutes les hormones synthétiques par des phytohormones de l'alimentation, en particulier à la ménopause, comme alternative aux traitements substitutifs. Les compléments alimentaires sous forme de médicaments peuvent être utiles peu de temps. Les phytohormones ont aussi un rôle encore mal défini dans la prévention d'autres cancers comme la prostate, le côlon ou le pancréas.

Voilà ce qui est écrit sur un site Internet, fin 2006, sur le cancer du sein, destiné à pousser les femmes à poursuivre les prises d'hormones sans dangers réels. « *On a longtemps suspecté que l'utilisation de la pilule pouvait augmenter le risque d'apparition du cancer du sein. Pendant de nombreuses années, la littérature scientifique s'est voulue rassurante. Il semblerait maintenant que la pilule majorerait légèrement les risques si elle est prise très tôt, plus de 5 ans avant une première grossesse menée à terme et pendant très longtemps. Cependant les scientifiques considèrent que la hausse du risque est très faible, voire négligeable. La controverse liée aux traitements de substitution hormonaux fait suite à une étude américaine publiée en février dernier. Celle-ci accusait les traitements de substitution à base d'œstrogènes et de progestérone, délivrés pour soigner les effets de la ménopause, d'augmenter le risque de cancers du sein. Néanmoins, de nombreux chercheurs critiquent les conclusions de cette étude : selon eux, les femmes qui prennent un traitement sont mieux suivies médicalement et donc mieux dépistées.* »

Quand *Business oblige*, la Santé publique devient secondaire !

Ces conseils liés à l'alimentation rejoignent les conseils des anciens : pour Hippocrate, 500 ans avant JC : « *Que ton aliment soit ton médicament* » et, plus récemment, le célèbre biologiste, Jean Rostand : « *Tout menu de qualité devient une ordonnance* ».

7. Ne pas fumer plus de 2 à 5 cigarettes par jour. Si on dit aux jeunes de ne pas fumer, leur esprit de contradiction les poussera à fumer. Dites-leur : « Fumez deux à cinq cigarettes par jour », et ils diront : « Je ne veux pas fumer ». Il s'agit donc de réduire le tabagisme actif comme passif au strict minimum, l'idéal étant de le stopper. Le tabagisme constitue une double raison de dépistage, du cancer du sein et du cancer du poumon[1].

8. Une activité sportive trois fois par semaine. C'est très important. Il est démontré que la femme qui a une activité physique régulière diminue sa masse grasse, et augmente sa masse maigre (musculaire). D'où la réduction des risques de cancer du sein. On sait, en effet, que la masse grasse en excès a des effets hormonaux délétères, en particulier au niveau du sein.

9. Consommer moins et moins longtemps les médicaments de l'anxiété ou de la déprime qui, à la longue, peuvent avoir des effets délétères sur les glandes mammaires, surtout si a été associée, simultanément ou non, la prise d'œstrogènes pour quelque raison que ce soit.

10. Proscrire tout type d'addiction : alcools forts et/ou drogues de quelque nature qu'elle soit. Tous ont des effets immunosuppresseurs par l'intermédiaire de la sucharge métabolique du foie. De plus l'alcool en excès se stocke sous forme de gras, tant dans le foie que dans les réserves de graisses et nombreuses sont les drogues qui, étant lipophiles, se fixent tant sur le système nerveux central ou périphérique que sur les graisses de réserve.

1. Chez 33 000 personnes à risque, enrôlées dans un programme de dépistage en 1993, par scanner spiralé à faible dose d'irradiation (moins de 200 €), on a découvert 484 cas de cancer du poumon, 85 % au stade I. Après résection chirurgicale, le taux de survie à 10 ans est près de 90 %. *New England Journal of Medicine,* 26 octobre 2006, pp. 1763-1822.

76

LE MEILLEUR CHOIX POUR LES LAITAGES : CHÈVRES ET BREBIS, ET « LAITS » VÉGÉTAUX

Les publicités actuelles avec les laitages ont un intérêt d'abord marketing

La France fabrique chaque année 24,4 milliards de litres de lait[1].

Pour faire consommer toujours plus, 3 idées fausses sont véhiculées par les médias :

– pas de calcium pour la croissance et la masse osseuse sans laitages !

– la prévention de l'ostéoporose, c'est « laitages d'abord » !

– les laitages neutralisent l'acidité de l'estomac !

Les allégations santé trompent souvent le grand public et n'ont qu'un seul but : accroître la consommation.

– « *J'ai réussi à faire manger des fruits à mon fils avec un yaourt au fruits* » ;

– « *J'ai reéquilibré ma flore digestive avec les ferments lactiques du yaourt...* » ;

– « *J'ai amélioré mon ostéodensitométrie, et réduit mes risques de fractures vertébrales grâce à un laitage supplémentaire...* » ;

– « *Pour des yaourts qui donnent la pêche tout de suite, moins cher...* » ;

– « *Sans produits laitiers, il serait impossible de couvrir ses besoins en calcium...* » ;

---

1. En France, au niveau règlementaire, « la dénomination "lait" sans indication de l'espèce animale de provenance, est réservée au lait de vache. Tout lait provenant d'une femelle laitière autre que la vache doit être désigné par la dénomination "lait" suivie de l'indication de l'espèce animale dont il provient : "lait de chèvre", "lait de brebis", "lait d'ânesse" ».

– « *Femme enceinte, du calcium pour 2... ; construire des os en béton* » ;

– « *Le calcium laitier est incontournable pour l'entretien de la construction osseuse tout au long de notre vie...* »

Les dangers des laitages de vache consommés en excès sont de plus en plus fréquents

– Chez l'enfant : problèmes de reflux, d'acidité gastrique et d'infections ORL à répétition (otites, rhinites, angines...) + surpoids et prédiabète, du fait des consommations de boissons sucrées associées... + barres chocolatées...

– **Chez l'adolescent :** taille supérieure à la normale et surpoids jusqu'à l'obésité ; fatigue chronique ; puberté précoce..., car les facteurs de croissance IGF, TGF et EGF destinés au veau et non à l'humain sont consommés en excès.

– **Chez l'adulte :**

• **surpoids et diabète** + arthrose douloureuse des grosses articulations (vertèbres, hanches, genoux) et des extrémités des doigts de mains et pieds, et poussées de polyarthrite...

• **fatigue chronique, fibromyalgie...**

• **augmentation reconnue des risques de cancer du sein et de la prostate[1].**

On voit de plus en plus de couples « cancéreux », la femme étant atteinte plus précocément que l'homme, du fait de ses fortes consommations hormonales... L'augmentation considérable du nombre de cas d'hommes atteints de cancer de la prostate est inquiétante, d'autant plus que s'y associe un fort rajeunissement de la population, dès 50 ans. Le contrôle annuel des taux de PSA doit entrer dans la pratique courante dès 45 ans.

Il y a trente ans, le cancer de la prostate faisait partie des cancers du vieillissement. Il était surtout observé chez les hommes très âgés.

---

1. Milk Consumption is a Risk Factor for Prostate Cancer : Meta-Analysis of Case-Control Studies*Nutrition and cancer* 48(1) : 22-27, 2004, L. Q. Qin, J. Y. Xu, P. Y. Wang, T. Kaneko, K. Hoshi, A. Sato. Mais aussi : « Dairy products, calcium and phosphorus intake, and the risk of prostate cancer : results of the French prospective SU.VI.MAX (Supplementation en Vitamines et Mineraux Antioxydants) study ». Br J Nutr. 2006 Mar ; 95(3) : 539-45. Kesse E, Bertrais S, Astorg P, Jaouen A, Arnault N, Galan P, Hercberg S.

Aujourd'hui, le rajeunissement des hommes atteints a permis de mettre en cause les modes de vie en particulier tabagisme (même peu important) et mauvaises habitudes alimentaires, dont le trop sucré, le trop gras, le trop alcoolisé et, de plus en plus, les facteurs de croissance.

L'intérêt des laits végétaux comme alternative aux laits animaux

Composition des laits végétaux
– Pour 100 g –
Diluer 1 à 2 c à soupe dans 100 ml d'eau
Nourrissons : 3 c à café pour 100 ml d'eau

Lait de	**Châtaignes**	**Amandes**	**Noisettes**	**Soja**[1]
Protéines	7,6 g	14,6 g	12,5 g	16,6 g
Glucides	79,11 g	60,5 g	67,0 g	58,0 g
Lipides	4,6g (ol, linol)	13,5 g	13,5 g	8,6 g
AG Saturés	2,2 g	0,9 g	0,7 g	1,6 g
AGMI	4,6 g	8,8 g	9,1 g	1,7 g
AGPI	1,6 g	3,8 g	3,7 g	5,3 g
Vit A	0 30 μg	50 μg		
Vit E	1,2 mg	10 mg	9,0 mg	
Vit B2	0,2 mg	250 μg		
Vit B12	0,05 mg			
Minéraux				
Sodium	0,27 g	0,05 g	0,02 g	0,2 g
Calcium	33 mg	200 mg	160 mg	10 mg
Phosphore	80 mg	350 mg	210 mg	
Fer	1,3 mg			
Fibres	4,1 g	3,3 g	2,9 g	4,8 g
Phyto-œstrogènes				18-47 mg
Val. énergétique	391 cal	550 cal	410 cal	371 cal

AGMI = Acides Gras Mono-Insaturé = Acide Oléique.
AGPI = Acides Gras Poly-Insaturés.

1. Mendez MA, Anthony MS, Arab L. Soy-based formulae and infant growth and development : a review. J Nutr 2002 ; 132 : 2127-2130.

Les préparations d'origine totalement végétale, ne contiennent ni lactose, ni gluten, ni cholestérol, et sont une alternative nutritionnelle très intéressante dans les intolérances aux produits laitiers d'origine animale qui ont des conséquences digestives, intestinales, articulaires, dermatologiques ou ORL.

Tableau comparatif des compositions des différents laits les plus utilisés[1]

Comp°/100g	**Lait femme**	**Lait chèvre**	**Lait brebis**	**Lait vache**
calories	68,4	63,7	**103**	64
Azote total-g	0,14	0,5	0,88	0,5
protéines g	1,1	3,2	**5**	3,2
glucides g	7	4,4	5	4,7
lipides totaux	4	3,7	**7**	3,6
cholestérol mg	18	**11**	**11**	13
AGn-3 %AGT	1,5	**8,58**	**1,09**	?
AGn-6 %AGT	14,04	3,72	5,29	?
AGE tot %AGT	15,27	4,58	**6,2**	3,6
AG sat %AGT	47,52	67,78	**65,32**	64,1
rétinol	47	40	**50**	41
vit A-_c μg %	35,8	traces	**5**	24
vit D μg %	0,04	0,06	0,2	0,055
vit E μg %	0,33	0,04	**0,11**	0,08
vit C mg %	4,9	1	**4**	1,4
vit K μg %	0,4	–	?	2,3
folates B9μg %	7	1	**6**	5
Na mg %	20	40	**45**	45
Mg mg %	4	13	**17**	11
P mg %	15	97	**147**	92
K mg %	54	192	**137**	150
Ca mg %	33	126	**190**	120
Fe tot mg %	0,06	0,06	**0,1**	0,05
Iode μg %	10	8	**10**	8
Selenium	2	2	**3**	3

1. *Guide pratique de Gastronomie familiale*, Christine Bouguet Joyeux, Éd. F.-X. de Guibert, 2008.

Comparaison de la composition pour 1l des laits de vache, de brebis, de chèvres par rapport au lait humain

	Miné-raux	**Glu-cides**	**Pro-téines**	**Graisses**	**facteurs de croissance***		
					IGF	**EGF**	**TGF**
Lait de Mère	3g	65-70g	12-14g	35-40g	?	?	?
Lait de Vache	8-10g	45-50g	30-35g	40-45g	?	?	?
Lait de Chèvre	8-10g	40-45g	35-40g	40-45g	?	?	?
Lait de Brebis	10-12g	45-50g	55-60g	70-75g	?	?	?
Lait de jument	3-5g	60-65g	20-22g	10-15g	?	?	?

* Les taux des différents facteurs de croissance sont mal connus dans les différents laits et produits laitiers. Chaque IGF, EGF et TGF correspond à une famille de facteurs de croissance. On sait seulement que le lait cru en contient le plus et que le fait de le conditionner modifie sa composition. Le faire bouillir réduit au maximum le taux des facteurs de croissance, tandis que l'Ultra Haute Température le réduit à minima.

La concentration en TGF-β1 du lait cru non bouilli (destiné au veau) est de 6 420 ± 52,9 pg/ml. L'ébullition a provoqué une baisse considérable de ce taux à 302,7 ± 50,59 pg/ml (p « 0,05).

Face aux inquiétudes du grand public et des familles que nous représentons, nous avons demandé, dès 2008, à la Direction Générale de l'Alimentation (DGAL), les taux de ces facteurs dans les différents produits laitiers. Nous sommes en attente.

77

LES APPORTS EN CALCIUM SANS LAITAGES

Le métabolisme du calcium dans l'organisme

– **Notre corps élimine** en moyenne 500 mg de calcium osseux par jour.

On retrouve 99 % du calcium dans les os et 1 % dans le sang. Le calcium aide à la prévention de l'ostéoporose. Les besoins en calcium après 50 ans sont de 1 200 mg par jour, et de 1 500 mg par jour en cas d'ostéoporose.

La Biodisponibilité

Elle représente la quantité d'un élément nutritif de source alimentaire qui est **absorbée** et **utilisée** par l'organisme

– **L'assimilation du calcium laitier animal** atteint un taux record de 30 à 35 %.

– **L'assimilation du calcium végétal** est nettement supérieure pour des végétaux fortement consommés quand ils ne sont pas captés par les phytates et oxalates, eux-mêmes présents dans les végétaux, qui empêchent l'absorption digestive.

Le calcium des épinards une fois cuits n'est absorbé que pour 5 %, soit 6 mg, alors qu'ils en contiennent 100 mg pour 100 g.

Voici les niveaux d'aborption du calcium qui sont supérieurs à ceux des laitages animaux, quand les végétaux sont consommés crus ou cuits à la vapeur douce :

Radis cru 74 % ; cresson frais 67 % ; choux de Bruxelles 64 % ; rutabaga 61 % ; choux vert 59 % ; brocolis 53 % ; feuilles de navet 52 %.

Évidemment le nombre de rations de ces végétaux à consommer est supérieur à une ration d'un quart de litre de lait qui apporte

315 mg de calcium, dont 32 % est absorbé, soit 101mg. Elles sont respectivement, en suivant l'ordre des végétaux cités, de 9 ; 6,6 ; 5,3 ; 3,9 ; 1,8 ; 4 et 1,8.

Comment consommer du calcium sans trop de produits laitiers ?

630 mg de Calcium dans 100 g d'orties
290 mg de Calcium dans 100 g de sardines fraîches
250 mg de Calcium dans 100 g d'amandes
255 mg de Calcium dans 100 g de Soja en grain
200 mg de Calcium dans 100 g de persil frais
200 mg de Calcium dans 100 g de crevettes
175 mg de Calcium dans 100 g de noix et noisettes
165 mg de Calcium dans 100 g de pissenlis
160 mg de Calcium dans 100 g de cresson
160 mg de Calcium dans 100 g de figues sèches
140 mg de Calcium dans 100 g de jaune d'œuf
100 mg de Calcium dans 100 g d'olives vertes
104 mg de Calcium dans 100 g d'épinards
100 mg de Calcium dans 100 g d'endives
60 mg de Calcium dans 100 g figue fraîche
55 mg de Calcium dans 100 g d'abricot sec
50 mg de Calcium dans 100 g de brocolis frais
40 mg de Calcium dans 100 g d'orange
19 mg de Calcium dans 100 g de pamplemousse
16 mg de Calcium dans 100 g d'abricot
14 mg de Calcium dans 100 g de coing
4 mg de Calcium dans 100 g de pomme

Il y a évidemment plus de calcium dans tous les fromages et laitages, mais il est moins biodisponible que le calcium végétal.

– **Vache :** 1000 mg de Ca dans 100 g de Gruyère
– **Brebis :** 700 mg de Ca dans 100 g de Roquefort. Dans nos études de recherche[1], nous avons pu démontrer que le Roquefort

1. Projet ABARAC que j'ai dirigé avec le Docteur Mariette Gerber, mené en coopération avec l'Inserm à l'Institut du Cancer de Montpellier, visant à comparer les qualités nutritionnelles de 20 aliments provenant des 3 procédures culturales : Agriculture Biologique AB, Agriculture Raisonnée AR et Agriculture Conventionnelle AC (voir notre site www.professeurjoyeux.com).

labellisé AB, c'est-à-dire provenant de lait de brebis de l'Agriculture Biologique, contient presque deux fois plus de calcium que celui provenant des laits de brebis élévées en Agriculture Conventionnelle (AC).

– **Chèvre :** 190 mg de Ca dans 100 g de fromage.

Soulignons ce que nos travaux ont permis de démontrer. Les fromages de chèvres AB contiennent en moyenne deux fois plus d'Acide Gras essentiel (alpha-linolénique) que les fromages de chèvres provenant de l'Agriculture Conventionnelle.

Sont aussi utiles les aliments riches en Bore

– Le bore est un minéral qui réduit l'élimination du calcium et du magnésium. Il aide aussi indirectement à soulager les **bouffées de chaleur**.

– Les excellentes sources de bore sont : l'avocat, la pruneau frais, la pêche, le jus de pruneau, les raisins secs, les haricots rouges cuits, les pois chiches, les lentilles et les noisettes. Il y en a, à un moindre degré, dans les raisins rouges-noirs, les poires, les prunes, les dattes et les amandes...

78

VITAMINE D
ET PRÉVENTION DES CANCERS DU SEIN

La vitamine D et le calcium sont conjointement responsables de la santé du squelette

Elle favorise non seulement l'absorption du calcium, mais aussi une meilleure rétention de celui-ci par le système osseux et une meilleure utilisation. Sans vitamine D, seulement 10 à 15 % du calcium et 60 % du phosphore sont absorbés.

Qu'est-ce que la Vitamine D[1] ?

Sous la dénomination de vitamine D ou vitamine anti-rachitique, existent plusieurs molécules liposolubles, dont deux molécules principales :

– une d'origine végétale appelée vitamine D2 ou ergocalciférol (C28H44O) ;

– une d'origine animale appelée vitamine D3 ou cholécalciférol (C27H44O).

Une Unité Internationale (UI) correspond à l'activité de 0,025 mcg d'ergocalciférol irradié, soit 1mcg = 40 UI.

Sous la forme de vitamine D3, c'est la forme qui a la meilleure biodisponibilité, permettant une meilleure synthèse de 25(OH)D ou Calcifédiol. Elle est synthétisée par l'être humain.

---

1. Nous remercions Brigitte Houssin-Aranda et Sophie Dominguez pour leur excellent mémoire pour l'obtention du DIU de Alimentation-Santé et Micronutrition, à Dijon en 2007.

L'importance des conséquences de sa déficience a été mise en exergue avec la découverte des récepteurs de la vitamine D (VDR).

Sa synthèse

Elle se fait à partir du cholestérol endogène sous l'action des rayons UV, d'une longueur d'onde allant de 290 à 310 nm dans les couches les plus profondes de l'épiderme, *le stratum spinosum* et *le stratum basal* qui se situent en dessous de la couche où a lieu la synthèse de la mélanine, pigment protecteur contre les UV du soleil (attention à l'excès de crème solaire).

Son dosage

Comme le 25(OH)D3 est le métabolite circulant le plus abondant, le plus stable, et celui qui représente le mieux le point de passage obligé du métabolisme de la vit D au niveau du foie, son dosage sert à mesurer le statut en Vit D.

Elle est aussi apportée dans l'alimentation par les céréales, les champignons, les levures, les algues fraîches, mais surtout :

	UI de vitamine D pour 100 g
Huile de foie de morue	10 000-30 000
Huile de foie de morue officinale	8 500
Huile de foie de thon	200 000-600 000
Huile de foie de flétan	**2 000 000-4 000 000**
Poissons gras	300-1 000
Saumon cuit	360
Maquereau cuit	350
Sardine en conserve dans l'huile	300
Foie de bœuf cuit	30
Beurre	60
Fromage	20
Lait	4-20
1 c. à soupe de Margarine (enrichie en vitamine D)	60
Jaune d'œuf	160-400

Une alimentation strictement végétarienne, non accompagnée d'une exposition solaire adéquate et d'une complémentation par huile de foie de flétan ou de morue, est un terrain de prédilection pour la déficience ou la carence en vitamine D.

Les besoins en vitamine D sont de 400 UI par jour après 50 ans, et de 600 UI après 70 ans. En cas d'ostéoporose, les besoins atteignent 800 UI par jour.

Dosages dans le sang

C'est le taux plasmatique de 25(OH)D (forme biologiquement inactive) qui a été reconnu comme indicateur de l'évaluation du statut en vitamine D. Ce taux reflète le niveau de stockage à partir des apports et de la synthèse de la vitamine D. Les résultats sont exprimés en nanomoles par litre (nmol/l) ou en microgrammes par millilitre (mcg/ml), avec un rapport de 2,5 entre les deux mesures. Par exemple, 80 nmol/l sont équivalentes à 32 mcg/ml. Les nmol/l sont plus fréquemment utilisées dans la littérature.

Les normes qui ont été modifiées en avril 2007 ont fait l'objet d'un consensus, sauf pour le niveau haut des concentrations souhaitables.

– Carence, aussi appelée déficience : 25(OH)D < 25 nmol/l (10 mcg/ml)

– Insuffisance : 25(OH)D entre 25-75 nmol/l (10-30 mcg/ml)

– Concentrations souhaitables ou valeurs de référence : 25(OH)D entre 30 et 70 – 100 nmol/l (80 ou 200 – 250 mcg/ml)

La complémentation en vitamine D3

Elle est indispensable dans les pays peu ensoleillés.

– 700 à 800 UI/jour, ou 100 000 UI tous les 4 mois, d'apport en vitamine D2 ou D3, permettent de diminuer de 25 % le risque de fracture de hanche du sujet âgé (60 ans et +).

La supplémentation orale de vitamine D réduit le risque de fracture quand une supplémentation en calcium est aussi réalisée. D'où l'importance du rôle conjoint du calcium et de la vitamine D.

Le rôle de la vitamine D dans la prévention du cancer du sein

Chez l'animal et in vitro

Sur le modèle animal (rat), le calcitriol ou ses analogues réduisent l'importance, la taille et la durée de développement de tumeur mammaire[1]. Le calcitriol intervient dans la régulation de la différenciation cellulaire chez l'animal, et sur l'inhibition de la prolifération cellulaire et l'induction de l'apoptose sur des cultures cellulaires.

Les lignées cellulaires cancéreuses de prostate, côlon, sein, poumon et du mélanome possèdent un récepteur à la Vit D (VDR) et présentent une diminution de la croissance cellulaire lorsqu'elles sont en présence de calcitriol[2]. La densité mammaire, qui est un facteur prédictif pour le cancer du sein, suit des fluctuations saisonnières qui sont liées au taux plasmatique de 25(OH)D (35) ; mais ces données sont encore à confirmer[3].

Chez les femmes

Le rôle de la vitamine D et la réduction du risque du cancer du sein a fait l'objet d'une vaste étude réalisée par enquête téléphonique comparant deux populations de femmes, avec et sans cancer du sein invasif.

Le questionnaire s'est attaché de façon très précise à retrouver l'apport de vitamine D durant les tranches d'âge de 10 à 19 ans, correspondant au développement mammaire, de 20 à 29 ans et de 45 à 54 ans, période d'involution mammaire.

Une exposition de 30 minutes au soleil entre 9 h du matin et 5h du soir était jugée permettre une synthèse significative de vitamine D.

L'apport alimentaire, toujours plus limité, s'est intéressé à la consommation de poissons gras, thon et saumon principalement, d'huile de foie de morue et de suppléments vitaminiques, ainsi qu'à l'apport de lait puisqu'il est enrichi en vitamine D au Canada.

Les résultats ont retrouvé les facteurs de risque classiques chez les 972 cas, avec cancer du sein : un antécédent familial de cancer du sein, apparition des menstruations avant 12 ans, ne pas avoir eu d'enfants ou ne pas avoir allaité. De plus, les patientes avec cancer du

1. Welsh J. Vitamin D and prevention of breast cancer. Acta Pharmacol Sin. 2007 Sep ; 28(9) : 1373-82.

2. De Lyra EC, da Silva IA, Katayama ML, Brentani MM, Nonogaki S, Goes JC, Folgueira MA. 25(OH) D3 and 1,25(OH)2D3 serum concentration and breast tissue expression of 1alpha-hydroxylase, 24-hydroxylase and Vitamin D receptor in women with and without breast cancer. J Steroid Biochem Mol Biol. 2006 Aug ; 100 (4-5) : 184-92.

3. Knight JA, Lesosky M, Barnett H, Raboud JM, Vieth R. Vitamin D and reduced risk of breast cancer : a population-based case-control study. Cancer Epidemiol Biomarkers Prev. 2007 Mar ; 16 (3) : 422-9.

sein avaient plus souvent la peau foncée que les 1135 femmes du groupe contrôle sans cancer du sein. Par ailleurs, entre l'âge de 10 et 19 ans, l'exposition solaire était moins importante que celle du groupe contrôle.

Les personnes qui avaient la peau bronzée, ou eu des coups de soleil, ou qui avaient pris de l'huile de foie de morue, avaient moins fréquemment de cancer que les autres, de même, de façon un peu marginale mais presque significative (P = 0,6), **le nombre de repas contenant du saumon ou du thon par semaine était associé à une réduction du risque de cancer mammaire**.

En ce qui concerne la consommation de lait enrichi en vitamine D (autour de 100 UI par tasse), la différence était significative pour la consommation de 10 verres par semaine ou plus, par rapport à 0. Par contre, l'usage d'une lampe bronzante était associé à une réduction du risque, mais qui n'était pas significative. L'utilisation de suppléments vitaminiques était aussi associée à une réduction du risque. La tendance était la même pour le niveau d'exposition solaire entre l'âge de 20 et 29 ans et 45 à 54 ans, mais avec un niveau d'évidence plus faible. Les auteurs ont évoqué l'effet de l'activité physique associée à l'exposition solaire, mais ce critère n'a pas été significatif.

Pour Brigitte Houssin-Aranda et sa collègue, *ce sont l'exposition au soleil, principalement entre 10 et 19 ans et plus modérément entre 20 et 29 ans, avec les apports alimentaires de vitamine D, qui permettent de retrouver une association entre la réduction du risque du cancer du sein et l'intensité d'exposition solaire. La conclusion des auteurs est que le rôle de la vitamine D est à envisager dans la prévention du cancer du sein.*

Il a été aussi recherché une association entre une supplémentation en calcium, ou en calcium et vitamine D, et le risque de cancer dans une étude randomisée en double aveugle contre placebo qui a duré 4 ans. Cette étude a concerné 1 179 femmes de plus de 55 ans. La supplémentation en vitamine D était de 1100 UI/jour. Sachant que des concentrations plasmatiques basses en 25(OH)D sont associées au risque de cancer, que des études précédentes avaient noté que des apports élevés de calcium réduisaient le risque de cancer, principalement le cancer colo-rectal, les auteurs se sont intéressés à comparer trois groupes :

– 1 groupe contrôle recevant un placebo pour le calcium et la vitamine D,

– 1 groupe recevant 1400 mg de citrate ou 1500 mg de carbonate de calcium/jour,

– 1 groupe recevant cette supplémentation en calcium + 1100 UI de vitamine D3/jour.

L'apparition de calculs rénaux est survenue 1 fois dans le groupe placebo et le groupe calcium + vitamine D, et 3 fois dans le groupe calcium seul.

En excluant les cancers survenus durant la première année, après un an de traitement, le risque relatif de cancer avait diminué dans le groupe calcium + vitamine D (p« 0,005) mais n'avait pas été modifié dans le groupe calcium seul. Tous cancers confondus durant toute l'étude, le risque relatif était inférieur dans le groupe calcium + vitamine D par rapport au groupe calcium seul.

L'analyse mathématique permet de prédire que chaque augmentation de 25 nmol/L du taux plasmatique de 25(OH)D entraîne une réduction de 35 % du risque de cancer.

L'intérêt de cette étude est que le taux de supplémentation a permis d'augmenter le taux plasmatique de 25(OH)D à plus de 80 nmol/l, du fait de la bonne adhésion au traitement. Ce sont ces taux qui sont de bons prédicteurs de la diminution du risque de cancer. En effet, une autre étude randomisée concernant la vitamine D avait utilisé des doses de supplémentation de seulement 400 UI/jour.

79

LIQUIDES ANTI-OXYDANTS POUR LA PRÉVENTION THÉ + VIN DE QUALITÉ + HUILE D'OLIVE DANS TOUTES LES SALADES

Le thé, une excellente boisson antioxydante, en particulier le thé vert.

– Le thé est la boisson la plus consommée au monde, après l'eau. Trois milliards de kilos de thé sont produits chaque année pour répondre à ces besoins gigantesques.

– Parmi les différentes sortes de thé, le thé vert semble, d'un point de vue pharmacologique, être le plus attrayant, puisqu'il contient des quantités élevées de polyphénols qui lui ont valu d'être étudié sous l'angle de la prévention des maladies cardiovasculaires (MCV) et du cancer.

– In vitro, le thé vert a des effets inhibiteurs sur la carcinogenèse.

– Une étude de cohorte menée au Japon[1] a inclus 40 530 adultes âgés de 40 à 79 ans, indemnes à l'état basal de toute MCV et de toute affection cancéreuse.

• Les participants ont été suivis pendant 11 ans au maximum pour ce qui est de la mortalité globale (versus 7 ans, pour ce qui est des décès en rapport avec des causes spécifiques).

• Le suivi de 11 ans a porté sur 86,1 % des participants et au cours de cette période, 4 209 sujets sont décédés. En 7 ans (89,6 %), les décès par MCV ont été au nombre de 892 (versus 1 134 décès par cancer).

• La consommation de thé vert a été inversement associée à la mortalité globale (notamment chez la femme, p = 0,03) et à la mor-

1. Publiée en septembre 2006.

talité cardiovasculaire. Chez l'homme, l'analyse multivariée des risques de décès, toutes causes confondues, a mis en évidence une association significative (p = 0,03) entre la mortalité globale et le nombre quotidien de tasses de thé (tt/j) : 1) « 1,00 : risque relatif (RR) = 1,00 ; 2) 1 à 2 tt/j : RR = 0,93 ; 3) 3 à 4 tt/j : RR = 0,95 ; 4) ≥ 5 tt/j : RR = 0,88. Les chiffres correspondants sont, chez la femme, de 1,00, 0,98, 0,82 et 0,77.

• L'interaction entre consommation de thé et mortalité cardiovasculaire s'est révélée être encore plus forte que la précédente, là aussi tout particulièrement chez la femme (p = 0,08), avec des RR corrélés au nombre de tt/j, en l'occurrence et respectivement 1,00, 0,84, 0,69 et 0,69 (p = 0,004). Parmi les MCV, ce sont les accidents vasculaires cérébraux qui semblent bénéficier au maximum des effets du thé vert. En revanche, la mortalité par cancer n'a pas été affectée par ce dernier.

Le thé possède donc un effet cardio- et vasculoprotecteur, sans doute lié à sa richesse en polyphénols

Du thé contre le cancer du sein

Des chercheurs américains du Centre « Moffitt » contre le cancer, de Tampa, en Floride, ont comparé les modes de vie et les soins médicaux reçus par 5 000 femmes âgées de 20 à 74 ans, ayant été traitées pour un cancer du sein, à un échantillon témoin de femmes en bonne santé. « *Ils ont constaté que la consommation de thé contribuait à faire reculer nettement le risque de cancer du sein, notamment chez les sujets jeunes. D'après leurs estimations, les femmes de moins de 50 ans qui ont l'habitude de boire au moins trois tasses de thé par jour, ont 37 % de risque en moins de développer un cancer du sein. Pour le cancer lobulaire invasif du sein, le bénéfice passe à 66 %. Cette étude confirme les vertus anti-cancer du thé. Ses effets protecteurs contre la maladie viendraient des antioxydants contenus dans la boisson. Dans leurs conclusions, les chercheurs avancent ainsi l'hypothèse que le thé, qui est l'un des breuvages les plus consommés au monde, aurait un rôle intéressant à jouer en matière de prévention du cancer du sein.* »

Un « ballon de vin » au milieu de chaque repas

– Le vin, bu avec modération, est « *la plus saine et la plus hygiénique des boissons.* » Louis Pasteur.

– Celles et ceux qui consomment du vin ont un mode de vie plus sain que les buveurs de bière.

Des chercheurs danois[1] se sont penchés pendant 6 mois sur le contenu des chariots de supermarché de leurs concitoyens, grâce à la coopération de 96 magasins. Leur enquête a porté sur 3,5 millions de tickets de caisse qu'ils ont méticuleusement analysés.

Les buveurs de vin achètent plus volontiers des « produits de santé » tels que des olives, des fruits et légumes, de la volaille, des huiles de cuisson, des produits allégés en matières grasses et, plus généralement, des produits dits de régime méditerranéen. Au contraire, les buveurs de bière sont plus attirés par les plats cuisinés, la charcuterie, les sucreries, les viandes grasses, les chips et les sodas. Ainsi, une partie non négligeable des effets bénéfiques cardiovasculaires attribués au vin rouge serait aussi le résultat d'une alimentation beaucoup plus saine que celle des buveurs de bière.

– Les trois religions monothéistes sont d'accord. « *Les trois religions monothéistes donnent au vin une place d'honneur. L'Ancien Testament propose le vin, la première fois, à Noé pour se remettre des émotions du déluge ; le Christ transforme l'eau en un vin délicieux et nous laisse le vin nouveau ; et, six siècles plus tard, le Prophète Mohamed voit des fleuves de vin au Paradis d'Allah : « Il s'y trouvera des ruisseaux d'un lait au goût inaltérable, des ruisseaux de vin, volupté pour les buveurs, des ruisseaux de miel clarifié...* » (Coran Sourate 47, verset 16). *Le vin coule au Ciel et sur la terre ; dans la Loi, les psaumes* (80/9) *et les Prophètes* (Is. 5)*, la vigne symbolise le peuple d'Israël, choisi, planté, soigné, choyé par Dieu ; et le Seigneur, maître de la vigne, se réjouit quand le vin est abondant* (Mt. 21-37 et Jn. 15/1). »

On peut donc prononcer une nouvelle béatitude : « *Heureux celui qui boit un verre de vin à chaque repas...* »[2], tonique, eupeptique, régulateur du transit intestinal, diurétique, bactéricide, anti-allergique.

– C'est donc avec raison que Paul écrit à Timothée (1ère épître, 5/23) : « *Cesse de ne boire que de l'eau. Prends un peu de vin à cause de ton estomac et de tes fréquents malaises.* »

---

1. Johansen D. *et al.* Brit Med J. 2006 ; 332 : 519-522.
2. « *In vino alacritas* », de Béatrice Prunel pincesse Tala à l'ENS en 1996.

– Assimiler vin et alcool est d'ailleurs une erreur. Le vin a deux sortes de constituants anti-alcool : ceux qui participent à la métabolisation de l'alcool (thiamine : Vit.B1) et les autres vitamines du groupe B et, d'autre part, ceux qui modulent les effets de l'alcool. Nous retiendrons son apport en acides aminés essentiels, à des taux très proches de ceux observés dans le sang humain (*cf.* tableau).

Le Symbole de la vie est représenté par les 4 éléments C, H, O et N (azote) et le symbole de la vie humaine, ce sont les 7 ou 8 Acides Aminés Essentiels (AAE) (base de la formation des protéines).

« *Dieu n'a pas trouvé de plus auguste matière pour la transformer en son sang* », écrivait Huysmans dans *L'Oblat*.

Taux des acides aminés essentiels (mg/l)
dans le vin et le sang humain

	VIN rouge à 12°	SANG humain
Thréonine	16,4	9-36
Valine	21,7	19-42
Méthionine	6,2	2-10
Tryptophane	14,6	4-30
Phénylalanine	25,5	7-40
Isoleucine	12,4	7-42
Leucine	32,2	10-52
Lysine	51,7	14-58

Ajoutons que le vin rouge est plus riche en calcium (8mg/100ml) et moins riche en calories (56,2cal) que le vin blanc (7mg de calcium et 71cal/100ml), et contient le même taux d'acides aminés essentiels que le sang.

Déjà Hippocrate, 5 siècles avant notre ère, avait tout dit :

« Le vin est une chose merveilleusement appropriée à l'homme si, en santé comme en maladie, on l'administre avec à propos et juste mesure, suivant la constitution individuelle »

L'huile d'olive dans toutes les salades

– La consommation de polyphénols a été associée à une moindre incidence des cancers et à une moindre mortalité par maladie coronarienne.

Les phénols jouent un rôle dans le profil « thérapeutique ». Dans cette optique, l'huile d'olive vierge est encore plus riche en phénols que la forme raffinée. – Les polyphénols alimentaires ont des vertus anti-oxydantes et anti-inflammatoires. Ils sont, en outre, capables d'améliorer le dysfonctionnement endothélial et le profil lipidique.

– Les bénéfices du régime méditerranéen seraient liés à une synergie entre les agents phytochimiques et les acides gras.

– L'huile d'olive, riche en acide oléique, est, à cet égard, la principale graisse présente dans le régime méditerranéen dont la teneur élevée en acides gras mono-insaturé (Acide Oléique) est, semble-t-il, le garant de son succès diététique.

– Une étude randomisée[1], de type croisé, a inclus 200 hommes volontaires sains qui ont consommé successivement et alternativement, pendant 3 semaines consécutives, 3 types d'huile d'olive qui se distinguaient uniquement l'une de l'autre par leur composition en phénols : 1) faible (2,7 mg/kg d'huile d'olive) ; 2) moyenne (164 mg/kg) ; 3) élevée (366 mg/kg). Les phases d'intervention ont été séparées par des périodes de wash-out de 2 semaines chacune.

– La concentration de HDL-cholestérol (le bon) a augmenté de manière linéaire avec la teneur en polyphénols des huiles d'olive précédentes, les variations moyennes étant, en effet, respectivement de 0,025, 0,032 et 0,045 mmol/l. Le rapport cholestérol total/HDL-C a également diminué de manière linéaire avec le contenu en phénols des huiles, tandis que les taux de triglycérides diminuaient en moyenne de 0,05 mmol/l, quel que soit leur type.

– Les marqueurs du stress oxydatif ont également diminué avec l'élévation du contenu phénolique. Les variations moyennes des taux de lipolipoprotéines oxydées de faible densité ont été respectivement de -1,21, -1,48 et -3,21 U/l, pour les trois types d'huile. Cette étude randomisée suggère que **l'huile d'olive est plus qu'une graisse mono-insaturée. Son contenu en phénols s'avère bénéfique sur le plan thérapeutique au travers d'une double action sur les lipides plasmatiques et le stress oxydatif.**

1. Covas M-I et coll. : « The effect of polyphenols in olive oil on heart disease risk factors. A randomized trial. » Ann Int Med 2006 ; 145 : 333-341.

L'huile d'olive a des effets anti-cancer spécifiques dans le cancer du sein.

Une étude in vitro sur les lignées de cellules de cancer du sein, a démontré, en janvier 2005, que l'acide oléique, le principal acide gras mono-insaturé de l'huile d'olive, tend à normaliser la surexpression d'un oncogène, l'oncogène Her-2/neu, promoteur d'une forme grave (1 patiente sur 5) du cancer du sein.

Des chercheurs de Chicago[1] ont donc trouvé un mécanisme moléculaire qui explique les effets protecteurs de l'huile d'olive contre le cancer du sein chez les femmes consommatrices. De plus, l'acide oléique stimule l'activité de l'Herceptine qui est le traitement de choix qui cible le gène Her-2/neu. L'acide oléique réduit de 46 % l'oncogène et l'Herceptine de 48 %. Ensemble (acide oléique + Herceptine), on observe une synergie d'effet avec réduction de 70 %.

C'est l'effet Herceptine like de l'acide oléique, contre le gène Her-2/neu.

Toutes ces données de science fondamentale concordent avec les résultats des études épidémiologiques qui ont montré que les habitudes alimentaires méditerranéennes ont des effets significatifs contre le cancer, les maladies cardio-vasculaires, et même pour prévenir certains effets du vieillissement.

1. *Javier Menendez & coll in Annals of Oncology,* janvier 2005.

80

LES COMPLÉMENTS ALIMENTAIRES POUR PRÉVENIR LE CANCER DU SEIN ET LES RÉCIDIVES

Les compléments alimentaires portent bien leur nom

Ils font partie de la « *Nutrithérapie* », appelés aussi, « *Nutrition cellulaire active* » ou « *Micronutrition* ».

Ils ont été conçus à partir des carences en micronutriments détectées d'abord chez des patients atteints de cancer ou au décours des traitements dits carcinologiques.

Ces traitements sont toujours lourds, difficiles à supporter physiquement, psychologiquement et affectivement. Tout l'être de la personne est alors touché.

Les réactions du patient varient évidemment d'un individu à l'autre, bien qu'il y ait un certain nombre de constantes[1], quels que soient les soins apportés.

Dans tous les cas, la tendance est à l'immuno-dépression, c'est-à-dire à la baisse des défenses immunitaires, à un moment où le patient aurait le plus besoin, justement, de telles défenses.

Les carences observées sont d'abord en micronutriments, minéraux, oligo-éléments, vitamines en tout genre, mais aussi en acides aminés, acides gras essentiels, tous nutriments qui ne sont pas apportés à un organisme qui en a véritablement besoin et que, d'ailleurs, les biochimistes qualifient à juste raison d'*essentiels*.

---

1. Nous les décrivons en détail et même si elles sont peu prises en charge par le corps médical, elles jouent un rôle essentiel pour accepter et supporter les traitements : *Spiritualité et Cancer : l'Espoir*, Éd. F.-X. de Guibert 2004 et *Sylvia, entre terre et ciel,* Éd. F.-X. de Guibert, 2006.

Les minéraux les plus perturbés sont :

– le Potassium, qui doit être dans le sang ni en trop ni trop bas, car le fonctionnement cardiaque en dépend, et nombre de drogues de chimiothérapie perturbent son équilibre.

– **le Bicarbonate,** qui signe en partie l'équilibre acido-basique, lequel est aussi, selon les cas, trop haut, traduisant une *alcalose*, ou trop bas, une *acidose*.

– le Magnésium, indispensable à l'équilibre nerveux, et à la production d'énergie, tant des fonctionnements musculaires que de la nervosité et de la dépression.

– **le Calcium** qui signe, quand il est trop élevé dans le sang, une forte destruction osseuse associée ou non à une mauvaise élimination rénale.

Tous les oligoéléments peuvent être perturbés

– **le Zinc,** indispensable à la cicatrisation après une intervention chirurgicale.

– **le Sélénium,** indispensable au fonctionnement du foie, perturbé au décours de certaines chimiothérapies.

– **le Fer** accompagne souvent des anémies sévères, dites »ferriprives ».

– **le Cuivre et le Manganèse** ont un rôle antioxydant.

– **le Chrome** a un rôle dans la gestion du métabolisme des sucres, en collaboration avec le Magnésium.

– **le Lithium** joue un rôle dans la régulation des troubles de l'humeur.

Parmi les vitamines, la carence la plus forte est en **vitamine C,** mais nombreuses sont les carences en vitamines du groupe B, qui jouent des rôles essentiels dans le fonctionnement du système nerveux, **B1, B2, B6**, dans certains cas **B12** et, tout particulièrement, **B9** nommée aussi **acide Folique.**

Parmi les acides aminés (AA), certains sont très utiles pour détoxiner l'organisme, comme **la Taurine.** C'est un AA non essentiel synthétisé à partir de la Méthionine.

Il équilibre le fonctionnement du système nerveux et des muscles, et est indispensable à la détoxication du cholestérol, ce qui le rend protecteur cardio-vasculaire.

Associé à des substances soufrées naturelles qui stimulent de nombreux processus biologiques de détoxication, en particulier au niveau hépatique, la taurine joue un rôle dans la neutralisation des métaux lourds.

Parmi les Acides Gras, ce sont surtout les *Essentiels* des séries w 3 et w 6 qui doivent être apportés selon un équilibre subtil.

Il faut être prudent avec les plantes, car nombres de gourous proposent les derniers champignons chinois ou d'autres végétaux exotiques, qui n'ont jamais fait leur preuve et qui peuvent intoxiquer les organes clés que sont le foie ou les reins. Seuls les homéopathes, certains naturopathes, ont la compétence pour conseiller utilement.

Le Desmodium (Desmodium adscendens)

Historiquement utilisé dans les traitements de la jaunisse et de l'asthme.

Doses 6 à 10 g par jour de décoction de plante sèche.

Il agit par inhibition de la mono-oxygénase hépatique qui conduit normalement à la formation de prostaglandines inflammatoires responsables de processus destructeurs du tissu hépatique. Les hépatocytes peuvent ainsi régénérer.

Le desmodium est hépatoprotecteur, très utile en préparation ou dans les suites des chimiothérapies.

Les limites des compléments alimentaires

Il ne faut pas oublier que le tissu cancéreux dans l'organisme se comporte comme un voleur. Il vole les meilleurs nutriments pour assurer son dévloppement.

L'apport excessif de compléments alimentaires peut donner de l'énergie aux cellules cancéreuses, ce qui permet d'expliquer les résultats contradictoires obtenus en cancérologie avec les compléments.

Les produits synthétiques sont, en général, utilisés par l'organisme seulement à 50 %, les autres 50 % passant dans les déchets urinaires ou digestifs.

Signalons une démarche scientifique utile pour les patients et pour le médecin qui peut mieux cibler les apports complémentaires : le Bilan Bionutritionnel de Nutergia[1].

---

1. Voir www.nutergia.fr au 05 65 64 71 51.

Il consiste à faire remplir par la patiente un questionnaire concernant les comportements alimentaires et les principaux signes de la vie quotidienne, dans le cadre de ce que nous respirons, consommons, évacuons...

Ainsi sont différenciés 7 États Bionutritionnels : *Acide déminéralisé, Hypoglycémique, Basocolitique, Intoxiqué, Carencé en Acides Gras Poly-insaturés, Neurodystonique, Oxydé-dénaturé.*

Pour chacun de ces états, des compléments alimentaires spécifiques peuvent être conseillés pour quelques semaines, accompagnés de conseils alimentaires.

CINQUIÈME PARTIE

UN FLÉAU SOCIAL

DES ÉCONOMIES POUR LA SANTÉ

81

ACCOMPAGNEMENT ET QUALITÉ DE VIE

L'accompagnement par l'information

Informer, c'est permettre à la femme de se responsabiliser, de se « verticaliser » par rapport à la maladie.

On ne peut pas parler d'un seul cancérologue, mais du « *cancérologue référent* » de la patiente. Qu'il soit chirurgien du cancer, radiothérapeute ou chimiothérapeute, il doit, par les concertations interdisciplinaires, être au courant de tout ce qui sera nécessaire à la patiente. C'est trop souvent ce qui manque, tant dans les institutions des Centres Régionaux de Lutte contre le Cancer, que dans les centres d'oncologie privés où les malades sont « ballotés » de médecin en médecin, lesquels parfois ne sont même pas d'accord entre eux, ce qui surajoute aux différents stress de la patiente.

Au moment du diagnostic : la consultation d'annonce

Informer correctement, c'est prendre le temps qu'il faut, si nécessaire plusieurs consultations, pour :

– aider la patiente à comprendre l'importance de se faire soigner correctement, en fonction des éléments particuliers de son dossier médical.

– aider à accepter le diagnostic tel qu'il est, en expliquant avec des mots justes et compréhensibles les symptômes ressentis ou non.

– aider à faire accepter un bilan complet quand il est nécessaire, pour vérifier que la maladie est restée localisée ou qu'elle s'est « régionalisée », ou étendue plus largement en dehors de la région du sein.

– aider à aborder la ou plutôt les causes de la maladie, en évitant de culpabiliser la patiente dans ses relations affectives ou professionnelles, personnelles ou familiales, ce qui serait une erreur.

– **Avant de commencer les traitements,** annoncer ce qui apparaît nécessaire :

• une chimiothérapie éventuelle, dans quel but, comment et sa durée.

• la chirurgie, pourquoi et comment, sa durée et ses conséquences...

• la radiothérapie[1], pourquoi, comment et quand ?

• une antihormonothérapie, pourquoi, comment et quand ?

Expliquer la nécessité d'une surveillance régulière de prévention des récidives ou de leur détection précoce.

– donner des conseils de prévention exige d'avoir appréhendé les facteurs en cause.

– favoriser la « *positive attitude* », tant pour supporter les traitements que pour accepter la surveillance.

Un fléau familial et social

Vivre avec un cancer du sein, quel que soit l'âge, est un combat difficile.

Le nombre de femmes atteintes étant malheureusement trop élevé – plus de 50 000 nouveaux cas détectés en France chaque année –, une organisation nouvelle de la vie de la patiente s'impose.

La maladie touche malheureusement des femmes de plus en plus jeunes, avec de jeunes enfants. La perturbation touche donc tous les membres de la famille :

– **la femme d'abord,** qui doit gérer les gestes agressifs portés sur son image féminine, sur son sein : mammographie qui écrase les seins ; le ou les prélèvements de la biopsie qui veut affirmer le diagnostic ; l'annonce du diagnostic du cancer et des traitements à subir ; ablation de tout ou partie du sein ; chimiothérapie sur plusieurs mois, cheveux qui tombent, nausées et fatigue, radiothérapie..., et tout ce qui est colporté dans les salles d'attente, et par les journaux féminins qui, trop souvent, augmentent les peurs...

---

1. Giraud-Robert A.-M., *L'huile essentielle de niaouli (Melaleuca quinquenervia) dans la prévention des radiodermites du cancer du sein. Phytothérapie, de la recherche à la pratique*, éditions Springer, Paris (2) : 72-76 -2004, vol. 2, n° 3.

– **le mari ou le compagnon** qui peut ne pas vraiment comprendre ce qui se passe avec l'opération ôtant une partie du sein, la cicatrisation et les traitements qui durent, les accompagnements aux consultations, à l'hospitalisation, aux rayons, aux séquences de chimio...

La relation conjugale est à rude épreuve. De nombreux sentiments, dits et non-dits, traversent le couple. « *Il ne comprend pas ce que je vis, dit la femme, il me fuit, alors que j'ai plus que jamais besoin de son attention, de sa compréhension... et qu'il s'occupe plus des enfants...* »

– **l'organisation familiale** est perturbée sur plusieurs générations, car les grands-parents sont aussi mis à l'épreuve.

– **les enfants** qui, selon l'âge, vivront des choses difficiles : « *Maman est malade, elle perd ses cheveux, elle ne vient plus nous chercher à l'école, elle est à l'hôpital...* »

Voici un témoignage livré par la meilleure amie d'une patiente :

« Ses mots, son angoisse, sont terribles, elle ne tient plus debout après 4 ans de traitements ; sans aide, autre que celle de son mari qui bosse comme un dingue pour faire bouillir la marmite. Alors il lui arrive de penser qu'il vaudrait mieux qu'elle disparaisse. Pour elle, une action, une réaction aujourd'hui, c'est une question de vie ou de mort, ni plus, ni moins. Elle frappe à toutes les portes, même à celle de l'Élysée, en vain. Tout le monde est sourd et aveugle et on entend parler de "politique de civilisation", alors que l'on n'agit pas comme des êtres civilisés.

Pas la peine d'aller en Afrique pour voir autant de détresse. Elle est à nos portes, à moins de 200 km de Paris. Ne pourrait-on publier son témoignage ? Sous forme de journal ou de carnet de bord, peut-être ?

En attendant, "en désespoir de cause", comme elle dit, c'est à vous que je m'adresse ».

Voici un extrait de la lettre qu'elle m'a envoyée juste avant Noël :

« Le soir, quand les soucis ne me tiennent pas éveillée, ce sont les douleurs... Mon médecin me demande depuis trois mois d'aller voir un kiné... impossible à mettre en place dans un emploi du temps d'une mère de famille malade... Alors tout s'enchaîne, aggravation des douleurs... après, un bras handicapé à la suite de l'intervention... mon deuxième bras est perclus de tendinite... Souffrant d'une sciatique chronique depuis 95, à la suite d'une intervention, la mastectomie a, à nouveau, déséquilibré mon dos et la douleur est revenue

plus violente et lancinante... les maux de tête ne me quittent plus... Comment vais-je soulever mon fils, le sortir de la voiture ? ? Comment vais-je faire mes courses ? Pousser un chariot, vider mes courses...

Certains jours, je ne peux pas ouvrir mes placards, mon lave-vaisselle... La **cotorep** *me refuse la tierce personne... C'est vrai, je ne suis pas dans un fauteuil roulant, je me lave encore toute seule... Mais qu'en est-il de mes enfants ? ? ?* ***Alors que j'écris... mon dernier est assis par terre à côté de moi... en larmes... je ne peux pas le soulever... Pouvez-vous imaginer la souffrance d'une maman quand elle est seule et qu'elle entend son fils pleurer... sans pouvoir le prendre, sans avoir la force de le coucher ou de le sortir de son lit ?... De guerre lasse... je serre les dents... je le « jette » sur mon épaule endolorie et je le lâche sur son lit...***

Il va pleurer...je n'ai plus la force de l'entendre... mais qui va l'entendre ? ? ! ! !

Il y a deux jours... ***je devais le descendre... un étage... Je me suis assise dans l'escalier pour qu'il descende sans que je le porte... Il a cru que j'allais le soulever dans mes bras et s'est jeté sur moi... de peur qu'il ne tombe, je l'ai repoussé et il est tombé assis devant moi... désespéré... il s'est effondré sur son doudou pleurant d'incompréhension... J'étais aussi désespérée que lui... et pourtant après quelques minutes... j'ai réussi à le calmer ; le tourner et le faire glisser jusqu'en bas de l'escalier... et la vie a repris...***

Je viens de reprendre mon traitement pour deux mois au moins... plus serait mieux... mais je n'ai plus la force...

On dit que le moral est un moteur de guérison, on dit aussi que le repos est indispensable... Mais tout cela m'est « prescrit »... mais absolument impossible...

Aujourd'hui, quand je vois une jeune mère de famille avec de jeunes enfants qui arrive pour suivre un traitement, mon cœur se serre... que va-t il se passer pour ses enfants ?...

Il y a, j'en suis certaine, des solutions à mettre en place...

J'imagine...

– ***Une cellule d'urgence obligatoire*** *dans les services d'oncologie qui serait en charge des problèmes administratifs pour la prise en charge de l'entourage des jeunes mamans, pour la prise en charge de leur quotidien...*

– ***L'intervention immédiate et obligatoire*** *d'une assistante sociale. Quel est leur rôle ? leur motivation ? leurs moyens ? Elles devraient chercher les solutions et les mettrent en place... Ce n'est*

pas à la maman malade de faire toutes ces démarches administratives épuisantes et décourageantes...

*– **Le placement prioritaire des moins de trois ans dans les services de crèche ou chez une** assistante maternelle...pour le même coût pour les parents... La nourrice à mi-temps nous revenait à environ 500 euros par mois... contre 184 euros (mensualisés) pour un temps plein en crèche !*

*– **La suppression des plafonds pour l'aide à domicile** pour les mamans malades avec de jeunes enfants... celle-ci devrait être automatique...*

– La mise en place d'un service de courses, voire de repas...

Je sais qu'il faut de l'argent pour cela... alors, pourquoi ne pas mettre un plafond pour l'allocation de garde d'enfants... Quand deux salaires importants arrivent dans un foyer, l'allocation est systématique... quand un seul salaire arrive avec un congé parental... il n'y pas moyen de faire garder son enfant, même en cas de force majeure...

D'autre part, que représente le coût d'une hospitalisation, des soins pour un gros bras... par rapport à une aide ménagère qui soulagerait la maman ?

*Savez vous que le **service social de la CAF** était prêt à payer environ 34 euros pour une assistante ménagère... 17 euros restant à ma charge... alors que je demandais seulement une allocation pour faire garder mon fils... ? ? ! ! M'étonnant de ce contresens... il m'a été répondu que ce n'était pas les mêmes budgets... soit... Mais ce sont les même impôts qui remplissent les caisses... J'ai refusé... ne supportant pas l'argent jeté par les fenêtres...*

Pourra-t-on, un jour, prendre en compte aussi les jeunes enfants, les bébés, dont la maman est malade ?

Des maisons ont été créées pour accueillir les familles, les mamans des enfants malades... Quelle merveilleuse initiative... Pourquoi ne pas trouver des solutions pour les enfants dont la maman est gravement malade ? ? Ces enfants-là n'ont-ils pas droit, eux aussi, à un peu de reconnaissance... si ce n'est de compassion ? ? ? »

Elle ne donne pas dans le pathos par plaisir ou provocation. C'est son quotidien. Il est terrible et il dure depuis 4 ans.

Prévenir vaut mieux que guérir

Les médecines complémentaires, le rôle des associations et des groupes de parole...

Le médecin complémentaire, ou alternatif, a sa place dans l'accompagnement thérapeutique : homéopathe, phytothérapeute[1], oligothérapeute, nutrithérapeute, acupuncteur, auriculothérapeute, ostéopathe, car il peut proposer une prise en charge individualisée complémentaire, lors des diverses étapes du pénible parcours qui attend la patiente[2]. Pour beaucoup d'entre eux, le premier traitement, la priorité, sera de mettre en place, au long cours, une alimentation anti-oxydante qui stimule les défenses immunitaires[3].

Un accompagnement psychologique par le « travail sur soi », la patiente étant seule ou en groupe, peut être utile pour mieux accepter les traitements et leurs conséquences éventuelles.

Il ne se fera pas, ou sera propre à chacune : psychothérapie, hypnothérapie, psychanalyse, sophrologie[4], yoga, relaxation, taï-chi, qi gong de la femme.

Les lotions capillaires : parabens et métaux lourds.

Les substances chimiques de synthèse servant de conservateur comme parabens[5] ou métaux lourds comme aluminium ou plomb

---

1. Association Solidarité pour le Soutien aux Malades, 0534259460, solidarite malades@wanadoo.fr, fondée par le Dr P. Tubery de Toulouse.

2. Cancer, oui aux médecines naturelles, F. Condat, Santé magazine, juillet 2003, n° 331, 66-71.

3. Apport des médecines naturelles pour limiter les effets secondaires des chimiothérapies et radiothérapies, Communication du Dr E. Menat présentée lors de la 11e journée universitaire de l'AMPP, juin 2003, Paris : Cancer et autres pathologies graves, nutrition, phytothérapie. Phytothérapie (2004) Numéro 5 : 149-152, Springer 2005.

4. Symbolique du sein, place de la Sophrologie dans les suites d'un cancer du sein. Communication de Mme D. Raynal, vice-présidente de l'association « Au sein des femmes », Psychologue clinicienne, directrice de l'Institut de Sophrologie Caycédienne de Bordeaux, lors de la 16e journée de l'AMPP, consacrée au Cancer du sein, prévention, dépistage, traitements, octobre 2005, Paris. Nous recommandons tout particulièrement aux femmes ayant subi une mammectomie et une reconstruction immédiate ou différée, de lire : « *Se reconstruire face à un cancer du sein* », J. Jehane, Éd. Chronique Sociale, 2000.

5. Les esters de l'acide para-hydroxybenzoïque (esters de méthyle, éthyle, propyle, butyle ou benzyle) ou parabens, sont utilisés comme conservateurs dans

peuvent pénétrer rapidement dans la circulation circulatoire, car la peau possède une grande capacité d'absorption.

Une fois dans la circulation, ces substances non physiologiques se comportent comme des antigènes qui activent le système immunitaire inné, c'est-à-dire le stress oxydatif et la réaction inflammatoire comme moyen de défense.

Différents tissus du corps peuvent être endommagés. D'autre part, les parabens, comme les métaux lourds, ont la propriété œstrogène-like, ce qui leur donne la capacité de fixation sur les récepteurs à œstrogènes en provoquant ainsi le fameux effet d'hyperœstrogénie, donc effet cancérigène. C'est vrai, le plomb peut modifier rapidement la couleur des cheveux en les rendant plus foncés. Mais à quel prix ! Le risque d'intoxication est énorme.

Le mieux est d'en rester à des produits naturels de Bio (AB).

La libido des femmes atteintes d'un cancer du sein ?

Les conséquences des traitements contre le cancer peuvent bouleverser l'image de soi, avoir des conséquences, tant sur le désir que sur la plaisir d'être avec l'autre...

La qualité de la vie relationnelle, tant professionnelle, que personnelle, affective et sexuelle, en est évidemment affectée : alopécie, sécheresse des muqueuses, disparition de la pilosité, y compris sexuelle... peuvent déstabiliser la vie conjugale. Des thérapeutiques spécifiques[1] complémentaires, souvent alternatives, peuvent aider à sortir de ces difficultés.

Quand le pronostic vital est en jeu, deviennent essentielles, les préoccupations existentielles, philosophiques ou spirituelles[2].

---

des aliments, des produits cosmétiques et dans 1096 spécialités pharmaceutiques. Les parabens présentent une très faible toxicité générale et sont bien tolérés (des allergies peuvent tout de même survenir : urticaire, dermatite).

Plusieurs études réalisées in vitro et in vivo ont montré que les parabens exerçaient une activité œstrogénique faible Une étude de 2004 suggère l'accumulation des parabens dans le tissu mammaire cancéreux. L'auteur émet l'hypothèse d'une relation entre la présence accumulée de parabens, dans le tissu mammaire, leur activité œstrogénique et l'induction de cancer du sein.

1. Mathias C et coll. : « An open-label, fixed-dose study of bupropion effect on sexual function scores in women treated for breast cancer. » Ann Oncol., septembre 2006.

2. *Spiritualité et Cancer : l'Espoir*, et *Sylvia, entre Terre et Ciel*, Pr Henri Joyeux, Éd. F.-X. de Guibert, 2005 et 2006.

Et la DHEA[1] ? Inutile et même dangereuse en cancérologie.

– À côté de la chute brutale des taux d'œstrogènes et de progestérone à la ménopause, connue depuis la découverte de ces hormones, l'attention des scientifiques a été progressivement attirée vers la baisse progressive des taux de dehydroépiandostérone (DHEA = hormone mère ou précurseur de celles fabriquées par ovaires et testicule) dans les deux sexes, après la cinquantaine.

– Une très large utilisation de la DHEA est apparue chez les deux sexes, pour prévenir ou combattre les effets du temps.

– Mais la plupart des études contrôlées sur le sujet se sont révélées décevantes. Par exemple, dans l'essai français de 2000, le seul effet positif significatif de la DHEA était une augmentation (très subjective) de la libido chez les femmes âgées.

– Malgré ces résultats globalement négatifs, les ventes de DHEA dans le monde ont explosé (surtout dans les pays comme les États-Unis où cette hormone est considérée non comme un médicament mais comme un complément alimentaire).

Une nouvelle étude randomisée a été effectuée chez 87 hommes de plus de 60 ans, ayant des taux sanguin bas de sulfate de DHEA (moins de 1,57 microg/ml) et de testostérone libre (moins de 103 ng/dl), et 57 femmes de plus de 60 ans, ayant des taux de DHEA inférieurs à 0,95 microg/ml ; ils ont été randomisés entre un traitement par testostérone en patch (5 mg/j), 75 mg de DHEA par jour ou un placebo chez l'homme, et 50 mg de DHEA ou un placebo chez la femme. Le traitement a duré 2 ans. En terme d'efficacité, sur les critères retenus par les auteurs, les résultats de ces traitements à dose physiologiques ont été à peu près nuls.

Nous avons vu 3 cas de cancer de la prostate chez des hommes ayant consommé de la DHEA plusieurs années (1 à 3 ans), les autres facteurs de risque du cancer prostatique n'étant pas réellement présents.

1 Nair K et coll. : « DHEA in elderly women and DHEA or testosterone in elderly men. » N Engl J Med 2006 ; 355 : 1647-59.

L'association « Au sein des femmes » [www.auseindesfemmes.com]

Cette association soutient la politique de Prévention et de Dépistage du cancer du sein. Elle est dédiée en plus à la diffusion de l'information sur la possibilité d'accompagner les thérapeutiques lourdes que sont la chimiothérapie et la radiothérapie par les médecines alternatives et complémentaires en vue d'une meilleure tolérance (phytothérapie, homéopathie, acupuncture, auriculothérapie, nutrithérapie, oligothérapie...). La prévention du cancer du sein doit s'envisager au niveau du collectif tant sur un plan national qu'international sur trois axes : l'alimentation, la problématique de l'excès des traitements hormonaux (pilules et traitements de ménopause), les xeno-œstrogènes de l'environnement.

« Au sein des femmes » propose aux femmes atteintes d'un cancer du sein, dans le cadre d'une réflexion globale de santé en vue d'une restauration de leur équilibre physique et psychique et aussi d'une prévention des récidives et des métastases : des séances de sophrologie, des groupes de parole et de réflexion, du drainage lymphatique associé à de l'aromathérapie, de la réflexologie plantaire, des ateliers cuisine anti-cancer, un accompagnement esthétique autour de la chimiothérapie... L'association souhaite diffuser auprès des médecins les moyens thérapeutiques naturels de poursuivre le suivi gynécologique des femmes atteintes d'un cancer du sein (notamment les traitements de la préménopause, de la ménopause...)

L'association souhaite s'implanter depuis Bordeaux dans chaque grande ville de France. Une antenne est en place à Paris et propose des séances de sophrologie. « Au sein des femmes » a une vocation internationale, le cancer du sein devenant un fléau pour toutes les femmes du monde. C'est ainsi que nous avons inauguré « Au sein des femmes Japon » en novembre 2008, que nous inaugurerons « Au sein des femmes Tunisie » en janvier 2010, en Belgique en octobre 2010, pays parmi les 27 de l'Europe détenant le plus haut taux de cancer du sein avant la France, et que nous soutenons des médecins et des femmes, en Suisse et au Maroc afin de rapidement y ouvrir une antenne de notre association (antenne autonome gérant les problèmes spécifiques des femmes du pays).

Au sein des femmes est soutenue par 44 membres d'honneur dont 15 professeurs de faculté de médecine, de pharmacie et de sciences. Son président d'honneur est le Pr Pierre Cornillot, doyen fondateur de la faculté de médecine Paris 13, créateur en 1982 d'une structure universitaire encore unique à ce jour, le Département Universitaire des Médecines Naturelles (DUMENAT), président de l'AMPP, Association médicale pour la promotion de la phytothérapie.

82

LES ÉCONOMIES DE LA PRÉVENTION

Aujourd'hui, la France se soigne au-dessus de ses moyens...

En 2005, les budgets de la santé en France : 107 milliards d' € pour toutes les pathologies.

– 13,6 milliards = appareil circulatoire

– 11,45 milliards = troubles mentaux

– restent = affections ostéo-articulaires + appareil respiratoire + bouche + dents + tumeurs.

Prévention et dépistage : 10,5 milliards d' € = 6,4 % des dépenses totales de santé.

– 2,6 milliards pour des actions de prévention telles que prises en charge des facteurs de risque : addictions + formes précoces de maladies (diabète, hypertension ou hyperlipidémie)

– 2,1 milliards consacrés au dépistage

– 1,1 milliard pour des mesures de prévention chez les bien-portants.

– 4,7 milliards : prévention institutionnelle

La santé, un bien supérieur, dont la demande augmente plus vite que le revenu.

Le tiers de nos revenus pour la santé ? Au milieu de ce siècle, les dépenses de santé absorberont 33 % des ressources nationales aux USA, sauf si...

Actuellement, les Américains affectent à ce poste 14 % de leur PIB, richesse produite annuellement. La France est à 10 %, l'Allemagne à 10,7 %.

En 1950, elles représentaient 5,2 % de la richesse nationale.

En France, en 1955, les dépenses étaient en moyenne de 170 € en monnaie constante par habitant et elles ont atteint 2 300 € en 2004, soit 13 fois plus quand le PIB a été multiplié en valeur réelle par près de 5 sur la même période. En un demi-siècle, l'espérance de vie est passée de 67 ans à près de 80, en 2004.

La priorité à la prévention

« *La prévention donne le droit de déranger, elle a une justification sociale, voire philosophique.* » Pr JL San Marco, président de l'Inpes.

– la prescription prioritaire de génériques.

– le remboursement des médicaments ou méthodes thérapeutiques coûteuses ayant fait leur preuve, y compris en homéopathie, phytothérapie, naturopathie.

– la prise en compte des médecines complémentaires ayant fait leurs preuves, sans passer par des dossiers d'AMM (Autorisation de Mise sur le Marché), trop coûteux.

– mise en place de ***consultations de prévention***, avec *ordonnance de prévention*, cosignée par le patient, qui aura valeur d'engagement à suivre les conseils de prévention.

– mise en place de ***contrôles techniques*** cliniques (par questionnaire informatisé) et biologiques, à minima tous les 10 ans à partir de 30 ans.

Le dépistage du cancer du sein

– « *Le principal effet délétère du dépistage est le sur-diagnostic. Il consiste à détecter des lésions qui ne seraient jamais devenues des cancers du vivant d'une femme* », nous explique le Dr Marie-Hélène Dilhuydy, spécialiste de la question et membre du Conseil d'administration d'Europa Donna.

– La mammographie pour le dépistage du cancer du sein : une place difficilement acquise[1].

Le défi est de faire accepter la mammographie comme moyen de dépistage régulier chez des femmes asymptomatiques, porteuse de lésions infracliniques, permettant le diagnostic à un stade plus précoce et, donc, une chirurgie plus efficiente, plus conservatrice en particulier.

---

1. Linton OW and Schauer DA : « Mammography : better, safer, and more effective ? » Radiology 2006 ; 240 : 3-5.

Mais les détracteurs de la technique arguèrent que l'on ne pouvait détecter plus de cancers qu'il n'y en avait, à moins que l'exposition aux radiations n'augmente elle-même les risques, d'où un reflux massif, en particulier aux USA, dans l'acceptation des mammographies.

La technique s'est améliorée : xérographie, film unique et appareillage réduisant de 90 % le rayonnement reçu, compression plus douce du sein.

Les critiques ne désarmèrent cependant pas, mettant en doute la responsabilité de la mammographie dans une réduction (discutée) de la mortalité, dont seraient créditée plutôt l'amélioration des techniques chirurgicales, radiothérapiques ou chimiothérapiques.

– En 1986, l'American Cancer Society a lancé un programme d'accréditation pour les centres équipés de mammographie et encouragea les femmes à y subir un dépistage, en court-circuitant leurs médecins.

– Le Congrès, en 1992, définit par décret les standards obligatoires pour réaliser l'examen. Enfin, en 2005, fut publié, par le National Council on Radiation Protection and Measurements, le rapport 149 précisant les techniques, l'équipement nécessaire, les programmes de protection contre les radiations, et les analyses risques/bénéfices, qui concluait donc que la mammographie était la méthode de choix pour le dépistage du KS, y compris chez les femmes de 40 ans, la réduction de la mortalité compensant très largement le risque lié à l'exposition aux rayons ionisants.

L'échographie ductoradiale

Cet examen échographique est une avancée exceptionnelle dans le diagnostic du cancer du sein. L'échographie ductoradiale permet d'explorer de façon anatomique, avec une longue sonde spécifique, les divers lobes mammaires dont est constitué chaque sein.

Chaque lobe est divisé en lobules, eux-mêmes constitués de sortes de grappes de raisin, structures glandulaires appelées acini. Les canaux galacotophores sont examinés depuis leur origine lobulaire jusqu'à leur orifice au niveau du mamelon.

C'est dans le tissu épithélial qui tapisse canaux galactophores, acini et lobules, que siègent la majorité des lésions cancéreuses. Il est possible par cet examen de découvrir des lésions de l'ordre du millimètre. Le doppler et l'élastographie permettent d'affiner le diagnostic qui ne peut être posé de manière fiable que par un médecin expérimenté[1].

Des propositions pour réduire la facture santé : une maturité sociale en évolution

La plus grande connaissance scientifique du grand public ne peut que favoriser la prise de conscience de l'importance des comportements liés à la santé.

Une éducation vers la prévention santé s'avère nécessaire dès le plus jeune âge.

Le coût général de la santé impose, dès aujourd'hui, la prise en charge de nombreux remboursements par les Mutuelles ou Complémentaires de Santé qui se traduisent, pour le consommateur, par des assurances de plus en plus chères. La responsabilisation du grand public devient une nécessité qui pourra aller jusqu'à la création des Bonus/Malus de santé, fortement ressemblants à ceux que l'on rencontre dans le domaine de la conduite automobile.

1. Le Dr D. Amy, d'Aix-en-Provence, référent et passionné, assure des formations pour ses confrères.

83

LE COÛT DU CANCER DU SEIN

Une architecture de soins programmés

En 2000, on comptait 550 000 séjours hospitaliers par an pour cancer du sein. On peut estimer les coûts hospitaliers totaux, pour l'assurance maladie, à 730 millions d'euros pour cette seule localisation cancéreuse.

Avec le Programme de médicalisation des systèmes d'information (PMSI) hospitalier, et les résultats d'études micro-économiques fines : les coûts moyens par patient traité sont de l'ordre de 14 500 € pour le cancer du sein.

Nombre	**Total**
– Prix de journée en Chirurgie x 5 (prix unitaire 1210,89 €)	6054,45
– Prix de j. d'hospitalisation x 6 pour chimio. 688,78 €	4132,68
– Prix de journée de Chirurgie ambulatoire	1232,78
– Radiothérapie Z 1,67	1219,10
– Mammographie 66,42 € x 6	398,52
– IRM 291,61 €, au moins 3 après la radiothérapie	874,83

Ne sont pas comptés les arrêts de travail et toute la souffrance morale de la vie professionnelle et familiale.

La surveillance des femmes atteintes de cancer du sein doit largement dépasser 10 ans. On sait que les récidives sont possibles pendant 27 années après le diagnostic, surtout si les conseils de prévention ne sont pas suivis.

84

THÉRAPIE GÉNIQUE ET VACCIN CONTRE LE CANCER DU SEIN

Une thérapie génique pour le cancer du sein

À stade égal, la mortalité par cancer du sein se modifie peu depuis plusieurs décennies, rendant indispensable la recherche de nouvelles voies thérapeutiques en dehors de la classique triade chirurgie, chimio/hormonothérapie, radiothérapie.

C'est ainsi que les avancées du génie génétique permettent d'espérer de nouvelles options thérapeutiques faisant appel à des concepts pharmacologiques totalement révolutionnaires, comme nous l'expose dans sa dernière publication CJ McDonald, de la Mayo Clinic de Rochester, aux États-Unis. Cette équipe a testé les capacités anti-tumorales à l'égard de cellules cancéreuses mammaires d'une souche vaccinale atténuée de virus de la rougeole, génétiquement modifiée pour produire de l'antigène carcino-embryonnaire (ACE). Le virus morbilleux utilisé dans cette expérience est dérivé de la souche vaccinale Edmonston qui, à la différence du virus sauvage, est capable de pénétrer dans la cellule grâce au récepteur CD46, habituellement surexprimé par les cellules cancéreuses mammaires.

De fait, l'infection in vitro de plusieurs cultures de cellules cancéreuses mammaires à des doses différentes, a induit un effet cytopathogène significatif à type d'apoptose cellulaire et de formation syncytiale au bout de 72 à 96 heures. En parallèle, la présence de quantités importantes d'ACE dans le milieu de culture confirmait la forte réplication virale. L'efficacité in vitro de cette approche a été secondairement confirmée in vivo chez la souris avec cancer mammaire. L'administration intra-veineuse de la même souche virale a induit une croissance tumorale statistiquement ralentie ($p = 0,005$), avec une prolongation de l'espérance de vie (p = 0,001) par rapport aux témoins non traités.

Le virus de la rougeole atténué et transfecté pour produire de l'ACE présente une activité anti-tumorale contre les cellules cancéreuses mammaires humaines in vitro et murines in vivo. Le dosage sérique de l'ACE constitue un moyen simple et commode pour surveiller l'activation du génome viral et permettre d'optimiser et d'individualiser le traitement. Devant ces potentialités, des essais complémentaires méritent d'être mis en place pour explorer ce nouveau modèle de traitement potentiel du cancer du sein.

Vacciner contre la grippe les malades avec cancers du sein, même si c'est un peu moins efficace

– La vaccination contre la grippe est recommandée chez les sujets particulièrement exposés aux infections respiratoires communautaires, tels les patients atteints de tumeurs cancéreuses, souvent âgés, et présentant une baisse de leurs défenses immunitaires. Cependant, bien que le vaccin grippal inactivé ait fait la preuve de son efficacité dans 70 à 90 % des cas, l'élévation des anticorps peut être insuffisante chez les malades immunodéprimés, par exemple sous chimiothérapie, et le taux de réponse en fonction des souches (Panama 99, Nouvelle Calédonie 99, Victoria 2000) varie alors de 19 à 78 % !

– Dans ce contexte, une étude a évalué les réponses sérologiques et la toxicité du vaccin chez 146 malades atteintes de cancers du sein, vivant à Mexico, en automne 2001[1].

Ces patientes étaient volontaires et on a exclu celles qui présentaient des leucopénies « 1000 GB/mm3, les femmes enceintes ou allaitantes, séropositives au virus HIV, ou ayant une allergie aux œufs ou aux protéines de poulet. Une sérologie a été pratiquée immédiatement après la vaccination et 6 semaines plus tard. Le quadruplement du taux des anticorps signait l'efficacité du vaccin.

Parmi les malades que l'on a pu classer, 72 avaient un KS évolué, 28 avaient même des métastases, et 23 seulement des lésions débutantes. De plus, 117 femmes étaient en cours de traitement par chimiothérapie et/ou radiations. Le chiffre moyen de leucocytes était de 3100/mm3. Avant la vaccination, 24 malades présentaient un taux

1. Vilar-Compte D et coll. : « Influenza vaccination in patients with breast cancer : a case-series analysis. » Med. Sci. Mon. 2006 ; 12 (8) : 332-6.

d'anticorps élevé pour un des sérotypes, 8 pour deux, et une seule était protégée contre les 3 souches.

On a obtenu 69 (47 %) immunisations effectives contre les 3 souches (et 37 contre deux). Les malades immunisées avaient le même profil tumoral que les autres, mais étaient moins souvent sous chimiothérapie. On n'a noté que peu d'effets indésirables de la vaccination, les plus fréquents étant, sur le plan général, les céphalées, la rhinite, la fatigue, et, au niveau local, quelques douleurs ou rougeurs au point d'injection.

En conclusion, le vaccin antigrippal est efficace et sans dangers, même si la chimiothérapie le rend un peu moins performant ; il faut donc le prescrire à toutes les malades porteuses de cancer du sein.

85

COMPRENDRE LE TRAITEMENT DU CANCER DU SEIN

Pour comprendre le traitement local et régional, savoir comment évolue le cancer du sein

– **Le cancer du sein se développe d'abord dans le sein**. Sous l'influence de facteurs en général hormonaux dont les actions sont facilitées par des causes internes (gène dans 5 à 8 % des cas, surpoids...) ou extérieures (tabac, prises d'hormones, mauvaises habitudes alimentaires, rayonnements excessifs, pollution...) ; une zone du sein se développe anormalement. Elle sera visible sur la radio qu'est la mammographie (microcalcifactions anormales ou nodule ou zone irrégulière dure visible, ou masse anormale palpable dans le sein).

– **L'évolution régionale se fait vers les ganglions** de l'aisselle ou du thorax, selon la position de la tumeur dans le sein. Lorsque la tumeur est dans un/ou les quadrants externes du sein, les ganglions qui peuvent être atteints sont ceux de l'aisselle. Quand la tumeur est située dans un/ou les quadrants internes du sein, les ganglions qui peuvent être atteints sont situés dans le thorax en arrière du sternum. Plus tardivement dans l'évolution du cancer du sein, les ganglions au-dessus de la clavicule ou du cou peuvent être atteints. Ils seront suivis par échographie qui mesure précisément leur dimension.

– **Les risques d'évolution générale vers d'autres organes** sont d'abord visibles sur la peau du sein (par rétraction de la peau ou du mamelon par la tumeur), ou sous la forme de nodules dits de perméation sur la peau du sein, les os (atteinte visible à la scintigraphie osseuse) et la moelle osseuse (par prélèvement au niveau du sternum), les ovaires (augmentation de volume visible à l'échographie), le foie (une partie seulement est visible par échographie, tout le foie par scanner), les poumons (radiographie des poumons et scanner du thorax), le cerveau par scanner cérébral.

Le bilan avant de commencer les traitements

– La biopsie de la tumeur est indispensable sous anesthésie locale, par drill biopsie ou prélèvement avec mammotome, pour connaître le type exact de cancer du sein : canalaire ou lobulaire ; in situ au stade 0 ou invasif à un stade plus avancé. La biopsie permet aussi de connaître le grade histologique I, II ou III de la tumeur et la présence plus ou moins forte des récepteurs d'hormones (RO ou RE pour les récepteurs d'œstrogènes, RP pour les récepteurs de progestérone). Le tissu est également analysé à la recherche, dans la tumeur, de la présence ou de l'absence de l'antigène HER Ne.

– **L'atteinte des ganglions de l'aisselle** : cliniquement non douloureux, gros et durs (on dit N + qui signifie Nodes ou Nœuds lymphatiques atteints, ou absents et non palpables (N 0 ou N – ou N x). Les ganglions situés derrière le sternum ne sont pas palpables mais seulement visibles par scanner IRM.

– **La scintigraphie osseuse** recherche des lésions sur les os qui peuvent être présentes sans qu'il y ait le moindre signe douloureux.

– **Dans le sang, le dosage du taux du marqueur du cancer du sein, le CA 15-3,** est indispensable au début du traitement.

– **La radiographie des poumons et l'échographie du foie** sont réalisées pour vérifier qu'il n'y a rien d'anormal dans ces organes.

Les moyens thérapeutiques contre le cancer du sein

– La chirurgie est de plus en plus conservatrice. Parfois, on peut même reconstruire le sein en cas d'obligation d'ablation du sein. Une prothèse sous le muscle ou un lambeau musculaire et cutané peuvent aider la reconstruction.

– La mastectomie avec conservation de l'étui cutané, suivie de reconstruction, est différente de la mastectomie sous-cutanée. Cette dernière conserve l'aréole.

– La reconstruction immédiate est carcinologiquement sûre, mais les complications à distance sont à redouter, notamment quand on a mis en place une prothèse. La présence d'une prothèse (y compris dans les lambeaux utilisant le grand dorsal) augmente significativement le risque de réintervention.

– La radiothérapie est destinée à éviter la récidive dans le sein. Quand elle est surdosée, elle peut avoir des conséquences délétères : la fibrose réactionnelle qui rétracte le sein, les télangiectasies sous forme de fins lacis artériels dans la zone irradiée, la pigmentation cutanée, l'atrophie mammaire...

Des douleurs mammaires plus ou moins importantes sont présentes après l'opération et pendant la phase de radiothérapie, ainsi que pendant la période de cicatrisation. L'œdème du sein est souvent réactionnel, tandis que le « gros bras » dû à un lymphœdème par mauvais drainage lymphatique apparaît plus tardivement.

– **La chimiothérapie** a pour but d'éviter ou traiter des métastases ailleurs que dans le sein. Il est démontré que la réalisation de la radiothérapie dans le même temps que la chimiothérapie majore le risque d'effets secondaires à long terme.

– Les conséquences de la chimiothérapie sont souvent pénibles : les nausées et vomissements, la perte des cheveux (alopécie), la fatigue générale...

– L'immunothérapie est destinée à stimuler les défenses immunitaires. Les compléments alimentaires peuvent être utiles en fonction de l'état bionutritionnel de la patiente. Voir pour cela le site Internet de Nutergia (www.nutergia.fr) et, en particulier, le Bilan bionutritionnel Iomet.

Le pronostic est fonction de l'âge de la patiente, du volume de la tumeur, de son grade histologique et de l'atteinte des ganglions.

– Aux stades précoces, la survie sans rechute est, selon les protocoles de traitements utilisés, à 2 ans de 85 à 91 %, à 5 ans de 69 à 76 %, et pour la survie globale de 92 à 95 % à 2 ans et à 5 ans de 75 à 82 %.

– Aux stades avancés, le pronostic est évidemment plus mauvais et dépend surtout de l'atteinte ganglionnaire ou des atteintes au niveau d'autres organes, ainsi que de l'augmentation du taux du marqueur du cancer du sein.

La surveillance des patientes traitées

– Elle est indispensable d'année en année pendant plus de 25 années. Il s'agit de surveiller le sein restant ou l'autre sein et la présence d'éventuelles atteintes métastatiques dans d'autres organes.

– Les organes les plus à surveiller sont, au moins une fois par an : la peau autour du sein et les ganglions de l'aisselle et des régions susclaviculaires et de la région thoracique par l'examen clinique, le système osseux par scintigraphie osseuse, les ovaires par échographie pelvienne, le foie, le poumon et, éventuellement, le cerveau par scanner. Dans certains cas, un petscan peut être nécessaire quand, par exemple, le taux du marqueur du sein, CA 15-3, est anormalement élevé et que l'on ne trouve rien sur les examens complémentaires.

CONCLUSION

LES 10 DERNIERS CONSEILS

Enrayer l'épidémie des cancers du sein, c'est possible, si les femmes non atteintes, ou même atteintes, par cette maladie, sont, enfin, bien informées dès leur plus jeune âge.

Si elles comprennent la construction et le fonctionnement des glandes mammaires dès la puberté et tout au long de la vie, en particulier le rôle préventif de l'allaitement maternel, au moins 4 mois, idéalement 6 mois. En sachant qu'à lui seul l'allaitement n'est pas suffisant pour prévenir, si d'autres causes du cancer sont présentes.

Si elle connaissent parfaitement les 8 différentes causes des cancers du sein qui se retrouvent pour expliquer les récidives.

Si elles comprennent que la prévention est plus efficace que le dépistage.

Si elles savent que toutes les femmes n'ont pas besoin d'être dépistées[1] trop fréquemment ; si elles connaissent et appliquent vraiment les conseils de prévention, depuis leur plus tendre enfance.

---

1. Deux essais concernant le dépistage du cancer du sein, correctement randomisés (tirés au sort), n'ont montré aucun effet du screening sur la mortalité générale (RR = 1- IC 95 % 0,96-1,04) ou par cancer (RR = 1,02- IC 95 % 0,95-1,10). Globalement, la mortalité par cancer du sein constitue un mauvais critère de jugement fréquemment biaisé en faveur du dépistage, principalement du fait d'une mauvaise attribution de la cause de la mort.

Pour les auteurs (Gotzsche PC « Screening for breast cancer with mammography » The Cochrane Database of systematic Reviews 2006, 18-10-4), sur 2 000 femmes dépistées pendant 10 ans, une seule bénéficiera d'une vie prolongée. Ce résultat ne doit pas être généralisé à tous les dépistages, il serait certainement différent pour les cancers de l'ovaire, de l'utérus ou du côlon. En contrepartie, 10 femmes en bonne santé se verront suspectées de présenter un cancer du sein et subiront des explorations, voire des traitements inutiles. Il s'agit bien des effets délétères du dépistage qui doit se faire au cas par cas.

Si elles comprennent que le dépistage, c'est faire le diagnostic le plus tôt possible.

Si elles savent que l'autopalpation est utile, car elle permet de dépister les lésions bénignes précancéreuses ou cancéreuses, mais déjà évoluées en volume.

Si elles savent que les mammographies répétées systématiquement peuvent être dangereuses et qu'il vaut mieux être suivie par échographie d'abord, à laquelle on ajoutera IRM ou mammographie, selon les cas.

Si elles savent que les microcalcifications sur la mammographie ne sont pas toutes cancéreuses, mais qu'en cas de doute mieux vaut les retirer pour éviter leur transformation maligne.

Si, ayant été atteintes, elles suivent sérieusement les conseils de prévention en arrêtant : le tabac, les prises hormonales[1], les antidépresseurs ; en changeant les habitudes alimentaires, en ayant une activité physique régulière au moins 2 fois par semaine, avec transpiration abondante[2]. Car les femmes ayant eu un cancer du sein ont un risque plus élevé de développer un deuxième cancer que celles de la population générale.

Si elles font le choix, en préménopause et à la ménopause, de traitements naturels à base de plantes, à la place des hormones de synthèse.

---

1. Quant aux antihormones, cela dépend de chaque cas : de la présence dans la tumeur des récepteurs aux hormones, des risques de récidives en cas de surpoids manifeste.

2. L'obésité augmente les risques d'un 2e cancer de 50 % ; le tabac de 120 % et l'alcool chaque jour de 90 %.

BIBLIOGRAPHIE SUCCINTE

Amère pilule, la vérité sur le contraceptif chimique, Dr Ellen Grant, Préface du Pr Lucien Israël, Éd. F.-X. de Guibert, 1988.

Sexual Biochemistry, Dr Ellen Grant, Éd. Cedar, 1998.

Tout savoir sur le cancer du sein, Dr John R.Lee, Éd. Sully, 2002.

Prévenir le cancer du sein, savoir relever le défi, Pr H. Joyeux, Éd. F.-X. de Guibert, 2001.

Femmes, si vous saviez. Les hormones, de la puberté à la ménopause, Éd. F.-X. de Guibert, 2004.

Hormone Book, Making Informed Choices About Menopause, Susan M. Love with Karen Lindsey, Éd. Random House, New York 1997.

Les aliments contre le cancer, la prévention du cancer par l'alimentation, Dr Richard Béliveau et Dr Denis Gingras, Éd. Solar, 2006.

Vivre le cancer du sein autrement, Thierry Janssen, Éd. Laffont, 2006.

Dépôt légal : septembre 2013
IMPRIMÉ EN FRANCE

Achevé d'imprimer le 30 août 2013
sur les presses de l'imprimerie « La Source d'Or »
63039 Clermont-Ferrand
Imprimeur n° 16570

IMPRIM'VERT

PEFC
PEFC/10-31-2008

Dans le cadre de sa politique de développement durable,
La Source d'Or a été référencée IMPRIM'VERT®
par son organisme consulaire de tutelle.
Cet ouvrage est imprimé - pour l'intérieur -
sur papier offset « Amber Graphic » 80 g
provenant de la gestion durable des forêts,
des papeteries Arctic Paper, dont les usines ont obtenu
les certifications environnementales ISO 14001 et E.M.A.S.